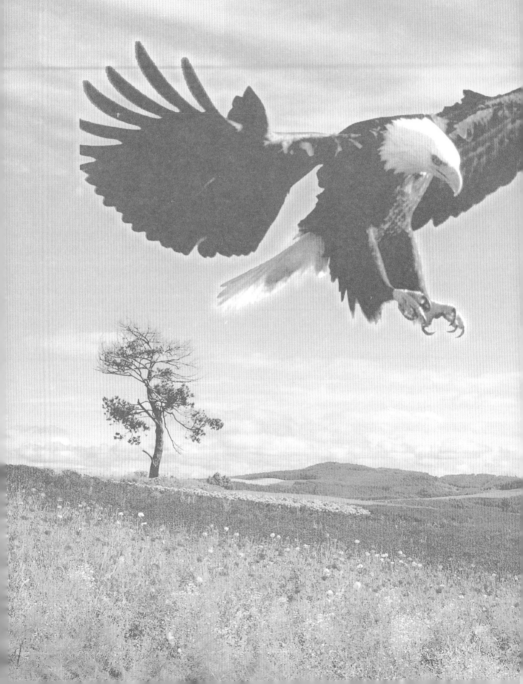

大展好書　好書大展
品嘗好書　冠群可期

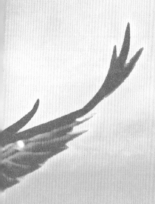

大展好書　好書大展

品嘗好書・冠群可期

# 前 言

　　《藥性歌括四百味》是明代醫家龔廷賢所著。是學習中藥的啓蒙讀物，它以四言韻的形式，介紹了400味常用中藥的性味、功能和主治。內容簡明扼要，押韻和諧，讀之朗朗上口，便於誦讀記憶，是學習中醫藥知識的啓蒙文言，數百年來廣泛流傳，深受初學者的歡迎。

　　但是，歌體文字不能全面地反映出中醫藥知識，由於該書年代久遠，古今詞義已有變化；又因四言韻文所限，難免有以辭害意之嫌。

　　為了滿足初學者學習中醫的需要，我們編著了《藥性歌括四百味應用新解》。

　　本書以龔氏之原文為基礎，結合臨床實踐和現代藥理研究，對原文作了注釋和解說。每味藥物下分原文、注釋、白話解、今按、廉便驗方、臨床新用等內容進行了全面的闡釋。

　　白話解對藥物的原文進行了詳細的解讀；今按對藥物的來源、性味歸經、功效主治、用法用量、使用注意等進行了全面的闡述；廉便驗方收集了藥物的治病處方，皆為簡單、方便、實用的方法；臨床新用收

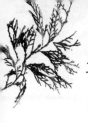

集了藥物對某些疾病的一些特效作用。

　　附有常用中藥圖片100餘幅，可使讀者更快地認識中藥，更好地掌握書中內容。全書內容簡明扼要，通俗易懂，實用性強，適於中醫藥工作者、醫藥院校師生及中醫藥愛好者閱讀、參考。

　　　　　　　　　　　　　　　　編著者

# 目　錄

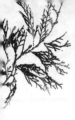

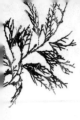

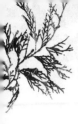

　　諸藥之性，各有其功，溫涼寒熱，補瀉宣通。

　　君臣佐使，運用於衷，相反畏惡，立見吉凶。

　　【白話解】各種藥物的藥性，有寒熱溫涼之異；各種藥物的功效，有補瀉宣通之別。藥物君臣佐使的配伍原則，必須正確地應用；各種藥物的相反、相畏、相惡，適應證與禁忌證各不相同，應牢牢地掌握。

# 1. 人　參

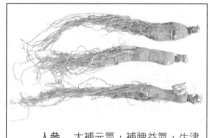

人參　大補元氣，補脾益氣，生津安神。服用人參時應忌食蘿蔔、茶葉。

　　【原文】人參味甘，大補元氣，止渴生津，調營養衛。去蘆用。反藜蘆。

　　【註釋】元氣：又稱「原氣」。稟於先天，藏於腎中，又賴後天精氣以充養，維持人體生命活動的基本物質與原動力，主要功能是推動人體的生長和發育，溫煦和激發臟腑、經絡等組織、器官的生理功能。

　　調營養衛：營，即營氣，是由飲食水穀所化生的精氣，行於脈內，具有化生血液，營養周身的功能；衛，即衛氣，是由飲食水穀所化生的悍氣，行於脈外，具有溫煦皮膚、腠理、肌肉，司汗孔開闔與護衛肌表、抗禦外邪的功能；調營養衛，即調養營衛。

　　【白話解】人參味甘，能大補元氣，止渴生津，調養營衛。使用時去掉蘆頭。不宜與藜蘆同用。

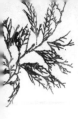

　　**今按**　人參為五加科植物人參*Panax ginseng* C. A. Mey. 的根。本品味甘、微苦，性微溫。歸肺、脾、心經。具有大補元氣，補脾益肺，生津，安神益智功效。主要用於①元氣虛脫之氣短神疲，脈微欲絕等；②肺氣虛之短氣喘促，懶言聲微等；③脾氣虛證，症見倦怠乏力，食少便溏等；④心氣虛之失眠多夢，健忘；⑤熱病氣虛津傷口渴及消渴。

　　**用量用法**：煎服，3～9g；挽救虛脫可用15～30g。宜文火另煎，分次對入服用。

　　**使用注意**：不宜與藜蘆同用。

　　**【廉便驗方】**（1）**營衛氣虛證**：人參、白朮、茯苓、甘草各等分。上藥為細末，每次服6g。

　　（2）**陽虛氣喘**：人參5g，製附子15g，生薑10片。水煎，溫服。

　　（3）**消渴**：人參為末，雞蛋清調服2g。每日2次。

　　**【臨床新用】**人參還可用於老年人病態竇房結綜合徵、慢性肝炎、高原反應、病毒性心肌炎、過敏性鼻炎、冠心病、糖尿病、抑鬱型精神病、神經衰弱等病症。

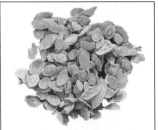

黃蓍　補氣升陽，益氣固表，利水消腫，托毒生肌。

## 2. 黃　蓍

　　**【原文】**黃蓍性溫，收汗固表，托瘡生肌，氣虛莫少。綿軟如箭干者。瘡瘍生用，補虛蜜水炒用。

【註釋】收汗：即止汗。

固表：表即人體的肌表，固表就是固實肌表，防禦外邪入侵。托瘡生肌：指補助正氣而托膿毒外出，促進肌肉生長、加速瘡口癒合。

【白話解】黃蓍性溫，能收汗固表，托瘡生肌，是治療氣虛不可缺少的一味藥。藥材以質硬而韌，根長，形似箭杆者為佳。治療瘡瘍宜生用，治療虛證宜蜜炙用。

今按 黃蓍為豆科植物蒙古黃蓍 *Astragalus membranaceus*（Fish.）Bge. var. *mongholicus*（Bge.）Hsiao 或膜莢黃蓍 *A. membranaceus*（Fisch.）Bge.的根。本品味甘，性微溫。歸脾、肺經。具有補氣升陽，益衛固表，利尿消腫，托毒生肌功效。主要用於①脾氣虛諸證，症見中氣下陷之內臟下垂，脾虛水濕失運之水腫尿少，脾虛不能統血之失血證，脾虛之消渴等；②表虛自汗及肺虛咳喘；③氣血虧虛瘡瘍難潰或潰久難斂；④氣虛血瘀所致的肌膚麻木或半身不遂；⑤氣虛津傷消渴。

用量用法：煎服，9～30g。

【廉便驗方】

（1）氣虛小便不通：黃蓍10g。水煎，溫服。

（2）氣虛白濁：黃蓍（鹽炒）25g，茯苓50g。上藥研末，每次服3g，每日3次。

（3）瘡癤伴口渴者：黃蓍150g，甘草25g。上藥研末，每次服6g，每日2次。

【臨床新用】黃蓍還可用於心絞痛、心肌梗塞、上呼吸

道感染、慢性肝臟疾患、慢性腎炎蛋白尿、糖尿病及其併發症、胃及十二指腸潰瘍、病毒性腸炎、周圍神經麻痺、腦中風後遺症之半身不遂、慢性類風濕性關節炎等病症。

# 3.白　朮

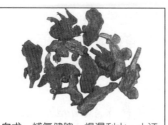

白朮　補氣健脾，燥濕利水，止汗安胎。燥濕利水宜生用，補氣健脾宜炒用，健脾止汗宜炒焦用。

【**原文**】白朮甘溫，健脾強胃，止瀉除濕，兼祛痰痞。去蘆油，米泔水洗，薄切曬乾，或陳土、壁土炒。

【**註釋**】濕：即濕邪，具有易阻氣機、重濁、黏滯、趨下等特性的邪氣。

痰痞：痞證之一，指由痰氣凝結導致的痞滿證，感覺體腔或臟腑內滿悶堵塞的表現，可發生於胸部、腹部、胃脘部等。

【**白話解**】白朮味甘，性溫，能健脾強胃，止瀉除濕，兼能祛痰消除痞滿證。採挖後去蘆頭，用米泔水洗，切薄片，曬乾，或用陳土、壁土炒用。

> **今按**　白朮為菊科植物白朮 *Atractylodes macro-cephala* Koidz. 的根莖。本品味甘、苦，性溫。歸脾、肺經。具有補氣健脾，燥濕利尿，止汗，安胎功效。主要用於①脾氣虛諸證，症見食少、便溏或泄瀉；②脾虛水濕內停所致的痰飲、水腫、帶下等；③氣虛自汗證；④脾虛胎動不安。

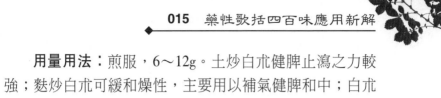

　　**用量用法**：煎服，6～12g。土炒白朮健脾止瀉之力較強；麩炒白朮可緩和燥性，主要用以補氣健脾和中；白朮炒焦，能增強其健脾止瀉之功。

　　**【廉便驗方】**（1）**脾虛脹滿**：白朮100g，陳皮200g。上藥研末，以酒糊丸，如梧桐子大，服用前，用木香煎湯送服，每次服9g。

　　（2）**脾虛泄瀉**：白朮50g，白芍25g（冬季不用白芍，加肉豆蔻，泄者炒）。上藥研末，糊丸，每次服6g，每日2次。

　　（3）**自汗不止**：白朮，研末，每次服3g，每日2次。

　　（4）**盜汗**：白朮200g，分4份，一份與黃耆同炒，一份與石斛同炒，一份與牡蠣同炒，一份與麩皮同炒。上藥各微炒黃色，去餘藥，只用白朮，研細末，每次服5g，米湯調下。

　　**【臨床新用】**白朮還可用於胃及十二指腸潰瘍、多汗症、反覆呼吸道感染、慢性蕁麻疹、喘息性支氣管炎、先兆流產、習慣性流產等病症。

## 4. 茯　苓　附：茯苓皮

　　**【原文】**茯苓味淡，滲濕利竅，白化痰涎，赤通水道。去黑皮，中有赤筋者要去淨，不損人目。

　　**【註釋】滲濕利竅**：用具有淡滲利小便作用的方藥治療水濕內停證的治法。

　　**通水道**：水道，指水液運行的通道；通水道，指通調水液運行的通道。

　　**【白話解】**茯苓味淡，能滲濕利小便，白茯苓偏於健

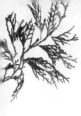

脾化痰，赤茯苓偏於利水消腫。採挖後，去黑皮，去掉中間的紅筋部分，可以避免損害患者的眼睛。

> **今按**　茯苓為多孔菌科眞菌茯苓 *Poria cocos*（Schw.）Wolf的菌核。其黑色外皮為茯苓皮；其菌核近外皮部的淡紅色部分為赤茯苓；其內部白色部分為白茯苓；其天然抱有松根部者為茯神。本品味甘淡，性平。歸心、脾、腎經。具有利水滲濕，健脾補中，寧心安神功效。主要用於①水腫、小便不利，可用於寒熱虛實各種水腫；②痰飲證，症見胸脅脹滿，目眩心悸，短氣等；③脾虛證，症見食少，納呆，泄瀉等；④心神不寧證，心脾兩虛，氣血不足之心悸、失眠、健忘。

用量用法：煎服，9～15g。

【廉便驗方】

（1）**小便白濁不利，時作痛**：茯苓、沉香各50g。上藥為細末，每次服20g，溫水送服，食後臨臥服之。

（2）**心腎氣虛，神志不守，小便淋瀝或不禁，遺泄白濁**：赤茯苓、白茯苓各等分，上藥為末，另用地黃汁，同好酒熬成膏，搗和為丸，如彈子大，空腹鹽酒嚼下。

（3）**心虛夢泄，或白濁**：茯苓末10g，米湯調下，每日2次。

（4）**濕瀉**：白朮12g，茯苓15g。上藥水煎，食前服，每日2次。

【臨床新用】茯苓還可用於急慢性腎炎之水腫、神經衰弱、肺癌、胃癌、肝癌、淋巴肉瘤、宮頸癌、子宮肌

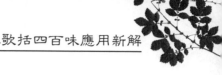

瘤、白血病等病症。

**【附藥】茯苓皮**

為茯苓菌核的乾燥黑色外皮。性味甘、淡、平，歸肺、脾、腎經，功能利水消腫，多用於水腫、小便不利。煎服，15～30g。

### 5. 甘 草

**【原文】**甘草甘溫，調和諸藥，炙則溫中，生則瀉火。一名國老，統解百毒，反甘遂、海藻、大戟、芫花。

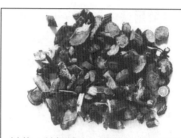

甘草　益氣補中，清熱解毒，祛痰止咳，調和藥性。濕盛、水腫者不宜用。

**【註釋】溫中**：即溫中散寒，用具有溫補脾胃陽氣、溫胃散寒作用的方藥，治療脾胃陽虛證及胃寒證的治法。

**瀉火**：即清熱瀉火，用具有清除火熱作用的方藥治療火熱熾盛證、氣分證的治法。

**【白話解】**甘草味甘，性溫，能調和藥性，炙用性溫，能溫中散寒，生用能清熱瀉火。甘草又名國老，能解多種藥物中毒及食物中毒，不宜與甘遂、海藻、大戟、芫花同用。

---

**今按**　甘草為豆科植物甘草 *Glycyrrhiza uralensis* Fisch.、脹果甘草 *G. inflata* Bat. 或光果甘草 *G. glabra* L. 的根及根莖。本品味甘，性平。歸心、肺、脾、胃經。具有補脾益氣，祛痰止咳，緩急止痛，清熱解毒，調和

諸藥功效。主要用於①脾氣虛諸證；②心氣不足之脈結代，心悸；③咳喘，常配伍用於寒熱虛實多種咳喘證，不論外感內傷，或有痰無痰均宜；④脘腹或四肢攣急作痛；⑤熱毒瘡瘍，咽喉腫痛，藥食中毒；⑥調和藥性。

**用量用法**：煎服，1.5～9g。

**使用注意**：不宜與海藻、大戟、甘遂、芫花同用。

**【廉便驗方】**（1）臟燥：甘草9g，小麥30g，大棗10枚。上藥水煎服，每日3次。

（2）**小兒咳嗽上氣**：甘草3g，肉桂、苦杏仁各0.3g。上藥為散，入苦杏仁研令勻，煉蜜為丸，如綠豆大，每次服3丸，以乳汁研化服之，每日3～4次。

（3）**寒濕下侵之腎著**：甘草、白朮各6g，乾薑、茯苓各12g。上藥水煎服，每日3次。

（4）**肺熱，咽喉腫痛**：甘草、牛蒡子各9g，桔梗6g。上藥水煎服，每日3次。

**【臨床新用】**茯苓還可用於癔病及神經衰弱、心律失常、胃及十二指腸潰瘍、支氣管炎、咽喉炎、支氣管哮喘、胃癌、肝癌等病症。

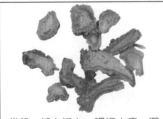

當歸　補血活血，調經止痛，潤腸。補血用當歸身，活血用當歸尾，補血活血用全當歸。

## 6. 當 歸

**【原文】**當歸甘溫，生血補心，扶虛益損，逐瘀生新。酒浸，洗淨切片。體肥痰盛，薑汁浸曬。身養血，尾破血，全活血。

【註釋】**扶虛益損**：即補虛扶正，對於正氣虧虛的病證，採用培補正氣以癒病的治療原則。

**逐瘀生新**：即祛瘀血以生新血，用具有活血化瘀作用的方藥以促進新血化生，治療血瘀兼血虛證的方法。

【白話解】當歸味甘性溫，能生血補心，扶正補虛，祛瘀血而生新血。採挖後，以酒浸，洗淨切片。若形體肥胖，痰涎壅盛者，採用生薑汁浸，然後曬乾。當歸身養血，當歸尾破血，全當歸活血。

> **今按** 當歸為傘形科植物當歸 Angelica sinensis（Oliv）Diels. 的根。本品味甘、辛，性溫。歸心、肝經。具有補血，活血，調經，止痛，潤腸功效。主要用於①血虛諸證；②血虛血瘀之月經不調，經閉，痛經等；③血虛腸燥便秘。

**用量用法**：煎服，5～15g。

【廉便驗方】（1）**婦人血虛心腹痛，產後瘀血腹痛**：當歸、白芍、川芎各50g，炮薑25g。上藥為散，每次服6g，溫酒送服。

（2）**產後大汗**：當歸、炙黃蓍、黨參各15g，烏梅5個。上藥水煎服，每日3次。

（3）**風毒氣攻眼目，連瞼赤爛及暴赤眼疼痛不可忍者**：當歸、赤芍、黃連各50g。上藥為散，每次取5g，沸湯浸去滓，趁熱洗，每日洗2～3次。

（4）**疔毒潰後**：當歸15g，菊花、紫花地丁各10g。上藥水煎服，每日3次。

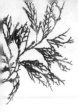

【臨床新用】當歸還可用於血小板減少、貧血、放療或化療所致的白細胞減少症、冠心病、缺血性中風、肩周炎、坐骨神經痛、肋軟骨炎、風濕性關節炎、類風濕性關節炎、小兒大葉性肺炎、慢性阻塞性肺病、肺部腫瘤等病症。

## 7. 白 芍

【原文】白芍酸寒，能收能補，瀉利腹痛，虛寒勿與。有生用者，有酒炒用者。

【註釋】瀉利：指泄瀉、痢疾。

【白話解】白芍酸寒，能酸斂陰血，可用於瀉利腹痛，證屬虛寒者不宜用。可生用或酒炒後用。

> **今按**　白芍為毛茛科植物芍藥 *Paeonia lactiflora* Pall. 的根。白芍味苦、酸，性微寒。歸肝、脾經。具有養血斂陰，柔肝止痛，平抑肝陽功效。主要用於①血虛證，症見面色蒼白，眩暈，心悸，或月經不調，崩中漏下者；②肝脾不和，胸脅脘腹及四肢攣急疼痛；③肝陽上亢之頭痛，眩暈。

用量用法：煎服，5～15g。

使用注意：不宜與藜蘆同用。

【廉便驗方】（1）**產後血氣攻心腹痛**：白芍15g，肉桂、甘草各5g。上藥水煎服，每日3次。

（2）**婦女赤白帶下，年月深久不癒者**：白芍15g，乾薑10g。上藥水煎服，每日3次。

（3）**婦女妊娠腹痛**：當歸、川芎各9g，白芍15g，茯苓、白朮、澤瀉各12g。上藥杵為散，每次服6g，溫酒送下，每日3次。

【**臨床新用**】白芍還可用於多囊性卵巢、無排卵性月經異常、不孕症、頸椎病、便秘、病毒性肝炎、男性高泌乳素性不育症、急性腸炎、脂溢性皮炎、失血性貧血等病症。

## 8. 赤 芍

【**原文**】赤芍酸寒，能瀉能散，破血通經，產後勿犯。宜生用。

【**註釋**】破血通經：即用活血作用較強的藥物治療閉經，使之通暢的方法。

【**白話解**】赤芍味酸，性寒，能清泄肝火，涼血散瘀，可用於血瘀月經不調等，婦女產後不宜應用。入藥多生用。

　　**今按**　赤芍為毛茛科植物芍藥 *Paeonia lactiflora* Pall. 或川赤芍 *P.veitchii* Lynch 的根。本品味苦，性微寒。歸肝經。具有清熱涼血，祛瘀止痛，清瀉肝火功效。主要用於①溫熱病熱入血分，血熱吐衄證；②血瘀之月經不調，經閉，痛經，癥瘕腹痛，跌打損傷等；③肝熱目赤腫痛及熱毒瘡癰。

**用量用法**：煎服，6～12g。

**使用注意**：不宜與藜蘆同用。

【**廉便驗方**】（1）**婦女崩漏帶下**：香附、赤芍各10

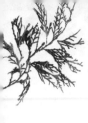

g。上藥水煎服，每日3次。

（2）**血痢腹痛**：赤芍15g，黃柏、地榆各10g。上藥水煎服，每日3次。

（3）**婦女閉經**：赤芍、柴胡、牡丹皮、大黃各10g，枳殼、桃仁、牛膝各5g。上藥水煎服，每日3次。

【臨床新用】赤芍還可用於心肌缺血等病症。

## 9. 生地黃

【原文】生地微寒，能清濕熱，骨蒸煩勞，兼消瘀血。一名苄，懷慶出者，酒洗，竹刀切片，曬乾。

【註釋】**濕熱**：指一種濕和熱相結合的病邪，可分別引致脾胃、肝膽及下焦大腸、膀胱等臟腑或皮膚筋脈的病證。

**骨蒸**：即骨蒸潮熱，發熱似自骨髓蒸蒸而出。

**煩**：即煩熱。

**勞**：通「癆」，又作癆瘵，即癆病。

**瘀血**：血液滯留或凝結於體內，包括血溢出於經脈外而瘀積，也包括血脈運行受阻而滯留經脈腔內，既是病理產物，又可成為繼發性致病因素。

【白話解】生地黃性微寒，能清除濕熱，養陰生津，兼有消散瘀血作用。可用於煩熱、骨蒸，或熱病傷陰。一名苄，以河南懷慶出產者為佳，採後，用酒洗，用竹刀切片，曬乾。

**今按** 生地黃為玄參科植物地黃 *Rehmannia glutinosa* Libosch. 的塊根。本品味甘、苦，性寒。歸心、肝、腎經。具有清熱涼血，養陰生津功效。主要用於

①溫熱病熱入營血證，症見壯熱煩渴，神昏舌絳者；②
血熱出血證；③津傷口渴，內熱消渴，腸燥便秘。

**用量用法**：煎服，10～15g。

**使用注意**：脾虛濕滯、腹滿便溏者不宜服用。

【**廉便驗方**】（1）熱傷津液，口渴咽乾，便秘：生地
黃、玄參、麥冬各15g。上藥水煎服，每日3次。

（2）陰虛內熱，血熱妄行所致之吐血、衄血、嘔血、
便血及婦人崩漏，產後出血：生荷葉、生艾葉各9g，生側
柏葉12g，生地黃15g。上藥水煎，每日3次。

（3）邪熱內伏證，症見夜熱早涼，熱退無汗，能食形
瘦，舌紅少苔，脈數：知母、青蒿各6g，鱉甲15g，生地
黃12g，牡丹皮9g。上藥水煎服。

【**臨床新用**】生地黃還可用於2型糖尿病、傳染性肝
炎、慢性中耳炎等病症。

## 10. 熟地黃

【**原文**】熟地微溫，滋腎
補血，益髓填精，烏鬚黑髮。
用懷慶生地黃，酒拌蒸至黑
色，竹刀切片，勿犯鐵器，忌
蘿蔔、蔥、蒜。用薑汁炒，除
胸悶。

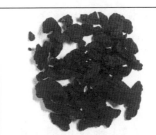

熟地黃　補血滋陰，益精填髓。
是生地黃加黃酒蒸製而成。

【**註釋**】益髓填精：即補益精髓。

【**白話解**】熟地黃性微溫，能滋陰補血，益精填髓，
烏鬚黑髮。可用於陰虛血少、肝腎精髓虧虛等證。用河南

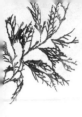

懷慶生地黃，以酒拌蒸至黑色，用竹刀切片，不要接觸鐵器；服藥期間忌食蘿蔔、蔥、蒜；可用薑汁炒，可消除胸膈煩悶。

**今按**　熟地黃為生地黃的炮製加工品。本品味甘，性微溫。歸肝、腎經。具有補血養陰，填精益髓功效。主要用於①血虛證，症見面色萎黃，眩暈，心悸，失眠，月經不調，崩中漏下等；②肝腎陰虛諸證，症見腰膝酸軟，遺精，盜汗，耳鳴，耳聾，消渴等。

**用量用法**：煎服，10～30g。

**使用注意**：凡氣滯痰多、脘腹脹痛、食少便溏者忌服。重用久服宜與陳皮、砂仁等同用，防止黏膩礙胃。

**【廉便驗方】**

（1）**精血不足**：熟地黃、枸杞子各400 g，沉香3g。以燒酒10000mL浸之，10日後即可飲用，每服30mL，每日2次。

（2）**諸虛不足，腹脅疼痛，月經不調**：熟地黃、當歸各等分。上藥為細末後，煉蜜和丸梧桐子大，每服20～30粒，食前送服。

（3）**衝任虛損，崩中漏下，胎動不安，少腹堅痛**：當歸10g，川芎8g，白芍、熟地黃各12g。上藥水煎，每日3次。

**【臨床新用】**熟地黃還可用於再生障礙性貧血、白細胞缺乏症、原發性血小板減少等病症。

## 11. 麥門冬

【原文】麥門甘寒，解渴
祛煩，補心清肺，虛熱自安。
水浸，去心用，不令人心煩。

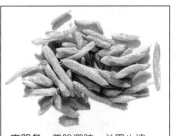

麥門冬　養陰潤肺，益胃生津，
清心除煩。

【註釋】虛熱：病證名。
指陰陽氣血虧虛引起的發熱，
在此指陰虛發熱。

【白話解】麥冬味甘，性寒，能益胃生津，養陰清肺，
清心除煩，可用於陰虛發熱。入藥時，以水浸，去心，可
避免令人心煩。

---

**今按**　麥冬為百合科植物麥冬*Ophiopogon japoni-cus*（Thunb.）Ker-Gawl. 的塊根。本品味甘、微苦，
性微寒。歸胃、心、肺經。具有養陰潤肺，益胃生津，
清心除煩功效。主要用於①肺陰虛證，症見鼻燥咽乾，
乾咳痰少，咯血，咽痛音啞等；②胃陰虛證，症見舌乾
口渴，胃脘疼痛，饑不欲食，呃逆，大便乾結；③心陰
虛有熱之心煩，失眠多夢，健忘，心悸怔忡。

---

**用量用法**：煎服，6～12g。

【廉便驗方】（1）**百日咳**：麥冬、天冬各20g，鮮竹
葉10g，百合15g。上藥水煎，每日服3次。

（2）**陰虛內熱、津少口渴**：麥冬、石斛各9g，玉
竹、生地黃各12g。上藥水煎服，每日服3次。

（3）**糖尿病**：麥冬、烏梅、天花粉各15g。上藥水

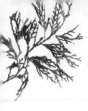

煎，每日服3次。

【臨床新用】麥冬還可用於肺癌、糖尿病、心肌缺血、心律失常、冠心病、心絞痛等病症。

# 12. 天門冬

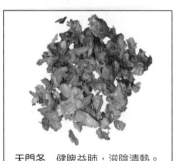

天門冬　健脾益肺，滋陰清熱。

【原文】天門甘寒，肺痿肺癰，消痰止嗽，喘熱有功。水浸，去心皮。

【註釋】肺痿：病名。是指肺葉痿弱不用臨床以咳吐濁唾涎沫為主症，為肺臟的慢性虛損性疾患。

肺癰：病名。指肺部發生的癰瘍，症見發熱振寒，咳嗽，胸痛，氣急，甚則咳喘不得平臥，吐出腥臭膿性黏痰，或咳吐膿血等。

喘：病名。是指由於外感或內傷，導致肺失宣降，肺氣上逆或氣無所主，腎失攝納，以致呼吸困難，甚則張口抬肩，鼻翼翕動，不能平臥為臨床特徵的一種病症。

【白話解】天冬味甘，性寒，能治肺痿、肺癰，可消痰止咳，常用於肺、腎陰虛火旺等。水浸，去心、皮後用。

　　**今按**　天冬為百合科植物天冬*Asparagus cochinchinensis*（Lour.）Merr. 的塊根。本品味甘、苦，性寒。歸肺、腎、胃經。具有養陰潤肺，滋腎降火，益胃生津功效。主要用於①肺陰虛證，症見鼻燥咽乾，乾咳痰少，咯血，咽痛音啞等；②腎陰虛證，症見眩暈，耳

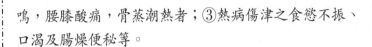

鳴，腰膝酸痛，骨蒸潮熱者；③熱病傷津之食慾不振、口渴及腸燥便秘等。

**用量用法**：煎服，6～12g。

**使用注意**：虛寒證忌用。

【**廉便驗方**】（1）**陰虛肺燥，咳嗽咯血**：天冬100 g，阿膠、苦杏仁、川貝母、茯苓各50g。水煎取濃汁，加入約等量煉蜜攪勻，煮沸即成，每次吃1匙。

（2）**咳嗽咽乾，便秘**：天冬15g，粳米100g。冰糖適量，天冬煎水取汁，入粳米煮粥，近熟時放入冰糖煮至粥熟。

（3）**咳嗽有痰，心煩口渴**：天冬、麥冬各500g。上藥入沙鍋內，水煎取汁，再將滓水煎，以無珠為度，入蜜熬稠成膏，每次空腹用開水沖服10～20mL。

【**臨床新用**】天冬還可用於糖尿病、胃潰瘍、女性乳腺小葉增生、男性乳房發育等病症。

## 13. 黃 連

【**原文**】黃連味苦，瀉心除痞，清熱明眸，厚腸止痢。去鬚，下火童便，痰火薑汁，伏火鹽湯，氣滯火吳萸，肝膽火豬膽，實火朴硝，虛火醋炒。

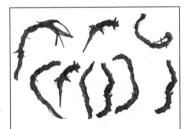

黃連 清熱燥濕，瀉火解毒。是治療腹瀉的首選藥物。

【**註釋**】瀉心：即清心瀉火。

痞：病證名。多指胸腹部痞滿，按之不痛的症候。

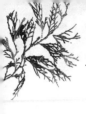
**厚腸止痢**：即以黃連苦寒清熱燥濕，使腸胃濕熱去而瀉痢止，從而使腸胃得安。

【白話解】黃連味苦，能清心瀉火，除痞滿，清熱明眸，清腸止痢。用時去鬚；用於瀉火，宜用童便製；用於痰火，宜用薑汁製；用於伏火，宜用鹽水製；用於氣滯化火，宜用吳茱萸製；用於肝膽之火，宜用豬膽汁製；用於實火，宜用朴硝製；用於虛火，宜用酒炒。

> **今按**　黃連為毛茛科植物黃連 *Coptis chinensis* Franch.、三角葉黃連 *C. deltoidea* C. Y. Cheng et Hsiao 或雲連 *C. teeta* Wall. 的根莖。本品味苦，性寒。歸心、脾、胃、膽、大腸經。具有清熱燥濕，瀉火解毒功效。主要用於①濕熱病證，尤長於清瀉中焦、大腸的濕熱，常用於濕熱瀉痢、嘔吐之症，其治痢之功尤為顯著，古今臨床均視為治痢要藥；②高熱神昏，心煩不寐，血熱吐衄；③癰腫瘡瘍，目赤牙痛；④外治濕疹，濕瘡，耳道流膿。

**用量用法**：煎服，2～5g。

**使用注意**：虛寒證忌用。本品苦燥性較強，過用久服易傷脾胃及陰津。

【廉便驗方】

（1）**心火偏亢，失眠**：黃連15g，肉桂1.5g。上藥研細，白蜜為丸，每服1.5～2.5g，空腹時用淡鹽湯送下。

（2）**咳痰黃稠，舌苔黃膩，脈滑數者**：黃連5g，半夏9g，瓜蔞15g。上藥水煎服。

（3）**口舌生瘡**：黃連煎酒，時含呷之。

（4）**泄瀉腹痛，便黃而黏**：黃連（吳茱萸製）、木香各200g。上藥濃縮為丸，每丸0.2g，一次6～12丸，每日2～3次。

【**臨床新用**】黃連還可用於慢性胃炎、消化性潰瘍、細菌性痢疾、感染性腹瀉、急性化膿性中耳炎、細菌性結膜炎、流行性角膜結膜炎、視神經萎縮早期、高血壓初期等病症。

## 14. 黃 芩

【**原文**】黃芩苦寒，枯瀉肺火，子清大腸，濕熱皆可。去皮枯朽，或生或酒炒。

【**註釋**】枯：指枯芩，為生長年久的宿根，中空而枯，體輕主浮，善清上焦肺火。

子：指子芩，為生長年少的子根，體實而堅，質重主降，善瀉大腸濕熱。

【**白話解**】黃芩味苦，枯芩善於瀉肺火，常用於上焦火熱證；子芩善於清大腸濕熱，常用於濕熱瀉痢。採挖後除去粗皮、枯莖，可生用或酒炒用。

---

**今按** 黃芩為唇形科植物黃芩*Scutellaria baicalensis* Georgi 的根。本品味苦，性寒。歸肺、胃、膽、大腸、膀胱經。具有清熱燥濕，瀉火解毒，涼血止血，安胎功效。主要用於①濕溫、暑濕，淋證，瀉痢，黃疸等多種濕熱證；②肺熱咳嗽及高熱煩渴；③癰腫瘡毒，咽喉腫痛等熱毒證；④血熱出血證；⑤血熱之胎動不安者。

用量用法：煎服，3～10g。

使用注意：本品苦寒傷胃，脾胃虛寒者不宜使用。

【廉便驗方】（1）小兒心熱驚啼：黃芩、人參各3g。上藥搗羅為散，每次服0.3g，竹葉湯調下，不拘時服。

（2）肺火，降隔上熱痰：黃芩，炒，為末，糊丸，梧桐子大，每次服50丸。

（3）妊娠腸風下血：防風10g，黃芩15g。上藥煎至1碗，入阿膠5g，熱服。

（4）妊娠胎動不安：黃芩15g，黃蓍30g，白朮、白芍、人參、山茱萸各10g。每服5g，水1盞，加糯米30g，蔥白10公分（細切），煎至8分，去渣，食前溫服。

【臨床新用】黃芩還可用於病毒性肝炎、急性膽道感染、急性胰腺炎、急性膽囊炎、慢性膽囊炎急性發作、急性支氣管炎、肺炎、扁桃體炎、蜂窩織炎、毛囊炎等病症。

## 15. 黃　柏

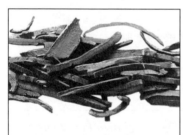

黃柏　清熱燥濕，瀉火解毒。易損傷胃氣，脾胃虛寒者忌用。

【原文】黃柏苦寒，降火滋陰，骨蒸濕熱，下血堪任。去粗皮，或酒、或蜜、或童便、或乳汁炒，一名黃蘗。

【註釋】滋陰：味甘，性涼，有滋補陰液作用的方藥，治療陰虛證的治法。

下血：證名。即便血。

【白話解】黃柏味苦，性寒，能瀉火存陰，可用於骨蒸潮熱，下焦濕熱，便血等。採收後去粗皮，或用酒、或

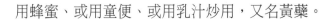

用蜂蜜、或用童便、或用乳汁炒用，又名黃蘗。

> **今按** 黃柏為芸香科植物黃皮樹*Phellodendron chinense* Schneid. 除去栓皮的樹皮。本品味苦，性寒。歸腎、膀胱、大腸經。具有清熱燥濕，瀉火解毒，退虛熱功效。主要用於①濕熱帶下，熱淋；②濕熱瀉痢，黃疸；③濕熱腳氣，痿證；④陰虛火旺之潮熱盜汗，腰酸遺精；⑤瘡瘍腫毒，濕疹瘙癢。

**用量用法**：煎服，3～12g。

**使用注意**：虛寒證忌用，過用久服易傷脾胃。

**【廉便驗方】**（1）**小兒熱痢下血**：黃柏7g，赤芍3g。上藥同為細末，飯和丸，麻子大，每服10～20丸，食前米飲下，大者加丸數。

（2）**傷寒身黃，發熱**：梔子10g，甘草3g，黃柏6g。上藥以水煎服，分2次溫服。

（3）**肝腎陰虛，骨蒸潮熱，盜汗**：黃柏、知母各120g，熟地黃、龜甲各180g。上藥為末，用豬脊髓煉蜜為丸，每服70丸，空腹時用鹽開水送下。

（4）**小兒膿瘡，遍身不乾**：黃柏為末，入枯礬少許摻之。

（5）**濕熱下注，兩腳麻木，或如火烙之熱**：黃柏12g，蒼朮18g，牛膝6g。上藥為細末，麵糊為丸，如梧桐子大，每服50～70丸，空腹，薑、鹽湯送下，忌魚腥、蕎麥、熱麵等物。

（6）**慢性濕疹**：黃柏、蒼朮、蒲公英各9g，滑石、

龍膽、生地黃各15g。上藥水煎，內服。

【臨床新用】黃柏還可用於急性蜂窩織炎、急性化膿性淋巴結炎、下肢皮膚潰瘍、膿疱瘡等病症。

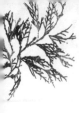

# 16. 梔　子

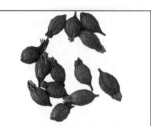

梔子　清熱瀉火，涼血解毒。生梔子瀉火，炒梔子止血。脾胃虛寒者不宜用。

【原文】梔子性寒，解鬱除煩，吐衄胃痛，火降小便。生用清三焦實火，炒黑清上焦鬱熱，又能清曲屈之火。

【註釋】衄：衄血，常以血出的部位而命名。鼻孔出血為鼻衄；齒齦出血為齒衄；血從目竅出為目衄；耳中出血為耳衄；血自皮膚下溢出為肌衄。

曲屈之火：指氣機鬱結所化之火。

【白話解】梔子性寒，能解鬱除煩，可用於吐衄、胃痛，清熱利小便。生用清三焦實火，炒黑可清上焦鬱熱，又能清氣機鬱結之火。

**今按**　梔子為茜草科植物梔子 *Gardenia jasminoides* Ellis 的成熟果實。本品味苦，性寒。歸心、肺、三焦經。具有瀉火除煩，清熱利濕，涼血解毒功效；焦梔子具有涼血止血功效。主要用於①熱病火毒熾盛，三焦俱熱，症見高熱煩躁、神昏譫語者；②濕熱黃疸；③血淋澀痛或熱淋證；④血熱妄行之吐血、衄血等；⑤肝膽火熱上攻之目赤腫痛；⑥熱毒瘡瘍。

**用量用法**：煎服，5～10g。

**使用注意**：本品苦寒傷胃，脾虛便溏者不宜用。

**【廉便驗方】**（1）**傷寒發汗、吐、下後，虛煩不得眠，心中懊憹**：梔子9g，淡豆豉4g。上藥水煎，分為2服，溫進1服，得吐，止後服。

（2）**傷寒身黃發熱**：梔子10g，甘草3g，黃柏6g。上藥水煎服，每日2次。

（3）**丹毒**：梔子，搗和水調敷之。

（4）**燒傷**：梔子末和雞子清調敷之。

（5）**尿血、便血**：茯苓15g，甘草6g，梔子、當歸、白芍各10g。上藥水煎服，每日3次。

（6）**鼻中衄血**：梔子燒灰吹之。

**【臨床新用】**梔子還可用於上呼吸道感染、急性化膿性扁桃體炎，口腔炎、口腔潰瘍、小兒鵝口瘡，急性咽炎，急慢性肝炎，急慢性膽道感染，膽石症等病症。

## 17. 連翹　附：連翹心

**【原文】**連翹苦寒，能消癰毒，氣聚血凝，濕熱堪逐。去梗心。

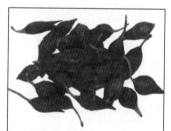

連翹　能消癰毒，氣聚血凝，濕熱堪逐。

**【註釋】癰毒**：多種瘡毒的泛稱。具體屬於瘡面淺，局部有紅、腫、焮熱、疼痛，皮膚光澤而薄，分泌液黏稠或有腥臭味等陽性類型的瘡毒，後世稱為「外癰」。還有發於臟腑的如肺癰、腸癰，後世稱為「內癰」。皆多因外邪入裏化熱或

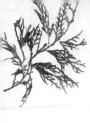

過食肥甘，濕熱蘊積，氣血瘀滯，化毒腐肉敗筋所致。

**氣聚血凝**：指由於氣機不暢而致血液運行凝滯之病證。

【白話解】連翹味苦，性寒，能清熱解毒，消腫散結，可用於熱毒蘊結，氣血凝聚之瘡癰，濕熱黃疸、熱淋等。入藥去梗及心。

---

**今按**　連翹為木犀科植物連翹 *Forsythia suspensa*（Thunb.）Vahl 的果實。本品味苦，性微寒。歸肺、心、小腸經。具有清熱解毒，消腫散結，疏散風熱功效。主要用於①熱毒之癰腫瘡毒，咽喉腫痛；②風熱外感或溫病初起，症見頭痛發熱、口渴咽痛；③熱淋澀痛。

---

**用量用法**：煎服，6～15g。

**使用注意**：氣虛瘡瘍膿清者不宜用。

【廉便驗方】（1）**小兒一切熱**：連翹、防風、甘草、梔子各等分。上藥水煎服。

（2）**舌破生瘡**：連翹 15g，黃柏 10g，甘草 6g。上藥水煎含漱。

（3）**乳癰、乳內結核及瘰癧**：青皮、瓜蔞仁、桃仁、橘葉、川芎、連翹、甘草、皂角刺各等分。上藥水煎服。

（4）**癰疽**：側柏葉、萱草根、連翹各 10g，黃蓍 20g，乳香 0.5g，甘草 6g。上藥研末，每服 0.3g，溫酒或米飲下，不拘時。

【臨床新用】連翹還可用於上呼吸道感染、急性咽喉炎、急性氣管炎、急性支氣管炎、肺炎等病症。

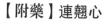

**【附藥】連翹心**

　　為連翹果實除熟採得後即蒸熟曬乾，篩取的子實。性味歸經同連翹，偏入心經，功偏清心火，多用於心火亢盛諸證。煎服，3～6g。

## 18. 石　膏

　　**【原文】**石膏大寒，能瀉胃火，發渴頭疼，解肌立妥。或生或煆，一名解石。

　　**【註釋】解肌**：即解除肌表之邪。

　　**【白話解】**石膏性大寒，能清瀉胃火，可用於頭痛發熱、煩渴，具有解肌退熱之功。可生用，可煆用，又名方解石。

　　　**今按**　　石膏為硫酸鹽類礦物硬石膏族石膏，主含含水硫酸鈣（$CaSO_4 \cdot 2H_2O$）。本品味苦、辛、甘，性大寒。歸肺、胃經。生用具有清熱瀉火，除煩止渴功效；煆用具有斂瘡生肌，收斂止血功效。主要用於①溫熱病氣分實熱證；②風肺熱喘咳證；③胃火牙痛、頭痛、實熱消渴；④火煆外用，可用於潰瘍不斂，濕疹瘙癢，水火燙傷，外傷出血。

　　**用量用法**：生石膏煎服，15～60g，宜先煎。煆石膏適量外用，研末撒敷患處。

　　**使用注意**：氣虛瘡瘍膿清者不宜用。

　　**【廉便驗方】**（1）傷寒陽明熱盛，症見壯熱面赤，煩渴引飲，口舌乾燥，大汗出，脈洪大有力：知母12g，石

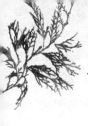

膏30g，甘草6g，粳米18g。上藥水煎，每日3次。

（2）**外感風熱，而見咳嗽、氣急、鼻翕、口渴、高熱不退，舌紅苔白或黃，脈滑數者**：麻黃、甘草各6g，苦杏仁9g，石膏24g。上藥水煎溫服。

（3）**胃火上炎引起的牙齒疼痛，口舌糜爛牙齦出血**：石膏60g，冰片3g，石膏粉碎成細粉；將冰片研細，與上述粉末配研，過篩，混勻即得。取藥粉少許，敷患處。

【臨床新用】石膏還可用於急性扁桃體炎、急性上呼吸道感染、急性支氣管炎、急性肺炎、支氣管哮喘、急性牙周炎、口腔炎，胃及十二指腸潰瘍，急慢性胃炎，食管炎等病症。

## 19. 滑　石

【原文】滑石沉寒，滑能利竅，解渴除煩，濕熱可療。細膩潔白者佳，粗頭青黑者勿用，研爛以水飛過。

【註釋】水飛：一種中藥炮製法，是取藥材極細粉末的方法。將不溶於水的藥材與水共研細，加入多量的水，攪拌，較粗粉粒即下沉，細粉混懸於水中，傾出的混懸液沉澱後，分出，乾燥，即成極細的粉末，多用於礦物藥的加工。

【白話解】滑石質重沉降，性寒，滑利，能利小便，解渴除煩熱，可用於濕熱諸證。入藥以細膩潔白者為好，不宜用粗頭青黑者；以水飛方法研末。

> **今按** 滑石為矽酸鹽類礦物滑石族滑石，主含含水矽酸鎂〔$Mg_3 \cdot (Si_4O_{10}) \cdot (OH)_2$〕。本品味甘、淡，性

寒。歸膀胱、肺、胃經。具有利尿通淋，清熱解暑，收濕斂瘡功效。主要用於①濕熱淋證、石淋；②暑濕，濕溫；③濕瘡，濕疹，痱子。

**用量用法**：煎服，10～20g。宜包煎。外用適量。

**【廉便驗方】**（1）**煩熱多渴**：滑石20g，搗碎，加水3大碗，共煎成2碗，去渣留水，和米煮粥吃。

（2）**暑熱身倦，口渴泄瀉，小便黃少**：滑石粉60g，甘草10g。上藥為末，一次6～9g，每日1～2次。

（3）**黃水瘡，單純疱疹，小兒濕疹**：黃芩、黃連、黃柏、五倍子各10g，青黛1g，冰片0.3g。上藥研末，以植物油調成糊狀，塗抹於患處。

（4）**下部濕汗**：滑石30g，煅石膏15g，枯礬5g。上藥共研為末，乾搽患處。

**【臨床新用】**滑石還可用於肛裂、慢性淺表性胃炎、糖尿病、皮膚癌等病症。

## 20. 知　母

**【原文】**知母味苦，熱渴能除，骨蒸有汗，痰咳皆舒。去皮毛，生用瀉胃火，酒炒瀉腎火。

**【白話解】**知母味苦，能清熱瀉火，生津潤燥，可用於熱病煩渴，骨蒸潮熱，肺熱咳嗽。入藥時去外皮及黃絨毛，瀉胃火生用，瀉腎火酒炒用。

**今按**　知母為百合科植物知母 *Anemarrhena asphodeloides* Bge. 的根莖。本品味苦、甘，性寒。歸肺、

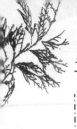

胃、腎經。具有清熱瀉火，生津潤燥功效。主要用於①溫熱病氣分證，症見高熱不退，汗出，心煩，口渴，脈洪大有力等；②肺熱咳嗽，陰虛燥咳；③胃熱口渴，消渴；④腎陰不足，虛火亢盛，症見骨蒸潮熱，虛煩盜汗，遺精；⑤腸燥便秘。

**用量用法**：煎服，6～15g。

**使用注意**：虛寒證不宜；因其性寒滋潤，脾虛便溏者尤應忌用。

**【廉便驗方】**（1）**氣不布津，腎虛胃燥之消渴**：山藥、知母各15g，黃耆、雞內金、葛根、天花粉各10g，五味子5g。上藥水煎服，每日3次。

（2）**肺燥咳嗽氣逆，口渴身熱，面赤唇焦，吐痰難出，二便赤澀，脈多數大，或見滑數**：知母15g，石膏20g，甘草5g，地骨皮、桔梗各10g。上藥水煎服。

**【臨床新用】**知母還可用於急慢性支氣管炎、慢性萎縮性胃炎、2型糖尿病、慢性腎炎等病症。

## 21. 貝　母

**【原文】**貝母微寒，止嗽化痰，肺癰肺痿，開鬱除煩。去心，黑白色、輕鬆者佳。

**【白話解】**貝母味苦、甘，性微寒，能清熱化痰、潤肺止咳，治療咳嗽胸痛、咳吐膿血的肺癰和肺熱津傷、咳吐濁唾、涎沫的肺痿。本品又能開鬱解除煩熱，治療癰腫、瘰癧等。炮製時用水稍泡，剝去心，曬乾。以質輕而疏鬆，斷面色白微帶灰質者為佳。

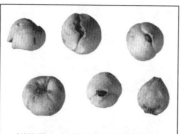

**川貝母** 止嗽化痰，肺癰肺痿，開鬱除煩。

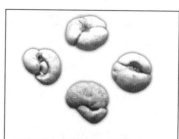

**浙貝母** 止嗽化痰，肺癰肺痿，開鬱除煩。

**今按** 貝母現代分為川貝母與浙貝母。川貝母為百合科植物川貝母 *Fritillaria cirrhosa* D. Don、暗紫貝母 *F. unibracteata Hsiao et* K. C. Hsia、甘肅貝母 *F. przewalskii* Maxim. 或梭砂貝母 *F. delavayi* Franch. 的鱗莖。浙貝母為百合科植物浙貝 *Fritillaria thunbergii* Miq. 的鱗莖。川貝母味苦、甘，性微寒；浙貝母味苦，性寒；二者均歸肺、心經。均具有清熱化痰，散結消腫功效。都可用於①肺熱咳嗽；②瘰瘤，瘰癧，瘡毒，肺癰。但川貝母性偏甘潤，尤多用於肺熱燥咳，虛勞咳嗽；浙貝母性偏苦泄，尤多用於痰熱鬱肺之咳嗽；另外，雖然兩者皆能用於瘰瘤，瘰癧，瘡毒，肺癰，但以浙貝母效優而更常用。

**用量用法**：煎服，3～10g。

**使用注意**：不宜與烏頭同用。

**【廉便驗方】**（1）傷寒汗出而喘促，煩熱頭痛者：百合12g，柴胡、苦杏仁、甘草、川貝母、麻黃各10g，石膏20g，茯苓15g，人參9g，生薑3g。上藥水煎服，每日3次。

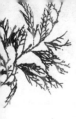

（2）**咽喉中乾，肺熱咳嗽多痰**：甘草3g，川貝母、苦杏仁各10g。上藥為末，煉蜜為丸，如彈子大，含化咽津。

（3）**瘰癧**：浙貝母、皂莢各250g。上藥為細末，每服6g，早晨酒送下。

【臨床新用】貝母還可用於支氣管哮喘、慢性支氣管炎、支氣管擴張、阻塞性肺氣腫等病症。

## 22. 大　黃

【原文】大黃苦寒，實熱積聚，蠲痰潤燥，疏通便閉。

【註釋】**積聚**：以腹內結塊，或痛或脹為主要表現的疾病。腹內結塊，固定不移，並伴脹痛或刺痛為特徵者稱為積。腹中氣聚，攻竄脹痛，時作時止為特徵者稱為聚。

**蠲（ㄐㄩㄢ）痰**：祛除痰濁之意。

**便閉**：又稱便秘。是指大便秘結不通，排便時間延長，或雖時間不延長但排便困難的症狀。

【白話解】大黃性味苦寒，有清熱瀉火、攻積導滯、活血祛瘀、祛痰潤燥、疏通大便的作用，可用於積滯便秘、熱毒瘡瘍、瘀血阻滯等。又名川軍、錦紋。

> **今按**　大黃為蓼科植物掌葉大黃 *Rheum palmatum* L.、唐古特大黃 *R. tanguticum* Maxim. ex. Balf. 或藥用大黃 *R. officinale* Baill. 的根及根莖。本品味苦，性寒。歸脾、胃、大腸、肝、心包經。具有瀉下攻積，瀉火解毒，涼血止血，活血祛瘀，清泄濕熱功效。主要用於①胃腸積滯，大便秘結，尤宜於熱結便秘；②血熱妄

行之吐血、衄血、咯血以及火邪上炎所致的目赤、咽喉腫痛、牙齦腫痛；③熱毒瘡瘍，燒燙傷；④瘀血阻滯引起的婦女產後瘀阻腹痛，惡露不盡者、下焦蓄血及血瘀經閉、痛經、跌打損傷，胸脅瘀腫疼痛等；⑤濕熱黃疸，淋證。

**用量用法：**煎服，5～15g。大黃生用瀉下力強，欲攻下者宜生用，久煎則瀉下力減弱，故入湯劑應後下，或用開水泡服。酒製大黃瀉下力較弱，活血作用較好，宜用於瘀血證。大黃炭偏於止血，多用於出血證。

**使用注意：**本品苦寒，易傷胃氣，脾胃虛弱者慎用；其性沉降，又善活血祛瘀，而且瀉下成分可分佈於乳汁之中，故婦女懷孕、月經期、哺乳期應忌用或慎用。

**【廉便驗方】**（1）**陽明腑實證，大便不通，頻轉矢氣，脘腹痞滿，腹通拒按：**大黃12g，厚朴、枳實各10g，芒硝9g。上藥水煎服，大黃後下，芒硝沖服。

（2）**大便秘結：**大黃100g，牽牛子15g。上藥為細末，每服0.3g。有厥冷，用酒調6g，無厥冷而手足煩熱者，蜜湯調下；食後微利為度。

（3）**口瘡糜爛：**大黃、枯礬各等分為末以搽之。

（4）**乳癰：**大黃、甘草各50g。上藥為細末，以好酒熬成膏，倒入盞中放冷，攤紙上貼痛處，仰面臥至五更。貼時先用溫酒調（服）一大匙，明日取下惡物，相度強弱用藥，羸弱不宜服。

（5）**濕熱黃疸：**茵陳12g，梔子9g，大黃9g。上藥水煎服。

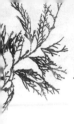

【臨床新用】大黃還可用於慢性腎衰竭、上消化道出血、急性咽炎、扁桃體炎、急性牙周炎、結膜炎、子宮肌瘤、閉經、急慢性肝炎、急慢性膽囊炎、膽結石、膽管炎等病症。

## 23. 柴　胡

【原文】柴胡味苦，能瀉肝火，寒熱往來，瘧疾均可。去蘆，要北者佳。

【註釋】寒熱往來：惡寒與發熱交替發作，惡寒時不發熱，發熱時不惡寒的表現。

瘧疾：感染瘧原蟲引起的，以往來寒熱，休作有時，反覆發作，日久脅下有痞塊為主要表現的疾病。

【白話解】柴胡味苦，具有和解少陽，清泄肝火作用，可用於少陽證寒熱往來，瘧疾。入藥時去蘆用，以北柴胡為佳。

今按　柴胡為傘形科植物柴胡 *Bupleurum chinensis* DC. 或狹葉柴胡 *B.scorzonerifolium* Willd. 的根。本品味苦、辛，性微寒。歸肝、膽經。具有疏散退熱，疏肝解鬱，升舉陽氣功效。主要用於①表證發熱，少陽證，尤宜於傷寒邪在少陽，寒熱往來、胸脅苦滿、口苦咽乾、目眩；②肝鬱氣滯證，歷代亦作為治療肝氣鬱滯證之要藥，治肝失疏泄，氣機鬱阻，胸脅或少腹脹痛、情志抑鬱、婦女月經失調、痛經等；③中氣下陷證，症見脘腹重墜作脹，食少倦怠，久瀉脫肛，胃下垂，子宮下垂，腎下垂等臟器脫垂；④瘧疾。

**用量用法**：煎服，3～10g。解表退熱宜生用，且用量宜稍重；疏肝解鬱宜醋製，升陽可生用或酒製，其用量均宜稍輕。

**使用注意**：本品性升散，故陰虛陽亢，肝風內動，陰虛火旺者慎用。

【**廉便驗方**】（1）**外感風寒，發熱惡寒，頭疼身痛**：柴胡9g，陳皮4.5g，白芍6g，甘草、防風各3g，生薑3～5片。上藥水煎服。

（2）**傷寒壯熱，頭痛體疼，口乾煩渴**：石膏、黃芩、甘草、赤芍、葛根各50g，麻黃、柴胡各25g。上藥搗羅為散，3歲小兒每服3g，水一小盞，入生薑少許，蔥白10cm，淡豆豉20粒，同煎，濾去渣，溫服，不拘時，汗出為效。

（3）**肝氣鬱滯證**：陳皮、柴胡各6g，川芎、枳殼、白芍、香附各4.5g，甘草1.5g。上藥水煎，食前服。

（4）**眼目暴赤腫痛**：柴胡、蒼朮、甘草各10g。上藥水煎服。

（5）**黃疸**：柴胡、白茅根各10g，甘草3g。上藥水煎服。

（6）**瘧疾，寒多熱少，腹脹**：柴胡、半夏、厚朴、陳皮各6g。上藥水煎服，不拘時服。

【**臨床新用**】柴胡還可用於上呼吸道感染、高血脂症、流行性腮腺炎、多形紅斑、扁平疣、急慢性肝炎、肝硬化、肝癌、膽石症、胰腺炎等肝膽胰腺疾病、慢性胃炎、胃及十二指腸潰瘍、神經官能症、月經失調、痛經、經前期綜合徵、更年期、胃下垂、腎下垂、子宮脫垂、陰道脫垂、瘧疾等病症。

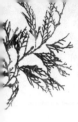

## 24. 前　胡

【原文】前胡微寒，寧嗽化痰，寒熱頭痛，痞悶能安。去蘆，要軟者佳。

【白話解】前胡性微寒，能止咳化痰，可用於外感風熱之寒熱頭痛，以及痰熱鬱肺之胸悶痞塞等。入藥去蘆，以質地軟者為佳。

> **今按**　前胡為傘形科多年生草本植物白花前胡 *Peucedanum Praeruptorum* Dunn 的根。本品味苦、辛，性微寒。歸肺經。具有降氣化痰，疏散風熱功效。主要用於①痰熱喘咳；②風熱咳嗽。

用量用法：煎服，6～10g。

【廉便驗方】（1）咳嗽涕唾稠黏，心胸不利，時有煩熱：麥冬12g，川貝母、苦杏仁各6g，桑白皮、前胡冬各10g，甘草、生薑各3g。上藥水煎服。

（2）肺喘，痰毒壅滯，心膈昏悶：前胡、紫菀、訶子、枳實各15g。上藥研末，每次服3g，溫水送服，不拘時。

【臨床新用】前胡還可用於上呼吸道感染、支氣管炎等病症。

## 25. 升　麻

【原文】升麻性寒，清胃解毒，升提下陷，牙痛可逐。去鬚，青綠者佳。

【註釋】升提下陷：指升提下陷的中氣，用以治療因中氣下陷導致的胃下垂、脫肛等病症。

【白話解】升麻性寒，能清解陽明熱毒，升提下陷之中氣，可用於陽明熱毒熾盛之頭痛、咽喉腫痛、牙齦腫痛。入藥時去鬚根，以青綠色為佳。

---

**今按** 升麻為毛茛科植物大三葉升麻 *Cimicifuga heracleifolia* Kom.、興安升麻 *C. dahurica*（Turcz.）Maxim. 或升麻 *C. foetida L.* 的根莖。本品味辛、微甘，性微寒。歸肺、脾、胃、大腸經。具有解表透疹，清熱解毒，升舉陽氣功效。主要用於①外感表證，對外感發熱，不論風寒風熱，亦均可使用；②麻疹初起，透發不暢；③齒痛口瘡，咽喉腫痛，溫毒發斑，尤善清解陽明熱毒，故多用於胃火熾盛成毒，症見牙齦腫痛、口舌生瘡、咽腫喉痛以及瘡瘍腫痛等；④中氣下陷證，症見脘腹重墜作脹，久瀉脫肛，胃下垂，子宮下垂，腎下垂等臟器脫垂。

---

**用量用法**：煎服，3～10g。發表透疹、清熱解毒宜生用，升陽舉陷宜製用。

**使用注意**：麻疹已透，陰虛火旺以及陰虛陽亢者，均當忌用。

【廉便驗方】（1）**傷寒，頭痛，肢體痛**：升麻、白芍、甘草各10g，葛根15g。上藥水煎服。

（2）**氣虛下陷，血崩血脫，亡陽重危等證**：人參10g，黃蓍20g，升麻4g，甘草、白朮各6g。上藥水煎服。

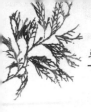

（3）**小兒腦熱，鼻乾無涕**：升麻、防風、梔子各25g。上藥為末，青羊腦髓為丸，如麻子大，1～2歲每服3丸，溫熱水研化下，食後、午時、臨臥各1次。

【**臨床新用**】升麻還可用於急慢性胃炎、牙痛、咽喉腫痛、口舌生瘡等病症。

# 26. 桔　梗

【**原文**】桔梗味苦，療咽痛腫，載藥上升，開胸利壅。去蘆，潔白者佳。

【**註釋**】載藥上升：即引藥上行。

**開胸利壅**：指開宣肺氣祛除痰濁阻塞。

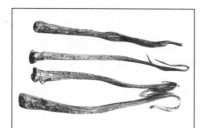

桔梗　宣肺化痰，利咽，排膿。用於咽痛、咳嗽痰多。

【**白話解**】桔梗味苦，能治療咽喉腫痛，能引藥上行，並能開宣肺氣祛除痰濁，可治療咳嗽痰多、胸悶不暢等。入藥時去蘆，以色潔白者為佳。

> **今按**　桔梗為桔梗科植物桔梗*Platycodon grandiflorum*（Jacq.）A. DC的根。本品味苦、辛，性平。歸肺經。具有宣肺，祛痰，利咽，排膿功效。主要用於①咳嗽痰多，不論肺寒、肺熱，皆可用之；②咽喉腫痛，失音，尤宜於咽痛音啞證，無論外感、熱毒、陰虛所致者皆可；③肺癰，症見咳嗽痰多，咯吐膿血，痰黃腥臭，胸痛。

**用量用法**：煎服，3～10g。

**使用注意**：本品用量過大易致噁心嘔吐。

【廉便驗方】（1）肺癰，咳而胸滿，振寒脈數，咽乾不渴，時出濁唾腥臭，久吐膿如米粥者：桔梗、甘草各10g。上藥水煎服。

（2）外邪犯肺，咽痛失音、肺癰等：桔梗3g，甘草6g。上藥水煎服。

（3）陰虛火旺，虛火上浮，口鼻乾燥，咽喉腫痛：玄參15g，麥冬、桔梗各10g，甘草6g。上藥水煎服。

【臨床新用】桔梗還可用於上呼吸道感染、支氣管炎、支氣管哮喘、急慢性咽炎、急性扁桃體炎等病症。

## 27. 紫蘇　附：蘇梗

【原文】紫蘇葉辛，風寒發表，梗下諸氣，消除脹滿。藥背面並紫者佳。

【註釋】發表：即發散表邪，解除表證。

梗：即紫蘇梗。

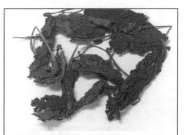

紫蘇　發汗解表，行氣寬中。是一味治療風寒感冒的常用藥。

【白話解】紫蘇葉味辛，能解表散寒，紫蘇梗能行氣消滯，可用於胸腹氣滯、痞悶脹滿等。入藥以葉背面色紫者為佳。

---

**今按**　紫蘇為唇形科植物紫蘇 *Perilla frutescens* （L.）Britt. 的葉（或帶嫩枝）。本品味辛，性溫。歸肺、脾經。具有解表散寒，行氣寬中功效。主要用於

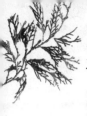
①風寒感冒，尤宜於風寒表證而兼氣滯，胸脘滿悶、噁心嘔逆者；②脾胃氣滯，嘔吐，以及胎氣上逆，胸悶嘔吐，胎動不安者；③梅核氣；④食魚蟹中毒而致腹痛吐瀉者。

**用量用法**：煎服，5～10g，不宜久煎。

**【附藥】紫蘇梗**

紫蘇梗為紫蘇的乾燥莖，性味辛、甘，微溫；歸肺、脾、胃經。具有寬胸利膈，行氣安胎功效，主要用於胸腹氣滯、胎動不安等。5～9g，水煎服。

**【廉便驗方】**

（1）**外感風寒，形寒身熱，頭痛無汗，不思飲食，舌苔薄白**：香附、紫蘇葉、陳皮各10g。上藥水煎服。

（2）**外感風寒頭痛**：紫蘇10g，肉桂6g，蔥白5根。上藥水煎服。

（3）**水腫**：生薑皮、紫蘇葉各10g，大蒜1頭，冬瓜皮15g。上藥水煎服。

（4）**食魚、鱉中毒**：紫蘇、生薑各10g。上藥煎濃汁頻飲。

**【臨床新用】**紫蘇還可用於胃腸型感冒、上呼吸道感染、支氣管炎等病症。

## 28. 麻黃　附：麻黃根

**【原文】**麻黃味辛，解表出汗，身熱頭痛，風寒發散。去根節，宜陳久，止汗用根。

**【白話解】**麻黃味辛，能發汗解表散寒，常用於外感

風寒、惡寒發熱、頭身疼痛。入藥去根及莖節，宜放置陳久者佳；如用於止汗，用麻黃根。

> **今按** 麻黃為麻黃科植物麻黃 *Ephedra sinica* Stapf.、木賊麻黃 *E. equisetina* Bge. 或中麻黃 *E. intermedia* Schrenk et C.A. Mey. 的草質莖。本品味辛、微苦，性溫。歸肺、膀胱經。具有發汗解表，宣肺平喘，利水消腫功效。主要用於①風寒感冒，尤宜於外感風寒表實證，症見惡寒發熱，無汗，頭身疼痛，舌苔薄白，脈浮緊等；②肺氣壅過所致喘咳；③水腫小便不利，尤宜於治水腫初起，而有表證之風水證；④風寒痹證，陰疽，痰核。

**用量用法**：煎服，3～10g。本品生用發汗力較強，宜用於外有風寒之證；蜜炙麻黃長於平喘，宜用於喘咳證；麻黃絨作用較為緩和，宜用於小兒、老人及體弱者。

**使用注意**：虛喘而無肺氣壅滯者忌用；因所含麻黃鹼能興奮中樞神經系統和升高血壓，故高血壓及失眠患者慎用。

**【廉便驗方】**（1）**外感風寒，頭痛身疼**：麻黃9g，桂枝、苦杏仁各6g，甘草3g。上藥水煎，溫服。

（2）**外感風邪，咳嗽喘逆，口渴**：麻黃、苦杏仁各9g，炙甘草6g，石膏20g。上藥水煎溫服。

（3）**外感風濕，見一身盡疼，發熱，午後較甚者**：麻黃、苦杏仁、炙甘草各10g，薏苡仁15g。上藥水煎服。

**【臨床新用】**麻黃還可用於急性上呼吸道感染、急慢

性支氣管炎、喘息性支氣管炎等病症。

**【附藥】麻黃根**

為麻黃科植物草麻黃或中麻黃的乾燥根和根莖。味甘、澀，性平。歸心、肺經。具有固表止汗功效，主要用於自汗、盜汗。煎服，3～9g。外用適量，研粉撒撲。

# 29.葛根　附：葛花

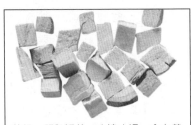

葛根　解肌退熱，生津止渴。含有黃酮類成分，能擴張冠狀動脈血管和腦血管，能降血糖。

**【原文】**葛根味甘，傷風發散，溫瘧往來，止渴解酒。白粉者佳。

**【註釋】溫瘧**：病名，瘧疾的一種。臨床以先熱後寒（或無寒但熱）為主證。

**【白話解】**葛根味甘，能祛風解表，可用於外感表證及溫瘧寒熱往來，能生津止渴，解酒毒。入藥以白色粉性足者為佳。

---

**今按**　葛根為豆科植物野葛 *Pueraria lobata*（Willd.）Ohwi 或甘葛藤 *Pueraria thomsonii* Benth. 的乾燥根。本品味甘、辛，性涼。歸脾、胃、肺經。具有發表解肌，升陽透疹，解熱生津功效。主要用於①外感表證發熱，項背強痛；②麻疹不透；③泄瀉；④熱病口渴，消渴。

---

**用量用法**：煎服，10～15g。解肌退熱、透疹、生津宜生用，升陽止瀉宜煨用。

【廉便驗方】（1）太陽病，項背強幾幾，無汗惡風：葛根15g，麻黃、桂枝、生薑、甘草（炙）、白芍、大棗各10g。上藥水煎，溫服。

（2）身熱下利，胸脘煩熱，口乾作渴，喘而汗出，舌紅苔黃，脈數或促：葛根15g，甘草6g，黃芩、黃連各9g。上藥水煎服。

（3）消渴：葛根、麥冬各15g，竹茹、菝葜各6g。上藥水煎服或熬粥食之亦佳。

（4）麻疹初起，疹發不出：升麻、白芍、甘草各10g，葛根15g。上藥水煎服。

（5）酒醉不醒：葛根汁20mL，飲之。

【臨床新用】葛根還可用於上呼吸道感染、2型糖尿病、急性細菌性痢疾、急慢性腸炎、潰瘍性結腸炎、急性心肌缺血、高血壓、冠心病心絞痛、神經性頭痛、早期突發性耳聾、腦動脈硬化、缺血性腦中風即腦出血後遺症、高脂血症、神經官能症等病症。

【附藥】葛花

為葛的未開放的花蕾。味甘，性平。功能解酒毒，醒脾和胃，主要用於飲酒過度，頭痛頭昏、煩渴、嘔吐、胸膈飽脹等病症。煎服，3～15g。

## 30.薄 荷

【原文】薄荷味辛，最清頭目，祛風化痰，骨蒸宜服。一名雞蘇，用姑蘇龍腦者佳。

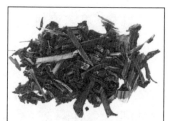

薄荷　疏散風熱，清利頭目，利咽解鬱。是用於風熱感冒的首選藥。體虛多汗者不宜用。

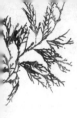
【白話解】薄荷味辛，最善清利頭目，祛風化痰，可用於風熱感冒，頭痛目赤，咽喉腫痛，亦可用於小兒骨蒸潮熱。本品又名雞蘇，入藥以具有龍腦香氣者為佳。

> **今按**　薄荷為唇形科植物薄荷 *Mentha haplocalyx* Briq. 的乾燥地上部分。本品味辛，性涼。歸肺、肝經。具有疏散風熱，清利頭目，利咽透疹，疏肝行氣功效。主要用於①風熱表證，溫病初起；②風熱頭痛，目赤多淚，咽喉腫痛；③麻疹不透，皮膚瘙癢；④肝氣鬱滯，胸悶脅痛。此外，本品芳香辟穢，兼能化濕和中，還可用於治夏令感受暑濕穢濁之氣，脘腹脹痛，嘔吐泄瀉。

**用量用法**：煎服，3～6g；宜後下。薄荷葉長於發汗解表，薄荷梗偏於行氣和中。

**使用注意**：體虛多汗者不宜使用。

【廉便驗方】

（1）**眼目赤爛**：薄荷，以生薑汁浸一宿，曬乾為末，每用3g，沸湯泡洗。

（2）**風疹瘙癢**：薄荷、蟬蛻各等分為末，以溫酒調服，每次服3g。

（3）**蜂叮腫脹**：薄荷鮮葉貼患處。

【臨床新用】薄荷還可用於急性上呼吸道感染、神經性頭痛、急性咽炎、急性扁桃體炎、風疹、消化不良、胃炎、更年期綜合徵、乳腺增生、慢性附件炎、月經失調、痛經、神經官能症等病症。

## 31. 防　風

【原文】防風甘溫，能除頭暈，骨節痺疼，諸風口噤。去蘆。

防風　除頭暈，骨節痺痛，諸風口噤。

【註釋】骨節痺疼：指由風寒濕邪而致關節痺痛。

口噤：證名。牙關緊急，口不能張開的症狀。

【白話解】防風味甘性溫，能祛風解表，勝濕止痛，止痙，可用於外感表證，頭痛、頭暈，骨關節痺痛，以及風邪引發的口噤不開。入藥去蘆用。

> **今按**　防風為傘形科植物防風 *Saposhnikovia divaricata*（Turez.）Schischk. 的乾燥根。本品味辛、甘，性微溫。歸膀胱、肝、脾經。具有祛風解表，勝濕止痛，止痙功效。主要用於①外感表證；②風疹瘙癢；③風濕痺痛，尤宜於行痺；④破傷風。

**用量用法**：煎服，5～10g。

**使用注意**：陰血虧虛、熱病動風者不宜使用。

【廉便驗方】（1）風邪傷衛，有汗惡風：防風、荊芥、葛根各10g。上藥水煎服。

（2）表虛自汗：防風10g，黃蓍、白朮各12g。上藥水煎服。

（3）偏正頭痛：防風、白芷各200g。上藥為細末，

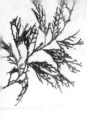

煉蜜和丸，如彈子大。每次服1丸，茶湯調下。

（4）**一切風瘡疥癬，皮膚瘙癢**：防風、蟬蛻、皂莢各6g，天麻15g。上藥搗為細末，用精羊肉煮熟搗爛，以酒熬為膏，丸如綠豆大，每服30丸，荊芥酒或茶湯下。

（5）**盜汗**：防風10g，川芎、人參各6g。上藥為細末，每服3g，臨臥米飲調下。

【臨床新用】防風還可用於急性上呼吸道感染、蕁麻疹、濕疹、風濕性關節炎、類風濕性關節炎、骨關節炎等病症。

## 32. 荊　芥

【原文】荊芥味辛，能清頭目，表汗祛風，治瘡消瘀。一名假蘇，用穗。

【白話解】荊芥味辛，有清利頭目、祛風解表、消瘡功效，可用於外感表證，麻疹透發不暢，頭痛，咽喉腫痛，瘡瘍腫痛等。本品又名假蘇，以花穗入藥。

---

**今按**　荊芥為唇形科植物荊芥 *Schizonepeta tenuifolia* Briq. 的地上部分。本品味辛，性微溫。歸肺、肝經。具有祛風解表，透疹消瘡，炒炭止血功效。

主要用於①外感表證，無論風寒、風熱或寒熱不明顯者，均可廣泛使用；②麻疹初起、疹出不暢及風疹瘙癢；③瘡瘍初起兼有表證；④吐血、衄血、便血、崩漏等多種出血證。

---

**用量用法**：煎服，5～10g，不宜久煎。發表透疹消瘡

宜生用；止血宜炒用。荊芥穗更長於袪風。

**【廉便驗方】**（1）**咽喉腫痛，舌淡，苔白或微黃，脈浮數**：荊芥、桔梗、甘草各10g。上藥水煎服。

（2）**小便不利，肛門腫痛**：大黃、荊芥穗各等分。上藥研末，每服3～6g，溫水調下。

（3）**痘疹初發熱而聲音遂廢，熱壅肺而金不清者**：甘草、桔梗、牛蒡子各10g，荊芥5g。上藥水煎服。

**【臨床新用】**荊芥還可用於急性上呼吸道感染、蕁麻疹等病症。

## 33. 細 辛

**【原文】**細辛辛溫，少陰頭痛，利竅通關，風濕皆用。華陰者佳，反藜蘆。

**【註釋】少陰頭痛**：少陰，經脈名稱之一。少陰頭痛是指少陰經感受邪氣，經絡阻滯而出現的頭痛。

**利竅**：指通利鼻竅。

**通關**：指能醒神開竅，可用於中風竅閉神昏。

**【白話解】**細辛味辛性溫，具有解表散寒、袪風止痛、通利鼻竅作用，可用於少陰頭痛、風寒感冒、鼻塞不通、中風竅閉、風寒濕痹等病證。入藥以陝西華陰縣者為佳，不宜與藜蘆同用。

**今按** 細辛為馬兜鈴科植物北細辛 *Asarum heterotropoides* Fr. Schmidt var. *mandshuricum*（Maxim.）Kitag、漢城細辛 *A. sieboldii* Miq. var. seoulense Nakai 或華細辛 *A. sieboldii* Miq. 的根及根莖。本品味辛，性

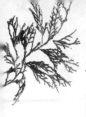

溫。歸肺、腎、心經。具有解表散寒，祛風止痛，通鼻
竅，溫肺化飲功效。主要用於①風寒表證，尤宜於外感
風寒，頭身疼痛較甚者；②風寒性頭痛、牙痛、痹痛
等；③鼻塞不通，鼻淵頭痛；④肺寒咳喘，症見惡寒發
熱，無汗，喘咳，痰多清稀者。

**用量用法**：煎服，1～3g；散劑每次服0.5～1g。

**使用注意**：陰虛陽亢頭痛，肺燥傷陰乾咳者忌用。不
宜與藜蘆同用。

**【廉便驗方】**

（1）**少陰病，始得之，反發熱，脈沉，二三日無裏證
者**：麻黃、附子各10g，細辛3g，甘草6g。上藥水煎服。

（2）**少陰頭疼，足寒氣逆，脈細**：細辛3g，附子、
白尤各10g，川芎15g，甘草5g，生薑5片。上藥水煎服。

（3）**牙痛**：升麻、荊芥、防風各10g，細辛3g。上藥
水煎熱服，漱令冷，吐之。

（4）**口舌瘡**：黃柏、細辛各等分。上藥為末，敷
之，或摻舌上，吐涎水再敷，須旋含之。

（5）**口臭**：細辛、甘草、肉桂各50g。上藥為細末，
每次服3g，以溫水送服。

**【臨床新用】**荊芥還可用於神經性頭痛、血管性頭痛、
三叉神經痛、原發性高血壓、腦動脈硬化、風濕性關節
炎、類風濕性關節炎、骨關節炎、強直性脊椎炎、急慢性
鼻炎、鼻竇炎、過敏性鼻炎、支氣管炎、喘息性支氣管炎
等病症。

## 34. 羌 活

【原文】羌活微溫，祛風除濕，身痛頭疼，舒筋活骨。一名羌青。

【白話解】羌活性微溫，能祛風除濕，治療風寒濕痹，頭痛、身痛；又能舒筋活血，治療風濕痹痛。本品又名羌青。

> **今按** 羌活為傘形科植物羌活 *Notopterygium incisum* Ting ex H. T. Chang 或寬葉羌活 *Notopterygium francheii* H. de Boiss. 的乾燥根莖和根。本品味辛、苦，性溫。歸膀胱、腎經。具有解表散寒，祛風勝濕，止痛功效。主要用於①風寒表證，風寒頭痛，尤宜用於外感風寒夾濕，惡寒發熱，肌表無汗、頭痛項強；②風寒濕痹，尤多用於上半身風寒濕痹，肩背肢節疼痛者。

**用量用法**：煎服，3～10g。

**使用注意**：陰血虧虛及有燥熱者慎用。用量過多，易致嘔吐，故不宜過用，脾胃虛弱者不宜服。

【廉便驗方】（1）太陽頭痛：防風、羌活各0.6g，紅豆2個。上藥為細末，鼻內搐之。

（2）外感風寒濕邪，內有蘊熱證，症見惡寒發熱，無汗，頭痛項強，肢體酸楚疼痛，口苦微渴，舌苔白或微黃，脈浮：羌活、防風、蒼朮各9g，細辛3g，川芎、白芷、生地黃、黃芩、甘草各6g。上藥水煎服。

（3）歷節風證：當歸12g，白芍15g，川芎、羌活、

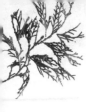

獨活、甘草各 10g，生薑 3g。上藥水煎服。

【臨床新用】羌活還可用於急性上呼吸道感染、骨關節炎、風濕性關節炎、類風濕性關節炎、強直性脊椎炎等病症。

## 35. 獨　活

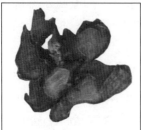

【原文】獨活甘苦，頸項難舒，兩足濕痹，諸風能除。一名獨搖草。

【註釋】濕痹：病名。又名著痹、肌痹，是痹病中的一種，以感受濕氣而導致，臨床以肢體

獨活　頸項難舒，兩足濕痹，諸風能除。

重著疼痛，麻木不仁，關節屈伸不利等為特徵。

【白話解】獨活味甘、苦，能祛風勝濕、散寒止痛，治療感受濕氣為主而導致的下肢重著疼痛、麻木不仁等；並能祛除各種風邪引起的痛證。本品又名獨搖草。

> **今按**　獨活為傘形科植物重齒毛當歸 *Angelica pubescens* Maxim. f. *biserrata* Shan et Yuan 的乾燥根。本品味辛、苦，性微溫。歸腎、膀胱經。具有祛風濕，止痹痛，解表功效。主要用於①風寒濕痹證，尤其善治下部寒濕，症見腰膝、腿足關節疼痛者；②風寒挾濕表證；③少陰頭痛；④皮膚瘙癢。

**用量用法**：煎服，3～10g。外用適量。

**使用注意**：陰血虧虛者慎用。用量過多，易致嘔吐，

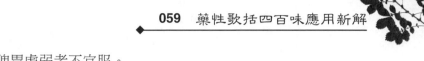

脾胃虛弱者不宜服。

**【廉便驗方】**（1）外感濕熱傷於太陽，筋攣，左脈洪數：獨活10g，黃柏12g。上藥水煎服。

（2）少陰寒濕腰痛：蒼朮9g，獨活、防風各10g，川芎15g，細辛、甘草各3g。上藥水煎服。

（3）外感頭痛，邪在少陰，頭痛痛連頻部：細辛3g，秦艽、生地黃各15g，川芎、羌活、獨活、防風各10g，甘草6g。上藥水煎服。

（4）中風，口噤不開，筋脈拘急，疼痛：天南星7g，獨活、防風各10g。上藥水煎服。

## 36. 白 芷

**【原文】**白芷辛溫，陽明頭痛，風熱瘙癢，排膿通用。一名芳香。

**【註釋】陽明頭痛**：病證名。一是指傷寒陽明病見頭痛者；二是指頭痛在陽明經脈循行部位者。

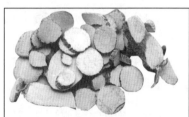

白芷　解表散風，通竅止痛，消腫排膿。是一味美容、治療皮膚病的特效藥。

**【白話解】**白芷味辛，性溫，能解表散寒，祛風止痛，通鼻竅，燥濕止帶，消腫排膿，可用於外感風寒頭痛，尤宜於治療陽明頭痛，亦可用於風熱瘙癢，以及瘡癰腫毒、膿成難潰等證。本品又名芳香。

**今按**　白芷為傘形科植物白芷 *Angelica dahurica* (Fisch. ex Hoffm.) Benth. et Hook. f. 或杭白芷 *Angelica*

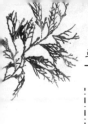

*dahuriea*（Fisch. ex Hoffm.）Benth. et Hook. f. var. *for-mosana*（Boiss.）Shan et Yuan 的根。本品味辛，性溫。歸胃、大腸、肺經。具有解表散寒，祛風止痛，通鼻竅，燥濕止帶，消腫排膿功效。主要用於①風寒表證；②頭痛、牙痛、風濕痹痛等，陽明經頭痛，前額眉棱骨痛以及牙齦腫痛尤為多用；③鼻淵；④寒濕帶下；⑤瘡癰腫痛。此外，本品還能祛風止癢，可用於皮膚瘙癢。

**用量用法**：煎服，3～10g。外用適量。

**使用注意**：陰虛血熱者忌服。

**【廉便驗方】**

（1）**頭痛及目睛痛**：白芷20g，製川烏5g。上藥研末，每服0.3g，茶調服。

（2）**眉眶痛，屬風熱與痰**：黃芩、白芷各等分。上藥研末，茶清調3g。

（3）**鼻淵**：辛夷、防風、川芎、白芷各10g，蒼耳子7g，細辛、甘草各3g。上藥水煎服。

（4）**癰疽赤腫**：白芷、大黃各等分。上藥為末，每服3g，米飲送下。

**【臨床新用】**白芷還可用於急性上呼吸道感染、神經性頭痛、血管性頭痛、三叉神經痛、急慢性鼻炎、鼻竇炎、外陰炎、外陰潰瘍、陰道炎、急性蜂窩織炎、急性化膿性淋巴結炎、肛周膿腫、多發性皮膚膿腫、急性化膿性疾病潰後、下肢潰瘍、創傷性皮膚缺損、Ⅰ—Ⅱ期肛裂、肛門術後、帶狀疱疹、小面積電灼傷等病症。

## 37. 藁本

【原文】藁本氣溫，除頭巔頂，寒濕可祛，風邪可屏。去蘆。

【白話解】藁本性溫，有祛風勝濕、散寒止痛的作用，可用於外感風寒所致的巔頂頭痛，以及風寒濕邪所致的關節疼痛、屈伸不利等。入藥去蘆用。

> **今按** 藁本為傘形科植物藁本 *Ligusticum sinensis* Oliv. 或遼藁本 *L. jeholense* Nakai et Kitag. 的乾燥根莖及根。本品味辛，性溫。歸膀胱經。具有發散風寒，祛風勝濕，止痛功效。主要用於①風寒感冒，巔頂頭痛；②風寒濕痹。

**用量用法**：煎服，3～10g。

**使用注意**：凡陰血虧虛、肝陽上亢、火熱內盛之頭痛者忌服。

【廉便驗方】（1）**寒邪鬱於足太陽經，頭痛及巔頂痛**：藁本、川芎各10g，細辛、蔥白各3g。上藥水煎服。

（2）**腹痛**：藁本10g，蒼朮5g。上藥水煎服。

（3）**疥癬**：藁本煎湯浴之。

【臨床新用】藁本還可用於神經性頭痛、血管性頭痛、三叉神經痛等病症。

## 38. 香附

【原文】香附味甘，快氣開鬱，止痛調經，更消宿食。

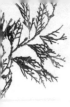

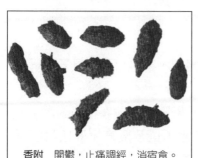

香附　開鬱，止痛調經，消宿食。

即莎草根，忌鐵器。

【註釋】**快氣開鬱**：指舒暢氣機，疏肝解鬱。

**宿食**：病名。飲食停積胃腸，日久不化的病證。又名宿滯、宿食不消。

【白話解】香附味甘，能疏肝解鬱，調經止痛，且能開胃消食。本品即莎草根，忌與鐵器同用。

> **今按**　香附為莎草科植物莎草 *Cyperus rotundus* L. 的乾燥根莖。本品味辛、微苦、微甘，性平。歸肝、脾、三焦經。具有疏肝解鬱，調經止痛，理氣調中功效。主要用於①肝鬱氣滯脅痛、腹痛；②月經不調，痛經，乳房脹痛；③脾胃氣滯腹痛。

**用量用法**：煎服，6～10g。醋製止痛力增強。

【廉便驗方】（1）一切氣疾心腹脹滿，胸膈噎塞，噫氣吞酸，胃中痰逆嘔吐及宿酒不解，不思飲食：香附10g，砂仁6g，甘草5g。上藥水煎服。

（2）**心腹刺痛**：烏藥6g，甘草3g，香附10g。上藥為細末，每次服3g，入鹽少許，沸湯送服。

（3）**諸鬱**：蒼朮、香附、川芎、神麴、梔子各等分。上藥為末，水泛為丸，如綠豆大，每次服100丸。

（4）**偏正頭痛**：川芎、香附各10g。上藥水煎服。

【臨床新用】香附還可用於急慢性肝炎、胃炎、功能

性消化不良、月經不調等病症。

## 39.烏 藥

【原文】烏藥辛溫，心腹脹痛，小便滑數，順氣通用。一名旁其，一名天臺烏。

【白話解】烏藥味辛，性溫，能行氣止痛，溫腎散寒，可用於氣滯所致的胸腹脹痛，以及尿頻、遺尿。本品又名旁其、天臺烏。

---

**今按** 烏藥為樟科植物烏藥 *Lindera aggregata* (Sims)Kosterm.的乾燥塊根。本品味辛，性溫。歸肺、脾、腎、膀胱經。具有行氣止痛，溫腎散寒功效。主要用於①寒凝氣滯之胸腹諸痛證；②尿頻，遺尿。

---

**用量用法**：煎服，6～10g。

【廉便驗方】

（1）小腸疝氣，少腹引睪丸痛，偏墜腫脹，苔白，脈弦：川楝子、烏藥各10g，木香、小茴香、青皮各6g，高良薑、檳榔各9g。上藥水煎服。

（2）七情傷感，上氣喘息，胸膈滿悶，不思飲食：人參、檳榔各10g，沉香、烏藥各3g。上藥水煎服。

（3）膀胱虛寒證，症見小便頻數，或遺尿不止，舌淡，脈沉弱：烏藥6g，益智仁9g，山藥15g。上藥水煎服。

【臨床新用】烏藥還可用於胃炎、消化性潰瘍、膽囊炎等病症。

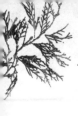

## 40. 枳　實

【原文】枳實味苦，消食除痞，破積化痰，衝牆倒壁。如龍眼，色黑陳者佳，水浸去穰，切片麩炒。

【註釋】衝牆倒壁：形容枳實行氣破積、化痰除痞之力較強。

【白話解】枳實味苦，能破氣消積，化痰除痞，可用於胃腸積滯、胸痹、結胸等病證，療效迅速。藥材外形如龍眼，色黑陳久者為好，以水浸去瓤，切片，用麩皮炒後用。

> **今按**　枳實為芸香科植物酸橙 *Citrus aurantium* L. 及其栽培變種或甜橙 *C. sinensis* Osbeck 的乾燥幼果。本品味苦、辛、酸，性微寒。歸脾、胃經。具有破氣除痞，化痰消積功效。主要用於①胃腸積滯，濕熱瀉痢；②胸痹、結胸。此外，本品尚可用於胃擴張、胃下垂、子宮脫垂、脫肛等。

**用量用法**：煎服，3～10g，大量可用至30g。炒後性較平和。

**使用注意**：孕婦慎用。

【廉便驗方】（1）**脾胃虛弱，食少不化，脘腹痞滿**：枳實125g，白朮250g，粉碎成細粉，過篩，混勻；另取荷葉30g，加水煎煮，濾過，用煎出液泛丸，乾燥，即得。口服，1次6g，每日2次。

（2）**胸陽不振痰氣互結之胸痹**：枳實、瓜蔞各12g，

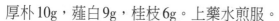

厚朴10g，薤白9g，桂枝6g。上藥水煎服。

（3）**產後腹痛，煩滿不得臥**：枳實、白芍等分為末，每次服3g，每日3次。

【**臨床新用**】枳實還可用於胃炎、消化不良等病症。

## 41. 枳 殼

【**原文**】枳殼微溫，快氣寬腸，胸中氣結，脹滿堪嘗。水浸去穰，切片麩炒。

【**註釋**】**快氣寬腸**：即枳殼具有疏理胃腸氣機的功效。

【**白話解**】枳殼性微溫，有行氣開胸、寬中除脹功效，可用於胸中氣結，胃腸積滯，脘腹脹滿等。採收後，以水浸去瓤，切片，用麩皮炒。

---

**今按** 枳殼為芸香科植物酸橙 *Citrus aurantium* L. 及其栽培變種的接近成熟的果實（去瓤）。本品味苦、辛、酸，性微寒。歸脾、胃經。具有行氣開胸，寬中除脹功效。主要用於①胃腸積滯，濕熱瀉痢；②胸痹，結胸。

---

**用量用法**：煎服，3～10g，大量可用至30g。炒後性較平和。

**使用注意**：孕婦慎用。

【**廉便驗方**】（1）**傷寒呃噫**：枳殼10g，木香5g。上藥研末，溫水送服。

（2）**瀉痢腹痛**：甘草30g，枳殼100g。上藥研末，每次服3g。

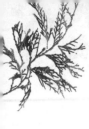

（3）**直腸脫垂**：枳殼 10g，甘草 3g，升麻 6g，黃蓍 25g，黨參 15g。上藥水煎服。

【臨床新用】枳殼還可用於胃炎、消化不良等病症。

## 42. 白蔻　附：白豆蔻殼

【原文】白蔻辛溫，能祛瘴翳，益氣調元，止嘔和胃。去殼取仁。

【註釋】瘴：即瘴氣，病證名，溫病之一。係感受山林間濕熱瘴毒所致，多見於南方。

翳：病證名。係指引起黑睛混濁或潰陷的外障眼病以及病變癒後遺留於黑睛的瘢痕。

【白話解】　白豆蔻味辛，性溫，能化濕行氣，益氣健脾，和胃止嘔，可用於濕熱瘴氣、目生翳瘴、胸脘痞悶、噁心嘔吐等。入藥去殼取仁。

> **今按**　豆蔻為薑科植物白豆蔻 *Amomum kravanh* Pierre ex Gagnep. 或瓜哇白豆蔻 *A. compactum* Soland ex Maton 的乾燥成熟果實。本品味辛，性溫。歸肺、脾、胃經。具有化濕行氣，溫中止嘔功效。主要用於①濕阻中焦及脾胃氣滯證；②嘔吐，以胃寒嘔吐最宜。

**用量用法**：3～6g，入煎劑宜後下。

**使用注意**：陰虛血燥者慎用。

【廉便驗方】（1）**胃口寒作吐及作痛者**：豆蔻 6g，為末，酒送下。

（2）**妊娠嘔吐**：豆蔻 6g，竹茹 5g，大棗 3 枚，生薑

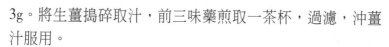

3g。將生薑搗碎取汁，前三味藥煎取一茶杯，過濾，沖薑汁服用。

（3）**產後呃逆**：白豆蔻、丁香各3g，研細，桃仁湯服3g，少頃再服。

【**臨床新用**】豆蔻還可用於慢性胃炎、消化性潰瘍、慢性結腸炎、功能性消化不良、胃腸功能紊亂等病症。

【**附藥**】**白豆蔻殼**

為豆蔻的果殼。性味功效與豆蔻相似，力較弱。適用於濕阻氣滯所致的脘腹痞悶，食慾不振，嘔吐等。煎服，3～5g。

## 43. 青 皮

【**原文**】青皮苦寒，能攻氣滯，削堅平肝，安胃下食。水浸去穰，切片。

【**白話解**】青皮味苦，性寒，能疏肝破氣，消癥積，平肝，健胃消食。本品採收時個大者用刀將皮剖成四片至蒂部為止，除淨內瓤，炮製時用水浸泡，撈出，潤透，切片，曬乾。

**今按** 青皮為芸香科植物橘 *Citrus reticulata* Blanco 及其栽培變種的乾燥幼果或未成熟果實的果皮。本品味苦、辛，性溫。歸肝、膽、胃經。具有疏肝破氣，消積化滯功效。主要用於①肝鬱氣滯重證，尤宜於治肝鬱氣滯之胸脅脹痛，疝氣疼痛，乳房腫痛；②食積腹痛；③癥瘕積聚，久瘧痞塊。

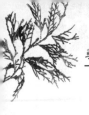

用量用法：煎服，3～10g。醋製疏肝止痛力強。

【廉便驗方】

（1）呃逆：青皮，研末，每服6g，米湯送服。

（2）疝氣：青皮120g，胡蘆巴30g，當歸、川芎、小茴香各15g。上藥研末，每早服9g，米湯送服。

（3）乳房內有核如指頭：青皮10g。上藥水煎服，每日1次。

【臨床新用】青皮還可用於慢性膽囊炎、膽結石、急性胃腸炎、細菌性痢疾等病症。

## 44. 陳皮　附：橘白、橘紅

【原文】陳皮甘溫，順氣寬膈，留白和胃，消痰去白。溫水略洗，刮去穰，又名橘紅。

【註釋】寬膈：疏鬱理氣。

【白話解】陳皮味甘，性溫，能理氣健脾，和中，燥濕化痰。橘皮由外層紅皮及內層白皮所組成，去掉外面紅色的而單用裏面白色的稱為「橘白」，減其燥性，用於健脾和胃；若去掉裏面白色的而單用外面紅色的稱為「橘紅」，用於燥濕化痰。採收後，用溫水略洗，除去瓤，曬乾。本品又名橘紅。

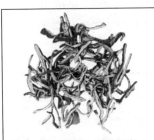

**橘皮**　理氣健脾，燥濕化痰。用於止咳溫胃。

**今按**　陳皮為芸香科植物橘 *Citrus reticulata* Blanco 及其栽培變種的成熟果實的果皮。本品味苦、辛，性

溫。歸脾、肺經。具有理氣健脾，燥濕化痰功效。主要用於①脾胃氣滯證，尤宜寒濕阻中之氣滯；②嘔吐、呃逆證；③濕痰、寒痰咳嗽。

**用量用法**：煎服，3～10g。

**【廉便驗方】**（1）**大便秘結**：陳皮（不去白，酒浸）煮至軟，焙乾為末，以溫酒調服，每服6g。

（2）**痰膈氣脹**：陳皮9g。水煎服。

（3）**產後下乳**：陳皮10g，甘草3g。上藥水煎服。

**【臨床新用】**陳皮還可用於慢性胃炎、消化性潰瘍等病症。

**【附藥】橘白、橘紅**

橘白：芸香科植物橘及其栽培變種的成熟果實的果皮的白色內層部分。性味歸經與陳皮相似，更長於和胃化濁、健脾開胃。煎服，3～10g。

橘紅：芸香科植物橘及其栽培變種的成熟果實的外層果皮。性味歸經與陳皮相似，更長於燥濕祛痰。煎服，3～10g。

## 45. 蒼 朮

**【原文】**蒼朮甘溫，健脾燥濕，發汗寬中，更去瘴疫。米泔浸透，搓去黑皮，切片炒乾。

**【白話解】**蒼朮味甘，性溫，能健脾燥濕，寬中，發汗解表。本品氣味芳香，功善化濕，又可用於治療因感受山嵐瘴氣而引發的傳染病。炒蒼朮的炮製方法為，取蒼朮片，用米泔水浸透，搓去黑皮，切片，置鍋內用文火炒至

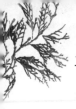

微黃色。

> **今按**　蒼朮為菊科植物茅蒼朮 *Atractylodes lancea* (Thunb.) DC. 或北蒼朮 *Atractylodes chinensis*（DC.）Koidz. 的乾燥根莖。本品味辛、苦，性溫。歸脾、胃、肝經。具有燥濕健脾，祛風散寒，明目功效。主要用於①濕阻中焦證；②風濕痹證，著痹者尤宜；③風寒挾濕表證。此外，本品尚能明目，用於夜盲症及眼目昏澀。

**用量用法**：煎服，3～9g。

**使用注意**：陰虛內熱，氣虛多汗者忌用。

**【廉便驗方】**

（1）**脾胃不和，脘腹脹滿，不思飲食，嘔吐噁心**：蒼朮、厚朴、陳皮各9g，甘草4g。上藥為細末，每次服5g，生薑2片，大棗2枚，煎湯送服。

（2）**感冒**：蒼朮9g，細辛3g，側柏葉6g。上藥研細末，每次服3g，每日4次，開水沖服，蔥白為引，生吃。

（3）**瘧疾**：蒼朮、白芷、川芎、桂枝各等分為末，每次服1g，以紗布四層包成長形，於瘧發前1～2小時塞鼻孔內，留5小時或1天。

（4）**補虛明目**：蒼朮60g，熟地黃30g。上藥為末，酒糊丸梧桐子大，溫酒送服，每次服3g，每日3次。

**【臨床新用】**蒼朮還可用於胃腸動力紊亂、急慢性胃炎、胃腸神經官能症、消化不良、類風濕性關節炎、急性痛風性關節炎、骨性關節炎、夜盲、角膜軟化症等病症。

## 46.厚 朴

【原文】厚朴苦溫，消脹泄滿，痰氣下痢，其功不緩。
要厚如紫豆者佳，去粗皮，薑汁炒。

【白話解】厚朴味苦，性溫，能下氣消滿，燥濕化痰，
治療濕阻中焦、痰壅氣逆、胸滿咳喘、泄瀉、痢疾等，都
有較好的療效。藥材以皮厚、內色深紫者為佳。炮製時需
先將外表粗糙老皮刮去，用薑汁炒，晾乾。

> **今按** 厚朴為木蘭科植物厚朴 *Magnolia officinalis*
> Rehd. et Wils. 或凹葉厚朴 *Magndia officinalis* Rehd.et
> Wils. var. *biloba Rehd*. et Wils 的乾燥乾皮、根皮及枝
> 皮。本品味苦、辛，性溫。歸脾、胃、肺、大腸經。具
> 有燥濕，行氣，消積，除滿功效。主要用於①濕阻、食
> 積而致脘腹脹滿；②咳嗽氣喘痰多。此外，還可用於梅
> 核氣。

**用量用法**：煎服，3～10g。

**使用注意**：氣虛津虧者及孕婦慎用。

【廉便驗方】

（1）**腹滿痛，便秘**：厚朴10g，大黃12g，枳實15g。
上藥水煎服，先煮枳實、厚朴，後下大黃，溫服。

（2）**梅核氣**：紫蘇6g，茯苓12g，厚朴、半夏各9g。
上藥水煎服，每日3次。

（3）**中寒泄瀉**：乾薑、厚朴各等分。上藥為末，每
次服6g。

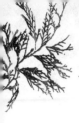

【臨床新用】厚朴還可用於急慢性胃炎、消化不良、消化性潰瘍等病症。

## 47.南星　附：膽南星

【原文】南星性熱，能治風痰，破傷強直，風搐自安。薑汁泡透，切片用，或爲末，裝入牛膽內，名牛膽南星。

【註釋】風痰：外風挾痰濁為患，或肝風痰濁內擾，以咳吐泡沫痰涎，胸悶，眩暈，頭目脹痛，或喉中痰鳴，口眼喎斜，苔白膩，脈弦滑等為主要症狀的症候。

風搐：病名。以四肢抽搐為主要表現的病證。

強直：證名。指身體某部肌肉之強直，以頸項部尤為多見，亦可表現於周身肌肉。

【白話解】南星味苦、辛，性熱，能祛風化痰，可用於治療風痰眩暈、中風口眼喎斜、半身不遂、癲癇、破傷風、驚風等。炮製時用薑湯泡透，切片，曬乾；或研成極細粉末，裝入牛膽內，名曰牛膽南星。

> **今按**　南星為現在的天南星，是天南星科植物天南星 *Arisaema erubescens*（Wall.）Schott、東北天南星 *A. amurense* Maxim. 或異葉天南星 *A. heterophyllum* Bl. 的塊莖。本品味苦、辛，性溫。歸肺、肝、脾經。具有燥濕化痰，息風止痙；外用散結消腫止痛功效。主要用於①濕痰，寒痰證；②風痰眩暈、中風、癲癇、破傷風；③癰疽腫痛，蛇蟲咬傷。

**用量用法：**煎服，3～9g，多製用。外用適量，研末

以醋或酒調敷患處。

**使用注意：** 陰虛燥痰及孕婦慎用。生品內服宜慎。

**【廉便驗方】**（1）**身面疣子：** 醋調天南星末塗之。

（2）**風濕痹痛：** 天南星、蒼朮各9g，生薑3片。上藥水煎服。

（3）**風痰頭痛：** 天南星、小茴香各等分。上為細末，入鹽少許在麵內，用醋打糊為丸，如梧桐子大，每服6g，食後薑湯調下。

（4）**中風口眼喎斜：** 天南星為細末，生薑汁調攤紙上貼之，左喎貼右，右喎貼左，正後便洗去。

**【臨床新用】** 天南星還可用於慢性支氣管炎、阻塞性肺氣腫，癲癇、腦中風後遺症、體表急性感染性蜂窩織炎、急性化膿性淋巴結炎、肛周膿腫、丹毒、體表多發性膿腫等病症。

**【附藥】膽南星**

膽南星為天南星用牛膽汁拌製而成的加工品。味苦、微辛，性涼。歸肝、膽經。具有清熱化痰，息風定驚功效，主要用於痰熱咳嗽、咳痰黃稠、中風痰迷、癲狂驚癇。煎服，3～6g。

## 48. 半 夏

**【原文】** 半夏味辛，健脾燥濕，痰厥頭疼，嘔嘔堪入。一名守田，反烏頭，滾水泡透切片，薑汁炒。

**【註釋】痰厥：** 病證名，

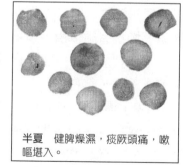

半夏　健脾燥濕，痰厥頭痛，嘔嘔堪入。

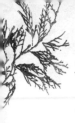

厥證之一。指痰盛氣閉引致之肢體厥冷，甚則昏厥的病證。

嗽：病名。古代與咳同義，以「有痰無聲」（或有微聲）名之曰嗽。

【白話解】半夏味辛，性溫，能燥濕化痰，健脾和胃，降逆止嘔，可用於治療因痰邪引發的厥證、頭痛、咳嗽、嘔吐等。本品又名守田，不宜與烏頭類藥物同時使用，炮製時需用水浸泡透，切片，薑汁炒用。

> **今按**　半夏為天南星科植物半夏 *Pinellia ternate*（Thunb）Breit. 的乾燥塊莖。本品味辛，性溫。有毒。歸脾、胃、肺經。具有燥濕化痰，降逆止嘔，消痞散結；外用消腫止痛功效。主要用於①濕痰，寒痰證，尤善治臟腑之濕痰；②嘔吐，本品能降逆和胃，為止嘔要藥。治療各種原因的嘔吐，無論寒熱虛實，但對痰飲或胃寒嘔吐尤宜；③心下痞，結胸，梅核氣；④癭瘤，痰核，癰疽腫毒及毒蛇咬傷。

**用量用法：**煎服，3～9g，一般宜製過用。外用適量，磨汁塗或研末以酒調敷患處。

**使用注意：**不宜與烏頭類藥材同用。陰虛燥咳、血證、熱痰、燥痰者應慎用。

【廉便驗方】（1）心下有支飲：半夏、生薑各9g。上藥水煎服，每日2次。

（2）濕痰：天南星、半夏各15g，白朮25g。上藥為細末，每服3g，生薑湯送服。

（3）外傷性出血：生半夏、海螵蛸各等分，研細末，

撒患處。

【臨床新用】半夏還可用於急慢性支氣管炎、胃腸型感冒、急性胃腸炎、慢性胃竇炎等所致的嘔吐、子宮頸糜爛等病症。

## 49. 藿 香

【原文】藿香辛溫，能止嘔吐，發散風寒，霍亂為主。或用葉，或用梗，或梗葉兼用者。

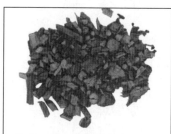

藿香　止嘔吐，發散風寒，霍亂為主。

【白話解】藿香味辛，性溫，能芳香化濕，止嘔，解暑，發散風寒，治療濕阻中焦或外感暑濕之頭痛、上吐下瀉等症。本品入藥可用葉，亦可用梗，或梗與葉同用。

今按　藿香為唇形科植物廣藿香 *Pogostemon cablin*（Blanco）Benth 的地上部分。本品味辛，性微溫。歸脾、胃、肺經。具有化濕，解暑，止嘔功效。主要用於①濕阻中焦證；②嘔吐，尤宜於濕濁中阻所致之嘔吐；③暑濕證及濕溫證初起。

用量用法：煎服，3～10g。鮮品加倍。

使用注意：陰虛血燥者不宜用。

【廉便驗方】（1）口臭：藿香煎湯，時時含漱。

（2）胎氣不安，嘔吐酸水：香附、藿香、甘草各6g。上藥研為末，每次服6g，入鹽少許，溫水送服。

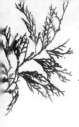

（3）霍亂吐瀉：陳皮、藿香各9g。上藥水煎溫服。

【臨床新用】藿香還可用於上呼吸道感染、胃腸型感冒、急性胃腸炎等病症。

## 50.檳　榔

【原文】檳榔辛溫，破氣殺蟲，祛痰逐水，專除後重。類雞心者佳。

【註釋】後重：病證名。以腹痛急迫，肛門重墜不適為主要表現。

【白話解】檳榔味辛，性溫，能破氣，殺蟲，祛痰，利水，治療多種腸道寄生蟲（條蟲、蛔蟲、鉤蟲等）及食積便秘、脘腹脹痛、瀉痢後重、瘧疾、水腫等，入藥以形如雞心者為佳。

> **今按**　檳榔為棕櫚科植物檳榔*Areca catechu* L.的乾燥成熟種子。本品味苦、辛，性溫。歸胃、大腸經。具有殺蟲消積，行氣，利水，截瘧功效。主要用於①多種腸道寄生蟲病，本品對條蟲、蛔蟲、蟯蟲、鉤蟲、薑片蟲等腸道寄生蟲都有驅殺作用；現多與南瓜子同用，其殺條蟲療效更佳；②食積氣滯，瀉痢後重；③水腫，腳氣腫痛；④瘧疾。

【廉便驗方】（1）心腹冷疼：高良薑、檳榔各等分。上藥為細末，每次服6g，米湯調下。

（2）淋證：赤芍9g，檳榔1個。上藥研末，每服3g，空腹服。

（3）**痰飲**：檳榔為末，米湯送服，每服3g。

（4）**脾胃虛弱，脘腹脹滿痛**：檳榔、麥芽各12g，白朮18g，砂仁6g。俱炒燥為末，每早服6g，米湯調服。

【臨床新用】檳榔還可用於消化不良、便秘等病症。

## 51. 腹 皮

【原文】腹皮微溫，能下膈氣，安胃健脾，水腫消去。多有鳩糞毒，用黑豆湯洗淨。

【白話解】大腹皮味辛，性微溫，能下氣寬中，健脾和胃，利水消腫。本品多有鳩糞毒，需用黑豆湯洗淨後使用。

> **今按** 大腹皮為棕櫚科植物檳榔*Areca catechu* L.的乾燥果皮。本品味辛，性微溫。歸脾、胃、大腸、小腸經。具有行氣寬中，利水消腫功效。主要用於①胃腸氣滯證；②水腫、腳氣。

**用量用法**：煎服，5～10g。

【廉便驗方】（1）**瘡瘍**：大腹皮煎湯洗之。

（2）**水腫**：五加皮、地骨皮、生薑皮、大腹皮、茯苓皮各等分。上藥為粗末，每次服9g。

【臨床新用】大腹皮還可用於急性腎炎之水腫等病症。

## 52. 香 薷

【原文】香薷味辛，傷暑便澀，霍亂水腫，除煩解熱。陳久者佳。

【白話解】香薷味辛，性微溫，能發汗祛暑，化濕和

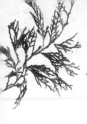

中，利水消腫，治療外感暑濕所致的頭痛、惡寒、發熱、腹痛、嘔吐、泄瀉、煩渴等，亦可用於治療水腫、小便不利。本品入藥以陳久者為佳。

> **今按**　香薷為唇形科多年生草本植物石香薷*Mosla chinensis* Maxim. 及江香薷 Mosla chinensis 'jiangxiangru' 的地上部分。本品味辛，性微溫。歸肺、胃經。具有發汗解表，化濕和中，利水消腫功效。主要用於①風寒表證，濕阻中焦證；②水腫，小便不利。

**用量用法**：煎服，3～10g。不宜久煎。

**使用注意**：本品辛溫發汗之力較強，表虛有汗及暑熱證當忌用。

**【廉便驗方】**（1）脾胃不和，胸膈痞滿，內感暑濕，外受寒邪，惡寒發熱，身體疼痛，肢節倦怠，嘔吐，頭痛：香薷20g，甘草5g，白扁豆、厚朴、茯神各10g。上為細末，每次服6g。

（2）舌衄：香薷10g。水煎服，每日3次。

（3）水腫：香薷30g，白朮20g。上為末，每次服3g，每日4次。

**【臨床新用】**香薷還可用於急性上呼吸道感染、胃腸型感冒、急慢性腸炎等病症。

## 53. 扁豆　附：扁豆衣、扁豆花

**【原文】**扁豆微涼，轉筋吐瀉，下氣和中，酒毒能化。微炒。

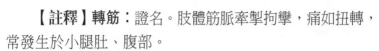

　　【註釋】**轉筋**：證名。肢體筋脈牽掣拘攣，痛如扭轉，常發生於小腿肚、腹部。

　　【白話解】扁豆味甘，性微涼，能健脾化濕，下氣和中，治療暑濕內傷脾胃，以致中氣不和，引起吐瀉、小腿肌肉攣急等。亦可解酒毒。炒扁豆的炮製法為：取淨扁豆仁，置鍋內微炒至黃色，略帶焦斑為度，取出放涼。

　　**今按**　扁豆為豆科植物扁豆 *Dolichos lablab* L. 的乾燥成熟種子。本品味甘，性微溫。歸脾、胃經。具有補脾和中，化濕功效。主要用於①脾氣虛證；②暑濕吐瀉。

　　**用量用法**：煎服，9～15g。健脾止瀉宜炒用。
　　【廉便驗方】
　　（1）**水腫**：白扁豆300g，炒黃，為末，每次服6g，每日3次，飯前燈心草煎湯調服。
　　（2）**帶下**：白扁豆炒為末，每次服6g，米湯送服。
　　【臨床新用】白扁豆還可用於急性胃腸炎等病症。
　　【附藥】1. 扁豆衣
　　為豆科植物扁豆的乾燥種皮。性味歸經同白扁豆。具有健脾，化濕功能，主要用於腹瀉、腳氣、水腫。煎服，3～10g。
　　2. 扁豆花
　　為豆科植物扁豆的花。味甘、淡，性平。歸脾、胃、大腸經。具有解暑化濕，和中健脾功能，主要用於夏傷暑濕、發熱、瀉痢、赤白帶下。煎服，3～9g。

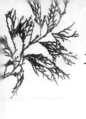

## 54. 豬苓

【原文】豬苓味淡，利水通淋，消腫除濕，多服損腎。削去黑皮，切片。

【白話解】豬苓味甘、淡，性平，能利尿滲濕，治療水濕內停所致小便不利、水腫、熱淋等病。但不宜多服，多服易耗津傷腎。入藥需削去外層黑色的粗皮，切薄片，曬乾。

> **今按**　豬苓為多孔菌科眞菌豬苓 *Polyporus umbellatus*（Pers.）Fries 的乾燥菌核。本品味甘、淡，性平。歸腎、膀胱經。具有利水消腫，滲濕功效。主要用於水腫、小便不利、泄瀉。

**用量用法**：煎服，6～12g。

【廉便驗方】（1）脈浮發熱，渴欲飲水，小便不利：豬苓、茯苓、澤瀉、阿膠、滑石各9g。上藥水煎服，先煮4味，去渣，納阿膠烊化，溫服，每日3次。

（2）遺精：半夏、豬苓各15g。上藥為末，每次服3g，空腹，溫酒送服。

【臨床新用】豬苓還可用於尿路感染、異性病毒性肝炎、腫瘤等病症。

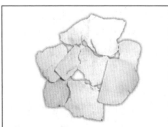

澤瀉　消腫止渴，除濕通淋，陰汗自遏。

## 55. 澤瀉

【原文】澤瀉苦寒，消腫止渴，除濕通淋，陰汗自遏。

去毛。

【**註釋**】**陰汗**：病名。指前陰、陰囊局部多汗，多由濕熱下注引起。

【**白話解**】澤瀉味苦，性寒，能利水滲濕，治療小便不利、水腫，因濕熱引起的口渴、泄瀉、淋證、陰部多汗等，使濕熱清而汗自止。入藥去毛，撞去鬚根和粗皮。

**今按** 澤瀉為澤瀉科植物澤瀉 *Alisma orientalis* (Sam.) Juzep. 的乾燥塊莖。本品味甘、淡，性寒。歸腎、膀胱經。具有利水滲濕，泄熱功效。主要用於：① 水腫，小便不利，泄瀉；②淋證，遺精。

**用量用法**：煎服，6～10g。

【**廉便驗方**】（1）**臌脹水腫**：白朮、澤瀉、茯苓各12g。上藥水煎服。

（2）**心下有支飲，其人苦冒眩**：澤瀉15g，白朮6g。上藥水煎服。

（3）**濕熱黃疸，面目身黃**：茵陳、澤瀉各15g，滑石6g。上藥水煎服。

【**臨床新用**】澤瀉還可用於高血脂症、冠心病、心絞痛等病症。

## 56. 木 通

【**原文**】木通性寒，小腸熱閉，利竅通經，最能導滯。去毛，切片。

【**白話解**】木通味苦，性寒，能利尿通淋，清心火，

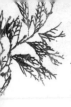
通經下乳，又善導滯通閉，治療淋證、心煩、口舌糜爛、血瘀經閉及乳汁不下等。入藥需刮去外皮，切片，曬乾。

今按　木通為木通科植物木通 *Akebia quinata* （Thunb.）Decne.、三葉木通 *Akebia trifoliata*（Thunb.）Koidz. 或白木通 *Akebia trifoliata*（Thunb.）Koidz. var. australis（Diels）Rehd. 的乾燥藤莖。本品味苦，性寒。歸心、小腸、膀胱經。具有利尿通淋，清心火，通經下乳功效。主要用於①熱淋澀痛，水腫；②口舌生瘡，心煩尿赤；③經閉乳少。

**用量用法**：煎服，3～6g。

**使用注意**：孕婦忌服；內無濕熱者、兒童及年老體弱者慎用。

**【廉便驗方】**（1）**小兒心熱**：生地黃、甘草、木通各10g。上為末，每服3g，溫水送服。

（2）**產後乳汁不下**：木通、鐘乳石各15g，漏蘆30g，天花粉、甘草各15g。上為末，每服3g，米湯送服，不拘時。

**【臨床新用】**木通還可用於尿路感染、泌尿系結石等病症。

## 57. 車前子　附：車前草

**【原文】**車前子寒，溺澀眼赤，小便能通，大便能實。去殼。

**【註釋】**溺澀：溺同尿，即小便；溺澀，即小便澀痛。

【白話解】車前子味甘，性寒，能利水滲濕，清肝明目，治療淋證、濕盛水瀉、目赤腫痛等，本品利小便以實大便。 秋季割取成熟果穗，曬乾後搓出種子，簸去果殼雜質。

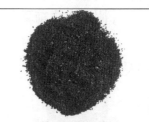

車前子　利尿通淋，止瀉，明目，清肺化痰，降壓。含有黏液質，煎煮時要用紗布包起來。

**今按**　車前子為車前科植物車前 *Plantago asiatica* L. 或平車前 *Plantago depressa* Willd. 的乾燥成熟種子。本品味甘，性微寒。歸肝、腎、肺、小腸經。具有利尿通淋，滲濕止瀉，明目，祛痰功效。主要用於①淋證，水腫；②泄瀉，尤宜於小便不利之水瀉；③目赤腫痛，目暗昏花，翳障；④痰熱咳嗽。

**用量用法**：煎服，9～15g。宜包煎。

**使用注意**：腎虛遺滑者慎用。

【廉便驗方】

（1）**血淋**：車前子為末，每次服6g。以車前葉煎湯調下。

（2）**風熱目暗澀痛**：車前子、黃連各30g。上為末，食後溫酒服3g，每日2次。

（3）**陰癢痛**：車前子以水1500mL，煮三沸，去渣洗癢痛處。

【臨床新用】車前子還可用於尿路感染、前列腺增生等病症。

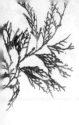

## 【附藥】車前草

車前草為車前的全草。性味歸經及性能與車前子相似，兼有清熱解毒功效，主要用於熱毒瘡癰。煎服，10～20g。

# 58. 地骨皮

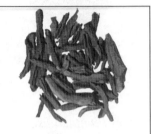

**地骨皮**　解肌退熱，有汗骨蒸，強陰涼血。

**【原文】**地骨皮寒，解肌退熱，有汗骨蒸，強陰涼血。去骨。

**【白話解】**地骨皮味甘，性寒，能解肌，退虛熱，補陰，涼血，治療骨蒸潮熱、汗出、肺熱咳喘、吐血、衄血等。春初或秋後採挖，剝下根皮，揀去雜質及木心，切段，曬乾。

> **今按**　地骨皮為茄科植物枸杞 *Lycium chinense* Mill. 或寧夏枸杞 *Lycium barbarum* L. 的乾燥根皮。本品味甘，性寒。歸肺、肝、腎經。具有涼血除蒸，清肺降火功效。主要用於①陰虛發熱，盜汗骨蒸；②肺熱咳嗽；③血熱出血證。此外，還可治內熱消渴。

**用量用法**：煎服，9～15g。

**使用注意**：外感風寒發熱及脾虛便溏者不宜用。

**【廉便驗方】**（1）吐、下血：地骨皮、枸杞子各15g。上藥水煎服。

（2）**小兒肺熱，氣急喘嗽**：地骨皮、桑白皮各12g，甘草5g。上藥為末，米湯送服。

【臨床新用】地骨皮還可用於2型糖尿病等病。

## 59. 木　瓜

【原文】木瓜味酸，濕腫腳氣，霍亂轉筋，足膝無力。酒洗。

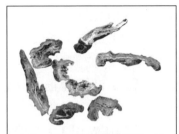

木瓜　濕腫腳氣，霍亂轉筋，足膝無力。

【註釋】腳氣：病名。又稱腳弱。其症先見腿腳麻木，酸痛，軟弱無力，或攣急，或腫脹，或萎枯，或發熱，進而入腹攻心，小腹不仁，嘔吐不食，心悸，胸悶，氣喘，神志恍惚，語言錯亂等。

霍亂轉筋：病名。又稱轉筋霍亂，指因霍亂吐利而筋脈攣急者。多由大吐大瀉，津液暴失，耗傷氣血，筋脈失養，或復感風冷所致。

【白話解】木瓜味酸，可治療腳氣、水腫、霍亂吐瀉轉筋、足膝痿弱無力等。酒洗後用。

今按　木瓜為薔薇科植物貼梗海棠 *Chaenomeles speciosa*（Sweet）Nakai 的乾燥近成熟果實。本品味酸，性溫。歸肝、脾經。具有舒筋活絡，和胃化濕功效。主要用於①風寒濕痺證，尤宜於濕痺筋脈拘攣；②腳氣水腫；③吐瀉轉筋。

用量用法：煎服，6～9g。

使用注意：內有鬱熱，小便短赤者忌服。

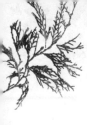

使用注意：氣血虛弱者慎服。

【廉便驗方】（1）蕁麻疹：木瓜9g。水煎服，分2次服，每日1劑。

（2）泄瀉：木瓜、乾薑、甘草各30g。上為細末，每次服6g，米飲調服。

（3）吐瀉轉筋：木瓜9g，陳倉米50g。上藥水煎溫服。

【臨床新用】木瓜還可用於中風後遺症等病。

## 60. 威靈仙

【原文】威靈苦溫，腰膝冷痛，消痰痃癖，風濕皆用。去蘆，酒洗。入藥時去蘆，酒洗後用。

【註釋】**痃癖**（ㄒㄧㄢˊ ㄆㄧˇ）：病名。指腹部或脅肋部患有積塊的泛稱。痃是積塊在臍周兩旁有條狀筋塊拱起，狀如弓弦，大小不一，或痛或不痛；癖是積塊隱匿於兩脅肋之間，平時尋摸不見，痛時摸之才覺有物。

【白話解】威靈仙味苦，性溫，可治療腰膝冷痛，痰積痃癖，風濕痹痛等。入藥時去蘆，酒炒後用。

---

**今按**　威靈仙為毛茛科植物威靈仙 *Clematis chinensis* Osbeck、棉團鐵線蓮 *C. hexapetala* Pall. 或東北鐵線蓮 *C. manshurica* Rupr. 的乾燥根和根莖。本品味辛、鹹，性溫。歸膀胱經。具有祛風除濕，通絡止痛，消骨鯁功效。主要用於①風寒濕痹痛，尤宜於風邪偏盛，拘攣掣痛者；②骨鯁咽喉；③跌打傷痛、頭痛、牙痛、胃脘痛等。

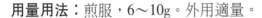

**用量用法**：煎服，6～10g。外用適量。

**使用注意**：氣血虛弱者慎服。

**【廉便驗方】**

（1）**手足麻痺，時發疼痛；或跌仆傷損，痛不可忍，或癱瘓等症**：威靈仙125g，川烏、五靈脂各100g。上為末，醋糊丸，梧桐子大，每服7丸，用鹽湯調下。忌茶。

（2）**腰腳疼痛久不瘥**：威靈仙250g，搗細羅為散，每於食前以溫酒調下5g。

（3）**諸骨鯁咽**：砂仁6g，威靈仙、砂糖各10g。上藥水煎服。

**【臨床新用】**威靈仙還可用於風濕性關節炎、類風濕性關節炎、跌打傷痛、頭痛、牙痛、胃脘痛等病症。

## 61. 牡丹皮

**【原文】**牡丹苦寒，破血通經，血分有熱，無汗骨蒸。去骨。

**【註釋】血分**：是溫熱病衛、氣、營、血辨證的最深入一層，包括心、肝、腎等臟感染疾病。臨床上外科急

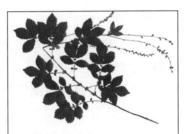

仙鶴草　收斂補虛，出血可止，勞傷能癒。

性瘡瘍疾患，也常被稱為「血分」的熱毒，但意義不同。

**【白話解】**牡丹皮味苦，性寒，能涼血祛瘀，活血通經，治療血分有熱的吐衄、發斑症。又善退虛熱，治無汗的虛勞骨節煩熱。使用時只用根皮。

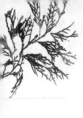

　　**今按**　牡丹皮為毛茛科植物牡丹 *Paeonia suffruticosa* Andr. 的乾燥根皮。本品味苦、辛，性微寒。歸心、肝、腎經。具有清熱涼血，活血祛瘀功效。主要用於①溫病熱入營血，迫血妄行所致發斑、吐血、衄血；②溫病傷陰，陰虛發熱，夜熱早涼，無汗骨蒸；③血滯經閉、痛經，跌打傷痛；④癰腫瘡毒。

　　**用量用法**：煎服，6～12g。清熱涼血宜生用；活血散瘀宜酒製用。

　　**【廉便驗方】**（1）**溫病熱入營血**：赤芍12g，生地黃15g，牡丹皮9g，水牛角3g。上藥水煎服。

　　（2）**腸癰初起**：牡丹皮3g，大黃、瓜子各12g，桃仁、芒硝各9g，加水600mL，煮取200mL，去渣；納芒硝，再煎沸，頓服之。

　　（3）**過敏性鼻炎**：牡丹皮9g。水煎服，連服10天為1個療程。

　　（4）**產後瘀阻腹痛**：牡丹皮12g，大黃15g，肉桂5g，桃仁10g。上藥水煎溫服。

　　（5）**痛經**：牡丹皮6g，仙鶴草、六月雪、槐花各9g，水煎，沖黃酒、紅糖，經行時早晚空腹服。

　　**【臨床新用】**牡丹皮還可用於高血壓、濕疹類皮膚病、胃痛、腰腿痛、風濕痛、急性闌尾炎、急性膽囊炎等病症。

## 62. 玄　參

　　**【原文】**玄參苦寒，清無根火，消腫骨蒸，補腎亦可。紫黑者佳，反藜蘆。

【註釋】**無根火**：即一般所稱的「虛火」，如陰虛心煩、咽喉疼痛等病證。

【白話解】玄參味苦、甘、鹹，性寒。甘寒滋陰潤燥，苦寒清熱降火、涼血解毒，鹹寒消腫軟堅，有滋陰、降火、解毒、散結的作用。適用於陰虛的骨蒸潮熱、虛火上炎的咽喉腫痛、瘰癧瘡瘍等，也可治腎陰不足證。入藥以紫黑者為好，不宜與藜蘆同用。

**今按** 玄參為玄參科植物玄參 *Scrophularia ningpoensis* Hemsl. 的乾燥根。本品味甘、苦、鹹，性微寒。歸肺、胃、腎經。具有清熱涼血，瀉火解毒，滋陰功效。主要用於①溫病熱入營分，身熱夜甚，心煩口渴，舌絳脈數者；②熱病傷陰，津傷便秘，骨蒸勞嗽；③目赤咽痛，瘰癧，白喉，癰腫瘡毒。

**用量用法**：煎服，10～15g。

【廉便驗方】（1）**傷寒上焦虛，熱毒壅塞，咽喉連舌腫痛**：玄參、射干、黃藥子各30g。上藥搗篩為末，每次服9g，水煎，去渣，不拘時溫服。

（2）**瘰癧初起**：玄參、牡蠣、浙貝母各120g。上為末，煉蜜為丸，每次服9g，開水送下，每日2次。

（3）**赤脈貫瞳**：玄參為末，以米泔煮豬肝，日日蘸食之。

【臨床新用】玄參還可用於血栓閉塞性脈管炎、陰虛消渴、急性扁桃體炎及喉炎、咽炎、聲帶息肉、肺熱咳嗽、肺結核、淋巴結核、便秘及血液病等病症。

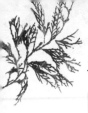

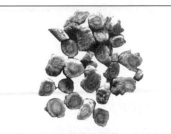

沙參　是一味養陰清肺藥，北沙參重在益胃生津，南沙參重在化痰益氣。

# 63. 沙　參

【原文】沙參味苦，消腫排膿，補肝益肺，退熱除風。去蘆，反藜蘆。

【白話解】沙參味甘、微苦，性微寒，有清肺火、益肺陰的作用，並能消腫排膿，治肺中有熱、兩脅作痛、咯吐膿血和肺虛有熱的咳嗽。此外，又能補肝，可退肝虛氣鬱的脅肋疼痛和皮膚間風熱。使用時去掉沙參蘆，不與藜蘆同用。

　　**今按**　南沙參為桔梗科植物輪葉沙參 *Adenophora tetraphylla*（Thunb.）Fisch. 或沙參 *Adenophora Stricta* Miq. 的根。北沙參為傘形科植物珊瑚菜 *Glehnia littoralis* Fr. Schmidt ex Miq. 的根。南沙參味甘，性微寒。歸肺、胃經。北沙參味甘、微苦，性微寒，歸肺、胃經。具有養陰清肺，益胃生津功效。南沙參還有補氣、化痰的功效。主要用於①陰虛燥熱之乾咳少痰、咯血或咽乾音啞等證；②胃陰虛有熱之口乾多飲、饑不欲食、大便乾結、舌苔光剝或舌紅少津及胃痛、胃脹、乾嘔等。南沙參對肺燥痰黏，咳痰不利者，兼有一定的祛痰作用，有氣陰雙補之效，對熱病後期，氣陰兩虛、餘熱未清不受溫補者，尤為適宜。

　　**用量用法**：煎服，9～15g。

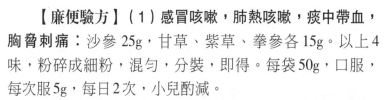

【廉便驗方】（1）感冒咳嗽，肺熱咳嗽，痰中帶血，胸脅刺痛：沙參 25g，甘草、紫草、拳參各 15g。以上 4 味，粉碎成細粉，混勻，分裝，即得。每袋 50g，口服，每次服 5g，每日 2 次，小兒酌減。

（2）肝腎陰虛，肝氣不舒所致之胸脘脅痛，吞酸吐苦，咽乾口燥，舌紅少津：北沙參、麥冬、枸杞子、當歸各 9g，生地黃 15g，川楝子 4.5g。上藥水煎，每日 1 劑，分 2 次溫服。

（3）陽明濕病，喘促不寧，痰涎壅滯，右寸實大，肺氣不降者：石膏 25g，大黃 15g，苦杏仁 10g，瓜蔞皮 8g。上藥水煎服。

【臨床新用】沙參還可用於肺結核、老年慢性氣管炎之乾咳、急性上呼吸道炎、急性氣管炎等病症。

## 64. 丹 參

【原文】丹參味苦，破積調經，生新去惡，祛除帶崩。反藜蘆。

【註釋】生新去惡：指有生新血、祛瘀血的功效。

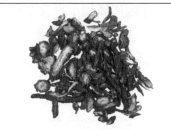

丹參　活血調經，涼血消腫。是一味治療動脈硬化、冠心病的要藥。

【白話解】丹參味苦，性微寒，味苦而性偏泄降，微寒清熱，能破瘀血積聚、調理月經。能生新血，祛瘀血，可治療帶下、崩漏等婦科疾病。不與藜蘆同用。

**今按**　丹參為唇形科植物丹參 *Salvia miltiorrhiza*

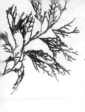

Bge. 的根。本品味苦，性微寒。歸心、心包、肝經。具有活血調經，祛瘀止痛，涼血消癰，除煩安神功效。主要用於①月經不調，閉經痛經，產後瘀滯腹痛；②血瘀心痛、脘腹疼痛、癥瘕積聚、跌打損傷及風濕痹證；③熱毒瘀阻引起的瘡癰腫毒；④熱病煩躁神昏及心悸失眠。

**用量用法**：煎服，5～15g。活血化瘀宜酒製用。

**【廉便驗方】**（1）**經血澀少，產後瘀血腹痛，閉經**：丹參、益母草、香附各9g。上藥水煎服。

（2）**急慢性肝炎，兩脅作痛**：茵陳15g，鬱金、丹參、板藍根各9g。上藥水煎服。

（3）**腹中包塊**：丹參、三棱、莪朮各9g，皂角刺3g。上藥水煎服。

**【臨床新用】**丹參還可用於心血管疾病、腦血管疾病、肺炎、慢性腎功能不全、糖尿病併發慢性多發性周圍神經炎、流行性出血熱、急性乳腺炎、青光眼、鼻炎等病症。

## 65. 苦　參

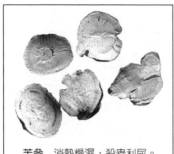

苦參　消熱燥濕，殺蟲利尿。

**【原文】**苦參味苦，癰腫瘡疥，下血腸風，眉脫赤癩。反藜蘆。

**【註釋】腸風**：指以便血為主症的疾病。

**眉脫赤癩**：指眉毛脫落，臉色發紅的麻風病。因感觸暴

屬風毒邪滯肌膚，久而發作。

【白話解】苦參味苦，性寒，苦能燥濕，寒可清熱，有清熱除濕，解毒殺蟲的作用。治癰腫和濕瘡疥癬等皮膚病，以及腸中有風邪濕熱引起的大便下血、下痢等。此外，亦可治眉毛脫落、臉色發紅的麻風病。不與藜蘆同用。

---

**今按** 苦參為豆科植物苦參 *Sophora flavescens* Ait. 的乾燥根。本品味苦，性寒。歸心、肝、胃、大腸、膀胱經。具有清熱燥濕，殺蟲，利尿功效。主要用於①濕熱瀉痢，便血，黃疸；②濕熱帶下，陰腫陰癢，濕疹濕瘡，皮膚瘙癢，疥癬；③濕熱小便不利。

---

**用量用法**：煎服，5～10g。外用適量。

【廉便驗方】

（1）**皮膚時生疥癩，瘙癢難忍，時出黃水，或麻風手足爛壞，眉毛脫落**：苦參250g，荊芥125g。上藥研細末，每次服3g，好茶送下，或荊芥湯送下，飯後服。

（2）**赤白帶下**：苦參100g，牡蠣75g。上藥研末，以雄豬肚1個，水3碗煮爛，搗泥為丸，梧桐子大，每服百丸，溫酒送下。

（3）**中耳炎**：苦參1.5g，冰片0.3g，麻油9g。將麻油煮沸，加入苦參，炸焦變黑撈出，稍冷加入冰片細粉，冷後使用，用時用藥棉蘸盡耳內膿液，再用藥油滴耳，每日2～3次。

【臨床新用】苦參還可用於細菌性痢疾、急性腸胃炎、小兒肺炎、滴蟲性腎盂腎炎、痔瘡出血、疥瘡、惡瘡、皮

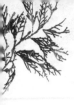

炎等皮膚病、宮頸炎、失眠、心律失常、白細胞減少症等病症。

## 66. 龍膽草

【原文】龍膽苦寒，療眼赤疼，下焦濕腫，肝經熱煩。

【註釋】下焦：即三焦之一。指臍以下部位，包括腎、膀胱、小腸、大腸。

濕腫：病證名。指水濕內停引起的水腫之證，症見水腫，按之沒指，小便短少，周身困重，舌胖大，脈濡緩等。多因久居濕地，水濕浸漬，脾失健運，水濕內停所致。

【白話解】龍膽草味苦，性寒，苦燥濕、性偏沉降，寒能清熱，有瀉肝膽火邪、清下焦濕熱的作用。能治療肝火上炎引起的眼睛紅腫疼痛、胸脅刺痛、咽痛口苦和下焦濕熱的黃疸尿赤，以及肝經熱盛的煩躁驚厥、抽搐等。

今按　龍膽草為龍膽科植物條葉龍膽 *Gentiana manshurica* Kitag.、龍膽 *G. scabra* Bge.、三花龍膽 *G. triflora* Pall.或滇龍膽 *G. rigescens* Franch.的乾燥根及根莖。本品味苦，性寒。歸肝、膽經。具有清熱燥濕，瀉肝膽火功效。主要用於①濕熱黃疸，陰腫陰癢、帶下，濕疹瘙癢；②肝火頭痛，目赤耳聾，脅痛口苦；③肝經熱盛，熱極生風所致之高熱驚風抽搐。

用量用法：煎服，3～6g。

【廉便驗方】（1）急性黃疸型傳染性肝炎：龍膽、鬱金、黃柏各6g，茵陳12g。上藥水煎服。

（2）陰囊發癢，濕潤不乾，漸至囊皮乾澀，愈癢愈甚：龍膽100g，五倍子25g，劉寄奴50g。上藥水煎，沸時濾出渣，加樟腦末0.5g，適溫後薰洗。

（3）高血壓：龍膽6g，夏枯草15g。上藥水煎服。

【臨床新用】龍膽草還可用於急性眼結膜炎等病症。

## 67. 五加皮

【原文】五加皮寒，祛痛風痹，健步堅筋，益精止瀝。此皮浸酒，輕身延壽，寧淂一把五加皮，不用金玉滿車。

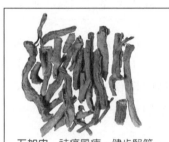

五加皮　祛痛風痹，健步堅筋，益精止瀝。

【註釋】風痹：又稱「行痹」或「周痹」，俗稱「走注」。痹證類型之一。臨床表現為肢體酸痛，痛處游走不定。病因為風寒濕邪偏盛，使氣血凝滯不通。

堅筋：即補肝腎，強壯筋骨。

瀝：指小便餘瀝。小便之後，滴瀝不盡。多因腎虛膀胱冷所致。

【白話解】五加皮味辛、苦，性溫，辛散溫通，苦能燥濕，有祛風濕、止痹痛、補肝腎、強筋骨的作用。治風濕痹痛，筋脈拘急及肝腎不足，筋骨軟弱，腰腿酸痛，兩足無力等；且能補腎精，治腎虛不能約束的小便淋瀝不斷。五加皮浸酒服可以輕身延年，古語有：寧得一把五加皮，不用金玉滿車。

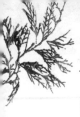
> **今按**　五加皮為五加科植物細柱五加 *Acantho-panax Gracilistylus* W. Smith 的乾燥根皮。習稱「南五加皮」。本品味辛、苦，性溫。歸肝、腎經。具有祛風濕，補肝腎，強筋骨，利水功效。主要用於①風濕痹證，腰膝疼痛，筋脈拘攣；②筋骨痿軟，小兒行遲，體虛乏力；③水腫，腳氣。

　　**用量用法**：煎服，4.5～9g。

　　**【廉便驗方】**（1）婦人血風勞，表現為形容憔悴，肢體困倦，喘滿虛煩，呼吸少氣，發熱汗多，口乾舌澀，不思飲食：五加皮、牡丹皮、赤芍、當歸各10g。上藥水煎服，每日3服。

　　（2）老人腰痛腳弱，小兒佝僂病：五加皮120g，鹿角霜60g，用酒浸泡10天，加紅糖適量，每次飲1杯，每日飲服2～3次。

　　（3）氣血兩虧，手足顫動麻木：一枝箭15g，走馬胎、石風月各9克，鹿銜草、刺五加各15g。上藥用酒浸泡，每日飲1杯，並煨熱搽患處，忌沾冷水。

　　**【臨床新用】**五加皮還可用於慢性充血性心衰、風濕性心臟病、心力衰竭、貧血、神經衰弱等病症。

防己　風濕腳痛，熱積膀胱，消癰散腫。

## 68. 防　己

　　**【原文】**防己氣寒，風濕腳痛，熱積膀胱，消癰散腫。

【白話解】防己味苦、辛，性寒。辛能發散、苦寒降泄，既能祛風散邪，又能泄熱除濕，有除風濕和清利膀胱濕熱的作用；治風濕性關節腫痛和足膝腫痛，以及膀胱有熱的小便不利、水腫等，並能消散濕熱性的癰腫。

---

**今按** 防己為防己科植物粉防己 *Stephania tetrandra* S. Moore 的乾燥根。本品味苦、辛，性寒。歸膀胱、肺經。具有祛風濕，止痛，利水消腫功效。主要用於①風濕痹證濕熱偏盛，肢體酸重，關節紅腫疼痛；②水腫，小便不利，腳氣；③濕疹瘡毒。

---

**用量用法**：煎服，4.5～9g。

【廉便驗方】

（1）**風濕脈浮，身重汗出惡風者**：防己20g，甘草10g，白朮15g，黃蓍30g，生薑4片，大棗1枚。上藥水煎，溫服，良久再服，服後應當有如蟲行皮中之感，從腰以下涼如冰，又用一被纏在腰下，微汗出則癒。

（2）**水飲停聚，水走腸間，轆轆有聲，腹滿便秘，小便不利，口舌乾燥，脈沉弦**：防己、椒目、葶藶子、大黃各30g。上藥為末，煉蜜為丸，梧桐子大，飯後服1丸，每日3次。

（3）**妊娠通身水腫，喘促，小便澀**：木香、防己、大腹皮各10g，桑白皮、紫蘇、茯苓各12g。加適量薑片，水煎服。

【臨床新用】防己還可用於血吸蟲病、阿米巴痢疾、高血壓、肺癌、塵肺、三叉神經痛等病症。

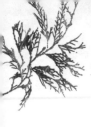

## 69.地　榆

【原文】地榆沉寒，血熱堪用，血痢帶崩，金瘡止痛。如虛寒水瀉，切宜忌之。

【註釋】**血痢**：又稱赤痢，指痢下挾血或下純血。

**帶崩**：白帶過多，陰道大出血。

**金瘡**：指金屬利器造成的損傷，或因創傷化膿、潰爛所致。輕者皮肉破損、疼痛、流血；重者傷筋、血流不止，疼痛難忍，並可因出血過多，引起面色蒼白、頭暈、眼黑、脈芤或細微等虛脫症候。

【白話解】地榆味苦、酸、澀，性微寒，沉降入下焦，能涼血止血，治血熱引起的便血、血痢、婦女帶下、崩漏等；此外，研末外敷能止刀傷出血，消腫、止痛、止血，還可治水、火燙傷等。本品性味苦寒，如屬虛寒水瀉，則應禁用。

> **今按**　地榆為薔薇科植物地榆 *Sanguisorba officinalis* L.或長葉地榆 *S. officinalis* L. var. *longifolia*（Bert.）Yu et Li 的根。本品味苦、酸、澀，性微寒。歸肝、大腸經。具有涼血止血，解毒斂瘡功效。主要用於①血熱出血證；②燙傷，濕疹，瘡瘍癰腫。

**用量用法**：煎服，10～15g，大劑量可用至30g；或入丸、散。外用適量。止血多炒炭用，解毒斂瘡多生用。

【廉便驗方】（1）**便血，腹痛不已**：地榆15g，炙甘草9g，砂仁3g。上藥水煎，每日服2次。

（2）**瀉痢膿血，乃至脫肛**：蒼尤、地榆各 10g，白芍、黃柏各 15g。上藥水煎服。

（3）**上消化道出血**：大黃、蒲黃各 10g，地榆 15g。上藥水煎服。

【臨床新用】地榆還可用於功能性子宮出血、宮頸糜爛、潰瘍病大出血、狂犬病等病症。

## 70.茯　神

【原文】茯神補心，善鎮驚悸，恍惚健忘，兼除怒恚。去皮木。

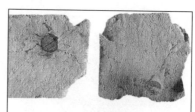

茯神　鎮驚定悸，養心安神。是治療心慌不安、失眠健忘的良藥。

【註釋】驚悸：指以心跳不寧、驚恐不安為主要表現的疾病。

恍惚：指頭腦不清楚。

恚（ㄏㄨㄟˋ）：即怒的意思。

【白話解】茯神味甘、淡，性平，能養心安神，鎮驚定悸，治心慌不安、失眠和頭腦不清、健忘等；兼有解除心神不寧、憤怒功效。入藥去皮用。

**今按**　茯神為多孔菌科真菌茯苓*Poria cocos*（Schw.）Wolf 的乾燥菌核中間帶有松根的部分。本品味甘、淡，性平。歸心、脾、腎經。具有寧心安神功效。主要用於心神不安、驚悸、健忘等。

**用量用法**：煎服，9～15g。

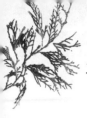

【廉便驗方】（1）**心神不定，恍惚不樂**：茯神100g，沉香25g。上藥研為細末，每服5g，服後人參湯調下。

（2）**心腎不交，驚悸痞塞，食少，遺精夢泄**：茯神120g，香附50g。上藥研為細末，每服3g，每日3次。

（3）**虛勞煩躁不得眠**：茯神、人參各50g，酸棗仁250g。上為末，每服9g，空腹溫服，日2次夜1次。

## 71. 遠　志

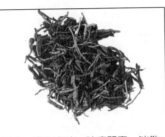

遠志　寧心安神，祛痰開竅，消散癰腫。有胃炎及胃潰者慎用。

【原文】遠志氣溫，能驅驚悸，安神鎮心，令人多記。甘草湯浸一宿，去骨，曬乾。

【註釋】**令人多記**：指能增強人的記憶力。

【白話解】遠志味苦、辛，性溫，能安神鎮心，治療心跳不安、失眠等；能增強人的記憶力，治療健忘。採收後宜甘草湯浸泡一夜，除去根幹，剝取根皮，曬乾備用。

> **今按**　遠志為遠志科植物遠志 *Polygala tenuifolia* Willd. 或卵葉遠志 *Polygala sibirica* L. 的乾燥根。本品味苦、辛，性溫。歸心、腎、肺經。具有安神益智，祛痰開竅，消散癰腫功效。主要用於①心腎不交之心神不寧、失眠、驚悸等；②痰阻心竅所致之癲癇抽搐，驚風發狂等；③痰多黏稠、咳吐不爽或外感風寒、咳嗽痰多者；④癰疽瘡毒，乳房腫痛，喉痹。

**用量用法**：煎服，3～9g。外用適量。化痰止咳宜炙用。

【**廉便驗方**】

（1）**失眠**：遠志、酸棗仁、蓮子各10 g。上藥水煎服。

（2）**婦人無病而不生育**：遠志50g，當歸100g。上藥炒乾和勻，每次用藥50g，浸酒2壺，每日隨量早晚服之。

（3）**中風，舌不能言**：遠志、甘草各適量研末，用雞蛋清調敷天突穴、咽喉、前心3處。

【**臨床新用**】遠志還可用於慢性支氣管炎、神經衰弱、冠心病、小兒多動症、麻風神經反應、滴蟲性陰道炎、急性乳腺炎、闌尾炎、輕微腦功能障礙綜合徵等。

## 72. 酸棗仁　附：酸棗樹皮

【**原文**】酸棗味酸，斂汗驅煩，多眠用生，不眠用炒。去核取仁。

【**註釋**】**斂汗**：即止汗。

**多眠用生**：治多眠宜用生酸棗仁。

**不眠用炒**：治虛煩不眠宜用炒熟的酸棗仁。

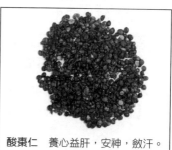

酸棗仁　養心益肝，安神，斂汗。是一味防治神經衰弱的良藥。

【**白話解**】酸棗仁味甘、酸，性平，能養心肝之血而除虛煩，治療心跳不安、虛汗不止、失眠等症；生用能清膽火，可治多眠；虛煩不眠宜炒熟用。採收後去核取仁入藥。

**今按**　酸棗仁為鼠李科植物酸棗 *Ziziphus jujuba* Mill. var. *spinosa*（Bunge）Hu ex H. F. Chou 的乾燥成

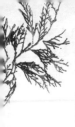

熟種子。本品味甘、酸，性平。歸心、肝、膽經。具有養心益肝，安神，斂汗功效。主要用於①心肝陰血虧虛，心失所養，神不守舍之心悸、怔忡、健忘、失眠、多夢、眩暈等；②體虛自汗、盜汗；③本品味酸，酸能收斂，故有斂陰生津止渴之功，還可用治傷津口渴咽乾者。

**用量用法**：煎服，9～15g。研末吞服，每次1.5～2g。本品炒後質脆易碎，便於煎出有效成分，可增強療效。

【廉便驗方】（1）**虛勞虛煩不得眼**：酸棗仁10g，甘草3g，知母、茯苓、川芎各6g。上藥以水80mL，煮酸棗仁得60mL，內諸藥煮取30mL，分3次溫服。

（2）**睡中汗出**：酸棗仁、人參、茯苓各等分。上為末，每次服10g，米湯調下。

（3）**膽虛睡臥不安，心多驚悸**：酸棗仁50g，炒熟令香，搗細散，每次服2g，以竹葉湯調下，不拘時。

【臨床新用】酸棗仁還可用於室性早搏、更年期綜合徵等。

【附藥】酸棗樹皮

為鼠李科植物酸棗的樹皮。味澀，性平，具有斂瘡生肌，解毒止血功能，主要用於燒燙傷，外傷出血，崩漏等病症。外用適量，研末，撒布或調塗；或浸酒搽；或煎水噴塗；或熬膏塗。內服，煎湯，15～30g。

## 73. 石菖蒲

【原文】菖蒲性溫，開心利竅，去痹除風，出聲至妙。

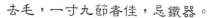

去毛，一寸九節者佳，忌鐵器。

【註釋】痺：閉阻不通之意，泛指邪氣閉阻經絡而引起的病症，但通常指風、寒、濕三種邪氣侵犯肌表經絡和骨節，發生關節或肌肉疼痛、腫大和重著等的一類疾患。

【白話解】石菖蒲味辛、苦，性溫，能祛痰濕、開心竅，治療痰濕蒙蔽心竅的神識昏糊、癲癇發狂，以及濕濁不化的胸悶不食；並有散風濕的作用，可治關節疼痛；此外，石菖蒲能開竅除痰，對風寒傷肺、肺氣不宣、痰飲閉塞的聲音不出有較好療效。入藥去毛用，以3.3cm九節者為佳。忌與鐵器同用。

> **今按** 石菖蒲為天南星科植物石菖蒲 *Acorus tatari-nowii* Schott. 的乾燥根莖。本品味辛、苦，性溫。歸心、胃經。具有開竅醒神，化濕和胃，寧神益志功效。主要用於①痰濕穢濁之邪蒙蔽清竅所致之神志昏亂；②濕阻中焦，脘腹痞滿，脹悶疼痛；③濕濁、熱毒蘊結腸中所致之水穀不納，痢疾後重之噤口痢；④健忘，失眠，耳鳴，耳聾。

**用量用法：**煎服，3～9g。鮮品加倍。

【廉便驗方】（1）**耵聹塞耳聾，不可強挑：**石菖蒲、狼毒、磁石、附子、枯礬各15g。上藥為細末，以羊髓和少許，綿裹塞耳中。

（2）**噤口惡痢，粒米不入者：**石菖蒲50g，黃連、甘草各15g。上藥研末，蜜湯調送少許。

（3）**心氣不定，五臟不足，甚者憂愁悲傷不樂，忽**

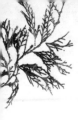

忽喜忘，狂眩：石菖蒲、遠志各100g，茯苓、人參各150g。上藥研末，蜜丸如梧桐子大，每次服7丸，每日3次。

【臨床新用】石菖蒲還可用於癲癇大發作、中輕型肺性腦病、心肌炎或冠心病而見心律不整、神經性嘔吐、慢性支氣管炎、支氣管哮喘、老年性癡呆、小兒腦炎等病症。

## 74. 柏子仁

【原文】柏子味甘，補心益氣，斂汗扶陽，更療驚悸。去殼取仁，即柏實。

【白話解】柏子仁味甘，性平，能養心安神、斂汗潤腸，治療心血不足的虛汗過多和腸中津液不足的大便乾燥；又治心氣不足之心悸失眠。去殼取仁入藥，本品即是柏實。

> **今按**　柏子仁為柏科植物側柏*Platycladus orientalis*（L.）Franco 的種仁。本品味甘，性平。歸心、腎、大腸經。具有補氣升陽，益衛固表，利尿消腫，托毒生肌功效。主要用於①心陰不足，心血虧虛以致心神失養之心悸怔忡、虛煩不眠、頭暈健忘等；②陰虛血虧，老年、產後等腸燥便秘；③本品甘潤，可滋補陰液，還可用於治療陰虛盜汗、小兒驚癇等。

**用量用法**：煎服，10～20g。大便溏者宜用柏子仁霜代替柏子仁。

【廉便驗方】（1）**老人虛秘**：柏子仁、麻子仁、松子

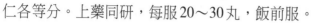

仁各等分。上藥同研，每服20～30丸，飯前服。

（2）**小兒囟開不合**：防風75g，柏子仁、白及各50g。上藥研末，用乳汁調塗囟門上，每日1次。

（3）**脫髮**：當歸、柏子仁各250g。上藥研末，煉蜜為丸，每日3次，每次飯後服6g。

【**臨床新用**】柏子仁還可用於室性早搏、心律失常等病症。

## 75. 益智仁

【**原文**】益智辛溫，安神益氣，遺溺遺精，嘔逆皆治。去殼取仁，研碎。

【**註釋**】嘔逆：即嘔吐。

【**白話解**】益智仁味辛，性溫，能安心神、補腎氣，治腎氣虛寒的遺尿或小便頻數及遺精；又能溫脾，可治脾寒的噁心嘔吐及唾涎多等。採收後去殼取仁，搗碎用。

> **今按** 益智仁為薑科植物益智 *Alpinia oxyphylla* Miq. 的成熟果實。本品味辛，性溫。歸腎、脾經。具有暖腎固精縮尿，溫脾開胃攝唾功效。主要用於①下元虛寒遺精，遺尿，小便頻數；②脾胃虛寒，腹痛吐瀉及口涎自流。

**用量用法**：煎服，3～10g。

【**廉便驗方**】（1）**下焦虛寒，小便白濁，頻數無度**：益智仁、烏藥、萆薢各10g，石菖蒲6g，鹽1捻。上藥水煎，分2次服。

（2）**小便不禁**：益智仁、巴戟天、桑螵蛸、菟絲子各等分。上藥為細末，酒煮糊為丸，如梧桐子大，每服20丸，飯前用鹽酒或鹽湯送下。

（3）**妊娠遺尿不禁**：益智仁、白薇、白芍各等分。上藥為末，每次服15g，加鹽1.5g，煮開服下。

# 76. 甘　松

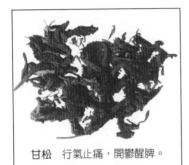

甘松　行氣止痛，開鬱醒脾。

【**原文**】甘松味香，善除惡氣，治體香肌，心腹痛已。

【**註釋**】**惡氣**：泛指六淫或疫癘之氣等。

【**白話解**】甘松味辛、甘，性溫，能理氣止痛，醒脾開鬱，善於消除穢惡之氣，煎湯外洗，可以香身；內服可治思慮氣結或脾胃虛寒，脘腹作痛。

---

**今按**　甘松為敗醬科植物甘松 *Nardostachys jatamansi* DC. 的根及根莖。本品味辛、甘，性溫。歸脾、胃經。具有行氣止痛，開鬱醒脾功效。主要用於①寒凝氣滯之脘腹脹痛，不思飲食；②思慮傷脾，不思飲食；③濕腳氣；④單用泡湯漱口，可治牙痛。

---

**用量用法**：煎服，3～6g。外用適量，泡湯漱口、煎湯洗腳或研末敷患處。

【**廉便驗方**】（1）**腎虛齒痛**：甘松、硫黃各等分。

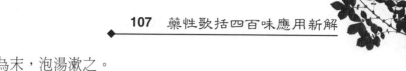

上藥為末，泡湯漱之。

（2）疔：甘松、山柰各25g，雄黃（研細）5g，麝香0.1g，酒水各半，先煎甘松、山柰，煎好濾清，調雄黃、麝香服之。

（3）痰眩：半夏麴、天南星各100g，甘松50g，陳皮75g。上為細末，水煮麵糊為丸，如梧桐子大，每服20丸，生薑湯送下，飯後服。

【臨床新用】甘松還可用於房室傳導阻滯、陣發性室上性心動過速等心律失常、癔病、神經衰弱、腸胃痙攣等病症。

## 77. 小茴香

【原文】小茴性溫，能除疝氣，腹痛腰疼，調中暖胃。鹽酒炒。

【註釋】疝氣：外科病名。泛指體腔內容物向外突出的病症。多伴有氣痛或腹部劇烈疼痛而兼有二便不通的症狀。

【白話解】小茴香味辛，性溫，能消除睪丸痛連少腹的疝氣疼痛和少腹寒痛、腰痛；又能溫中理氣開胃，用於寒氣內停，脘腹脹痛，胃口不開等。鹽水炒後入藥。

> **今按** 小茴香為傘形科植物茴香 *Foeniculum vulgare* Mill. 的乾燥成熟果實。本品味辛，性溫。歸肝、腎、脾、胃經。具有散寒止痛，理氣和胃功效。主要用於①寒疝腹痛，睪丸偏墜脹痛，少腹冷痛，痛經；②中焦虛寒氣滯證。

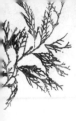

**用量用法**：煎服，3～6g。

【**廉便驗方**】（1）**遺尿**：小茴香6g，桑螵蛸10g。上藥裝入豬尿胞內，焙乾研末，每次服3g，每日2次。

（2）**胃痛，腹痛**：小茴香、高良薑、烏藥各6g，香附9g。上藥水煎服。

（3）**寒疝疼痛**：川楝子10g，木香、小茴香各6g，吳茱萸5g。上藥水煎服。

【**臨床新用**】小茴香還可用於晚期血吸蟲病、嵌頓性小腸疝、鞘膜積液、睪丸鞘膜積水和陰囊象皮腫、慢性胃炎等病症。

## 78. 大茴香

【**原文**】大茴味辛，疝氣腳氣，腫痛膀胱，止嘔開胃。即懷香子。

【**白話解**】大茴香味辛，性熱，能散寒健胃，治腹部連及睪丸疼痛的疝氣及寒濕腳氣腫痛；又能暖下焦、驅除腎與膀胱的冷氣，且有止胃寒呃逆及開胃進食的作用。又名懷香子。

> **今按**　大茴香為木蘭科植物八角茴香*Illicium verum* Hook. f. 的成熟果實。又名大茴香、八角。本品性味、功效與小茴香相似，但功力較弱，主要用作食物調味品。用法用量與小茴香同。

【**廉便驗方**】（1）**小腸氣墜**：八角茴香、小茴香各6g，乳香少許。上藥水煎服。

（2）**腰重刺脹**：八角茴香，炒，為末，食前酒服10g。

（3）**大便秘，腹脹如鼓，氣促**：麻子仁25g，八角茴香7個，蔥白3～7個。上藥煎湯，調五苓散服。

【臨床新用】大茴香還可用於胃炎、白細胞減少症等病症。

## 79. 乾 薑

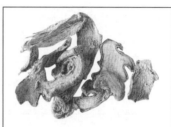

乾薑　溫中散寒，回陽通脈，溫肺化飲。

【原文】乾薑味辛，表解風寒，炮苦逐冷，虛熱尤堪。紙包水浸，火煨切片，慢火炒至極黑，亦有生用者。

【註釋】**表解**：即解表。指發散表邪，解除表證。

【白話解】乾薑味辛，性熱，能解散風寒，溫中回陽，治風寒感冒及其他寒證。炮黑後稱「炮薑」，性大熱，除寒作用更大；又能止血，用於虛寒性的出血症。炮製方法為：取乾薑用紙包裹，水浸透後取出，用火煨後切片，慢火炒後黑色即成，亦可不炮製直接用乾薑生品。

**今按**　為薑科植物薑 *Zingiber officinale* Rosc. 的乾燥根莖。本品味辛，性熱。歸脾、胃、腎、心、肺經。具有溫中散寒，回陽通脈，溫肺化飲功效。主要用於①腹痛，嘔吐，泄瀉；②心腎陽虛，陰寒內盛所致亡陽厥逆，脈微欲絕者；③寒飲喘咳。

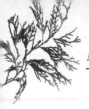
用量用法：煎服，3～10g。

【廉便驗方】（1）妊娠，嘔吐不止：乾薑、人參各30g，半夏60g。上藥為末，以生薑汁，糊為丸，如梧桐子大，每次服10丸，每日3次。

（2）小兒胃虛吐瀉：乾薑、人參、茯苓、白扁豆各15g，半夏0.3g，糯米（用薑汁浸1宿）150g。上藥水煎，每日1劑，分2次服。

（3）瀉下之後，復發汗，晝日煩躁不得眠，夜而安靜，不嘔，不渴，無表證，脈沉微，身無大熱者：乾薑、附子各3g。上藥久煎，頓服。

# 80. 附　子

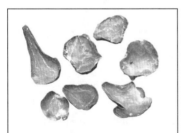

附子　回陽救逆，散寒止痛。亡陽要藥。

【原文】附子辛熱，性走不守，四肢厥冷，回陽功有。皮黑，頂正圓，一兩一枚者佳，面裹火煨，去皮臍，童便浸一宿，慢火煮，密封放，切片用，亦有用生者。

【註釋】**性走不守**：指藥力能很快地通達全身，通行十二經脈發揮作用，而不是蓄於體內慢慢奏效。

**四肢厥冷**：指手足寒冷不溫，又稱四逆、手足逆冷。

**回陽**：指恢復陽氣，挽救厥逆，又稱回陽救逆。常用於治療陽氣欲脫而大汗淋漓，四肢逆冷，呼吸微弱，脈微欲絕的亡陽證。

【白話解】附子味辛、甘，性大熱。有毒。辛熱溫煦，通行十二經脈，藥力能很快地通達全身發揮作用，而不是

蓄於體內慢慢奏效，正所謂「性走不守」；功善散寒止痛，用治風寒濕痹的周身骨節疼痛及脘腹冷痛；並能治大汗亡陽的四肢厥冷、脈微欲絕等虛脫的危證，有回陽救逆之功。藥材以皮黑，頭正圓，一枚重一兩者為佳；炮製時用面裹火煨，去皮、臍，用童便浸泡一夜，慢火煮至透心，撈出，曬乾，密封，過一段時間切片入藥。亦有痛者宜用生附子者，但毒性較大。

**今按** 為毛茛科植物烏頭 *Aconitum carmichaeli* Debx. 的子根加工品。本品味辛、甘，性大熱。有毒。歸心、腎、脾經。具有回陽救逆，補火助陽，散寒止痛功效。主要用於①亡陽證；②腎、脾、心諸臟陽氣衰弱；③寒痹證。

**用量用法**：煎服，3～15g；本品有毒，宜先煎0.5～1小時，至口嘗無麻辣感為度。

【**廉便驗方**】（1）**少陰病，得1~2日，口中和，其背惡寒者**：附子、人參各6g，白朮12g，茯苓、白芍各9g。上藥久煎，溫服，每日3次。

（2）**腰痛不可轉側**：附子15g，牽牛子0.3g。酒糊丸，如梧桐子大，每次服3g，鹽湯調下。

（3）**腎虛傷冷，冷氣入腎，其痛如掣**：肉桂1g，附子、鹿角霜各30g。上藥為細末，酒糊丸，如梧桐子大，每服30～50丸，空腹，鹽酒調下。

【**臨床新用**】附子還可用於病態竇房結綜合徵，房室傳導阻滯，毒蛇咬傷合併中毒性休克，膽囊炎、膽石症合

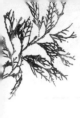

併中毒性休克，冠心病、心絞痛，冠心病心衰，類風濕性關節炎，風濕性心臟病，多發性大動脈炎等病症。

## 81. 川　烏

【原文】川烏大熱，搜風入骨，濕痹寒疼，破積之物。頂歪斜，製同附子。

【註釋】搜風入骨：指搜散筋骨中的風寒。

破積之物：指本品是破寒冷積聚的藥物。

【白話解】川烏味辛、苦，性熱，辛散走竄，深入骨髓，能搜散筋骨中的風寒，治風寒濕痹關節疼痛或麻木。它是破寒冷積聚的藥物，又能治脘腹冷痛和睪丸作痛連及少腹的寒疝。烏頭的莖痕偏向一側，炮製方法同附子。

---

**今按**　川烏為毛茛科植物烏頭*Aconitum carmichaeli* Debx. 的乾燥母根。本品味辛、苦，性熱。有大毒。歸心、肝、腎、脾經。具有祛風濕，溫經止痛功效。主要用於①寒邪偏盛之風濕痹痛；②心腹冷痛，寒疝疼痛；③跌打損傷，麻醉止痛。

---

**用量用法**：煎服，1.5～3g；宜先煎、久煎。外用適量。

【廉便驗方】（1）**小兒慢驚，搐搦涎壅厥逆**：製川烏3g，全蠍6g，加薑7片。上藥久煎。

（2）**偏正頭痛**：川烏、天南星各等分。上藥研末，蔥白連鬚搗爛調末，貼於太陽穴處。

（3）**一切惡瘡膿水不快**：五靈脂、製川烏、乾薑各30g，全蠍15g。上藥為細末，用少許摻口中。

【臨床新用】川烏還可用於肩關節周圍炎、關節痛、纖維組織炎、腰肌勞損、坐骨神經痛、手術麻醉、癌症等病症。

## 82. 木　香

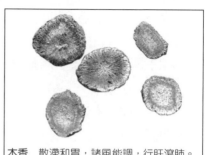

【原文】木香微溫，散滯和胃，諸風能調，行汗瀉肺。形同枯骨，苦口黏牙者佳。

木香　散滯和胃，諸風能調，行肝瀉肺。

【註釋】散滯：指驅散腹中寒氣，行胃腸中的滯氣。

【白話解】木香味辛、苦，性溫，能驅散腹中寒氣，行胃腸中的滯氣，治消化不良、胸腹脹痛和痢疾的裏急後重等；因善於調氣，故能治胸腹一切寒凝氣滯作痛，以及婦女肝氣鬱結的月經痛及疝氣痛。有行肝氣、理肺氣的功效。木香外形如枯朽之骨，藥材以苦口黏牙者為佳。

> **今按**　木香為菊科植物木香 *Aucklandia lappa* Decne. 的根。本品味辛、苦，性溫。歸脾、胃、大腸、膽、三焦經。具有行氣止痛，健脾消食功效。主要用於①脾胃氣滯證；②瀉痢裏急後重；③腹痛脅痛，黃疸，疝氣疼痛；④氣滯血瘀之胸痹；⑤本品氣芳香能醒脾開胃，故在補益方劑中用之，能減輕補益藥的膩胃和滯氣之弊，有助於消化吸收。

**用量用法**：煎服，1.5～6g。生用行氣力強，煨用行氣

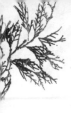

力緩而實腸止瀉，用於泄瀉腹痛。

【廉便驗方】

（1）一切氣，攻刺腹脅脹滿，大便不利：枳實100g，大黃、牽牛子各200g，木香、訶子各150g。上藥研末，煉蜜為丸，如梧桐子大，飯前用生薑湯送服30丸。

（2）寒疝，偏墜小腸疝痛：川楝子10g，小茴香6g，木香、吳茱萸各5g。上藥水煎服。

（3）積冷瀉：木香、青皮各25g，神麴、麥芽各50g。上藥研末，為蜜丸，空腹，米湯服下。

【臨床新用】木香還可用於潰瘍病、牙髓炎、胃腸氣脹、膽絞痛、支氣管哮喘、急性腰扭傷等病症。

## 83. 沉 香

【原文】沉香降氣，暖胃追邪，通天徹地，衛氣為佳。

【註釋】暖胃：指溫胃散寒。

通天徹地：即本品上能治肺氣不降、下能治腎氣虛寒。

【白話解】沉香味辛、苦，性微溫，能降氣溫胃、散寒除邪，治氣逆不降的喘滿嘔吐和胃寒氣滯的胸腹脹痛。「通天徹地」是形容本品上能治肺氣不降、下能治腎氣虛寒。對於氣逆不降所致的喘滿，效果更好。

> **今按**　為瑞香科植物沉香 *Aquilaria agallocha* Roxb. 含有樹脂的木材。本品味辛、苦，性微溫。歸脾、胃、腎經。具有行氣止痛，溫中止嘔，納氣平喘功效。主要用於①寒凝氣滯之胸腹脹痛；②胃寒嘔吐；③下元虛冷、腎不納氣之虛喘證。

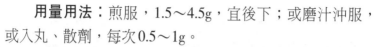

**用量用法**：煎服，1.5～4.5g，宜後下；或磨汁沖服，或入丸、散劑，每次0.5～1g。

【**廉便驗方**】（1）**冷氣攻沖，心腹疼痛**：沉香、木香、檳榔、烏藥各3g。上藥水煎服。

（2）**陰陽壅滯，氣不升降，胸膈痞塞，喘促嗜臥，又治腳氣上衝，心腸堅滿**：沉香50g，香附125g，甘草30g，砂仁15g。上藥為末，每次服3g，鹽少許，沸湯點服。

（3）**腹脹氣喘，坐臥不得**：沉香、木香、枳殼各6g，萊菔子12g。上藥加薑水煎，分2次服。

【**臨床新用**】沉香還可用於尿道綜合徵、老年性腸梗阻、支氣管哮喘、肺心病急性發作期、腸易激綜合徵、前列腺痛等病症。

## 84. 丁 香

【**原文**】丁香辛熱，能除寒嘔，心腹疼痛，溫胃可曉。雄丁香如釘子大，雌丁香棗核大。

【**註釋**】寒嘔：指胃寒嘔吐。

【**白話解**】公丁香味辛，性熱，能溫胃降逆止嘔，治胃寒嘔吐，或脾胃虛寒的呃逆，又治胸腹冷痛。雄丁香藥材如釘子長，母丁香藥材如棗核大，兩者功效主治基本相同。

**今按** 丁香為桃金娘科植物丁香 *Eugenia caryophyllata* Thunb. 的乾燥花蕾。習稱公丁香。本品味辛，性溫。歸脾、胃、肺、腎經。具有溫中降逆，散寒止

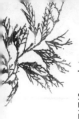

痛，溫腎助陽功效。主要用於①胃寒嘔吐、呃逆；②胃寒脘腹冷痛；③陽痿，宮冷。

**用量用法：**煎服，1～3g。

**【廉便驗方】**（1）呃逆，亦治久痢：丁香3g，柿蒂10g。上藥水煎，每日1劑，分2次服。

（2）鬼疰，身似痛非痛，似癢非癢，似寒非寒，似熱非熱，似醒非醒，形神默默，語言懶出，病名鬼疰，此心胃有伏痰所致：丁香3g，膽南星、半夏、茯苓各6g。上藥為末，每早晚服3g。

（3）久病體虛，胃中虛寒所致之呃逆、嘔吐、口淡、食少、脘悶胸痞、舌淡、苔白，脈沉遲等症：丁香、柿蒂、黨參各3g，生薑5片。上藥水煎，每日1劑，分2次溫服。

**【臨床新用】**丁香還可用於乳頭裂、小兒睾丸鞘膜積液、麻痹性腸梗阻、肝炎、食道炎、膽囊炎、胸神經痛等病症。

## 85. 砂　仁

**【原文】**砂仁性溫，養胃進食，止痛安胎，行氣破滯。去殼取仁。

**【白話解】**砂仁味辛，性溫，能化濕開胃，行脾胃氣滯，增進食慾，又能止胸腹脹痛，治氣滯不通而致的胎動不安。入藥時去殼取仁用。

**今按**　砂仁為薑科植物陽春砂 *Amomum. villosum* Lour、綠殼砂 *A. villosum* Lour. var. *xanthioides* T. L. Wu et Senjen 或海南砂 *A. longiligulare* T. L. Wu 的乾燥成熟果實。本品味辛，性溫。歸脾、胃、腎經。具有化濕行氣，溫中止瀉，安胎功效。主要用於①濕阻中焦及脾胃氣滯證；②脾胃虛寒吐瀉；③氣滯妊娠惡阻及胎動不安。

**用量用法**：煎服，3～6g，入湯劑宜後下。

**【廉便驗方】**（1）**脾胃虛弱，不思飲食**：砂糖50g，砂仁5g。上藥和蜜為丸，每次服6g，細嚼咽下。

（2）**大腸虛面夾熱，脫肛紅腫**：砂仁、黃連、木賊為末，每次服10g，米湯調下。

（3）**骨鯁**：砂仁、威靈仙各6g。用水兩碗，入砂糖半碗，煎一碗，噙在口中慢慢呷下，4～5次即出。

**【臨床新用】**砂仁還可用於乳腺炎、胃及十二指腸潰瘍、過敏性結腸炎、慢性膽囊炎、胃下垂、小兒厭食症等病症。

## 86. 蓽澄茄

**【原文】**蓽澄茄辛，除脹化食，消痰止噦，能逐鬼氣。係嫩胡椒，青時摘取者是。

**【註釋】止噦**：內科病證名，指呃逆之古稱。止噦，即止呃逆。

**鬼氣**：即古人認為的未知的致病因素。

**【白話解】**蓽澄茄味辛，性溫，能散寒溫胃降氣，治療胃脘及腹部的寒氣脹痛、嘔吐、呃逆、不思飲食等；又能消痰化食、止乾嘔，可治聚散不定的寒氣作痛。本品即

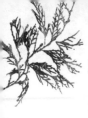

是嫩胡椒，秋季果實呈青色時採收。

> **今按**　蓽澄茄為樟科植物山雞椒 *Litsea cubeba*（Lour.）Pers. 的乾燥成熟果實。本品味辛，性溫。歸脾、胃、腎、膀胱經。具有溫中散寒，行氣止痛功效。主要用於①胃寒腹痛，嘔吐，呃逆；②寒疝腹痛；此外，治下焦虛寒之小便不利或寒濕鬱滯之小便混濁，可與萆薢、茯苓、烏藥等同用。

**用量用法**：煎服，1.5～3g。

**【廉便驗方】**（1）**寒疝脹痛不已**：蓽澄茄、木香各15g，吳茱萸、香附各30g。上藥研末為丸，梧桐子大，每服70丸，鹽湯或乳香蔥湯送下。

（2）**噎食不納**：蓽澄茄、豆蔻各等分。為末服。

（3）**鼻塞不通**：蓽澄茄25g，薄荷15g，荊芥穗5g。上藥研末，煉蜜為丸，櫻桃大，每次服1丸。

**【臨床新用】**蓽澄茄還可用於冠心病、腦血栓、慢性支氣管炎及慢性氣管炎、阿米巴痢疾、血吸蟲病等病症。

# 87. 肉　桂

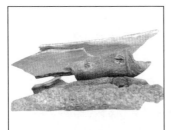

肉桂　補火助陽，散寒止痛，溫經通脈。是一味調味中藥。

**【原文】**肉桂辛熱，善通血脈，腹痛虛寒，溫補可得。去粗皮，不見火，妊娠用要炒用。厚者肉桂，薄者官桂。

**【白話解】**肉桂辛、甘，性大熱，能補火助陽，散寒止痛，

溫通血脈，治療腎陽不足，畏寒肢冷，腰膝冷痛，婦女血寒經閉，以及虛寒性的脘腹冷痛、冷瀉等，均可起到溫補的作用。刮去栓皮入藥，以減輕其火熱之性；用於妊娠胎動不安需炒黑用；入藥以年久者質好，若取自粗枝皮或幼樹乾皮者質次，稱官桂。

**今按** 肉桂為樟科植物肉桂 *Cinnamomum cassia* Presl 的乾燥樹皮。本品味辛、甘，性大熱。歸腎、脾、心、肝經。具有補火助陽，散寒止痛，溫經通脈，引火歸源功效。主要用於①腎陽不足，命門火衰的陽痿宮冷，腰膝冷痛，夜尿頻多，滑精遺尿等；②腹痛，寒疝；③腰痛，胸痹，陰疽，閉經，痛經；④陽虛虛，虛陽上浮的面赤、虛喘、汗出、心悸、失眠、脈微弱者；此外，久病體虛氣血不足者，在補氣益血方中少量加入肉桂，有鼓舞氣血生長之效。

**用量用法**：煎服，1～4.5g，宜後下或焗服；研末沖服，每次1～2g。

【**廉便驗方**】

（1）**白帶腥臭，多悲不樂**：肉桂3g，附子9g，黃柏、知母各1.5g。上藥水煎，分2次服，亦可外洗用。

（2）**產後惡露不暢**：肉桂15g，細辛12g。上藥研末為丸，每次服6g，每日2次。

（3）**久寒積冷，心腹絞痛，脅肋脹滿，泄瀉腸鳴，自利自汗，米穀不化**：蓽茇、肉桂各150g，乾薑、高良薑各200g。上藥為細末，水煮麵糊為丸，如梧桐子大，每服

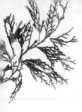

6g，米飲湯下，食前服之。

【**臨床新用**】肉桂還可用於支氣管哮喘、潰瘍性結腸炎、糖尿病、支氣管炎、風濕性脊椎炎、類風濕性脊椎炎、腰肌勞損、腱鞘炎、凍瘡、前列腺增生、丘疹性蕁麻疹、面神經癱瘓、闌尾切除術後腸功能失調等病症。

## 88. 桂　枝

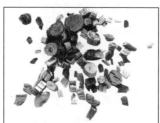

桂枝　發汗解表，溫通經脈，助陽化氣。凡外感熱病、陰虛火旺等病人忌用。

【**原文**】桂枝小梗，橫行手臂，止汗舒筋，治手足痹。

【**註釋**】**橫行手臂**：指桂枝作用於經由手臂循行的經絡。

**止汗**：即制止自汗、盜汗的功效。止，不能理解為桂枝有直接的止汗作用，需配伍養陰斂汗的藥物，才能止汗。

【**白話解**】桂枝味辛、甘，性溫，辛散溫通，能溫通經絡，治風寒濕痹，尤善治上肢肩臂痛；本品配伍養陰斂汗的白芍，才能止汗，故對歌中的「止汗」，不能理解為桂枝有直接的止汗作用。

**今按**　桂枝為樟科植物肉桂 *Cinnamomum cassia* Presl 的乾燥嫩枝。本品味辛、甘，性溫。歸心、肺、膀胱經。具有發汗解肌，溫通經脈，助陽化氣功效。主要用於①外感風寒，不論表實無汗、表虛有汗及陽虛受寒者；②寒凝血滯諸痛證；③痰飲、蓄水證；④心陽不振，不能宣通血脈，而見心悸動。

用量用法：煎服，3～9g。

【廉便驗方】（1）**太陽病下之後，脈促胸滿：**桂枝、生薑各9g，甘草6g，大棗4枚。上藥水煎服。

（2）**血痹，陰陽俱微，寸口關上微，尺中小緊，外證身體不仁，如風痹狀：**黃蓍、白芍、桂枝各9g，生薑6g，大棗6枚。上藥水煎服，每日3次。

（3）**心中痞，諸逆，心懸痛：**桂枝、生薑各9g，枳實6g。上藥水煎服，每日3次。

【臨床新用】桂枝還可用於流感、支氣管哮喘、心血管病、凍瘡、溶血性黃疸、子宮肌瘤、刮宮術後發熱、蕁麻疹、膿餘型銀屑病、寒冷性多形紅斑、小兒肺炎、胃及十二指腸潰瘍、慢性腎炎、慢性腎功能衰竭等病症。

## 89. 吳茱萸

【原文】吳萸辛熱，能調疝氣，臍腹寒疼，酸水能治。去梗，湯泡微炒。

【註釋】酸水能治：指能治肝寒犯胃之嘔吐酸水。

【白話解】吳茱萸味辛、苦，性熱，能散寒止痛，疏肝下氣，助陽止瀉，治肝經寒凝之寒疝睪丸冷痛、臍腹部的寒氣作痛，肝寒犯胃嘔吐酸水及脾腎陽虛之五更泄瀉等。用時除去果梗等雜質，用甘草湯製過炒乾用。

用量用法：煎服，1.5～4.5g。外用適量。

> 　　**今按**　吳茱萸為芸香科植物吳茱萸 *Evodia rutaecarpa*（Juss.）Benth.、石虎 *E. rutaecarpa*（Juss.）Benth. var. *officinalis*（Dode）Huang 或疏毛吳茱萸 *E. rutaecarpa*

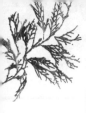

（Juss.）Benth. var. *bodinieri*（Dode）Huang 的乾燥近成熟果實。本品味辛、苦，性熱。有小毒。歸肝、脾、胃、腎經。具有補氣升陽，益衛固表，利尿消腫，托毒生肌功效。主要用於①肝寒氣滯諸痛證；②胃寒嘔吐；③脾腎陽虛，五更泄瀉。

【廉便驗方】（1）上熱下寒嘔吐：吳茱萸、乾薑、黃連各3g。上藥水煎，分2次服。

（2）霍亂吐瀉，或乘車舟，動傷胃氣，頭眩眼暈，手腳轉筋：吳茱萸、木瓜、食鹽各5g。上藥水煎服。

（3）食穀欲嘔與少陰病，吐利，手足逆冷，煩躁欲死者及乾嘔，吐涎沫，頭痛等症：吳茱萸5g，人參10g，生薑20g，大棗6枚。上藥水煎服，每日3次。

【臨床新用】吳茱萸還可用於口腔潰瘍、黃水瘡、神經性皮炎、高血壓病、神經性嘔吐、子宮陣縮無力和出血、慢性前列腺炎等病症。

# 90. 延胡索

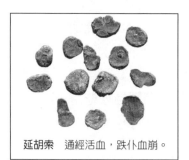

延胡索　通經活血，跌仆血崩。

【原文】延胡氣溫，心腹卒痛，通經活血，跌撲血崩。即玄胡索。

【註釋】卒：指急、暴、突然之意。

【白話解】延胡索味辛、苦，性溫，能行氣活血、散瘀止痛，治氣血阻滯不得流通的胸腹突然作痛；婦女行經不暢，少腹作痛；跌打損傷或

子宮大出血而有瘀血停滯的疼痛等。又名玄胡索。

**今按** 延胡索為罌粟科植物延胡索 *Corydalis yan-husuo* W. T. Wang 的塊根。本品味辛、苦，性溫。歸心、肝、脾經。具有活血，行氣，止痛功效。主要用於氣血瘀滯之痛證，如心血瘀阻之胸痹心痛，胃痛，胸脅痛，疝痛，痛經，月經不調，產後瘀滯腹痛，跌打損傷，瘀腫疼痛。

**用量用法**：煎服，3～10g。研粉吞服，每次1～3g。

**【廉便驗方】**（1）**產後心腹疼痛**：延胡索、當歸、肉桂各30g。上為散，每服6g，以童子小便、酒各半杯，入生薑3片，煎服。

（2）**偏正頭痛不可忍者**：延胡索、青黛各6g，皂莢3g。上為末，水和丸，苦杏仁大，每以水化1丸，灌入病人鼻中，當有涎出。

（3）**經來小腹痛**：延胡索8g，血餘炭4g。研末，分上下午2次用黃酒調服，連用7天。

**【臨床新用】**延胡索還可用於高血壓、冠心病、急性心肌梗塞、痛經、平滑肌痙攣疼痛、胃及十二指腸潰瘍、胃炎等病症。

## 91. 薏苡仁

**【原文】**薏苡味甘，專除

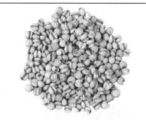

薏苡仁 利水滲濕，健脾除痹，清熱排膿。是一味利濕美容的良藥，具有較強的抗癌作用。

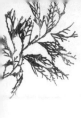

濕痹，筋節拘攣，肺癰肺痿。一名穿穀米，去殼取仁。

【註釋】**筋節**：指關節。

【白話解】薏苡仁味甘、淡，性涼，能健脾，利水除濕，清熱排膿，治風濕痹痛、關節拘攣，以及水濕停留的水腫、小便不利等；又治咳嗽胸痛吐膿血的「肺癰」和咳吐濁痰涎沫的「肺痿」。又名穿穀米，用時除去果殼及種皮，取仁用。

---

**今按**　薏苡仁為禾本科植物薏苡 *Coix lacryma-jobi* L. var. *ma-yuen*（Roman.）Stapf的乾燥成熟種仁。本品味甘、淡，性涼。歸脾、胃、肺經。具有利水滲濕，健脾，除痹，清熱排膿功效。主要用於①脾虛濕盛之水腫腹脹，小便不利，腳氣；②脾虛泄瀉；③濕痹而筋脈攣急疼痛者；④肺癰，腸癰。

---

**用量用法**：煎服，9～30g。清利濕熱宜生用，健脾止瀉宜炒用。

【廉便驗方】（1）**腸癰，腹皮急按之濡，如腫狀，腹無積聚，脈數，此為腹內有癰膿**：薏苡仁10g，附子2g，敗醬草5g。上藥研末，取10g，以水200mL，煎減半，頓服，小便當下。

（2）**黃疸**：薏苡仁搗汁，和酒服。

（3）**鼻中生瘡**：薏苡仁、冬瓜煎湯當茶飲。

【臨床新用】薏苡仁還可用於鼻咽癌、肺癌、扁平疣、傳染性軟疣、蛔蟲病、皮膚過敏、丘疹性蕁麻疹、坐骨結節滑囊炎、膝關節創傷性滑膜炎、卵巢囊腫、睾丸鞘膜積液、

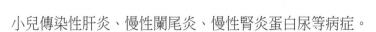

小兒傳染性肝炎、慢性闌尾炎、慢性腎炎蛋白尿等病症。

## 92. 肉豆蔻

【原文】肉蔻辛溫，脾胃虛冷，瀉痢不休，功可立等。一名肉裹，麵包煨熟，切片，紙包捶去油。

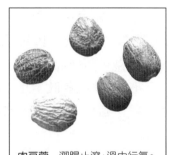

肉豆蔻　澀腸止瀉，溫中行氣。

【註釋】**脾胃虛冷**：因飲食失常，勞倦過度，久病或憂思傷脾所致，脾氣虛，兼內寒。

**瀉痢不休**：指久瀉久痢不止。

**功可立等**：指功效很快，立竿見影。

【白話解】肉豆蔻味辛，性溫，能溫中降氣，澀腸止瀉，治脾胃虛寒，食慾不振、脘腹作痛、久瀉等症，功效很快。本品又名肉果，入藥宜面裹煨去油用，或紙包捶去油用，以降低油脂，免於滑腸，增強澀腸止瀉作用。

> **今按**　肉豆蔻為肉豆蔻科植物肉豆蔻 *Myristica fragrans* Houtt 的成熟種仁。本品味辛，性溫。歸脾、胃、大腸經。具有澀腸止瀉，溫中行氣功效。主要用於①虛寒性瀉痢；②胃寒脹痛，食少嘔吐。

**用量用法**：煎服，3～9g；入丸、散服，每次0.5～1g。內服需煨熟去油用。

【廉便驗方】

（1）**水瀉無度，腸鳴腹痛**：肉豆蔻30 g，生薑汁

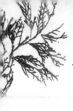
200mL，白麵60g，將薑汁和麵做成餅子，裹肉豆蔻末煨令黃熟，研為細散，每服4g，空腹米湯送下，日服2次。

（2）**水濕腫如鼓，不食者：**肉豆蔻、檳榔、輕粉各0.3g，牽牛子45g。上藥為末，麵糊為丸，如綠豆大，每服10～20丸，煎連翹湯送下，食後服，每日3次。

（3）**霍亂嘔吐不止：**肉豆蔻、人參、厚朴各30g。上藥為散，每服9g，以水25mL，入生薑0.15g，水煎，不拘時溫服。

## 93. 草豆蔻

【原文】草蔻辛溫，治寒犯胃，作痛吐嘔，不食能食。建寧有淡紅花，內白子是真的。

【註釋】作痛：指寒濕中阻，胃部受寒疼痛。

【白話解】草豆蔻味辛，性溫，能溫胃散寒，健脾燥濕，治胃部受寒作痛，脹滿嘔吐，以及寒濕內停的胃口不開、不思飲食等症。南京地區有草豆蔻生長，其花為淡紅色，種子為白色者為真品。

> **今按**　草豆蔻為薑科植物草豆蔻*Alpinia katsumadai* Hayata的乾燥近成熟種子。本品味辛，性溫。歸脾、胃經。具有燥濕行氣，溫中止嘔功效。主要用於①寒濕中阻證；②寒濕嘔吐；③取本品溫燥之性，溫脾燥濕，以除中焦之寒濕而止瀉痢，用於寒濕內盛，清濁不分而腹痛瀉痢者。

**用量用法：**煎服，3～6g。入散劑較佳。入湯劑宜後下。

【廉便驗方】

（1）**厥逆冷氣，上攻心痛，不食**：草豆蔻、薑厚朴60g，肉桂、高良薑、當歸各30g。上藥為粗末，每服6g。

（2）**小兒霍亂吐瀉**：草豆蔻、檳榔、甘草各等分。上藥為末，每服5g，空腹薑湯送服。

（3）**心腹脹滿，短氣**：草豆蔻50g，去皮為末，以木瓜、生薑湯送服3g。

【臨床新用】草豆蔻還可用於脫皮唇炎、胃腸道疾病（胃痛、潰瘍和胃腸綜合徵）等病症。

## 94. 訶 子

【原文】訶子味苦，澀腸止痢，痰嗽喘急，降火斂肺。又訶黎勒，六稜黑色者佳，火煨去核。

【註釋】澀腸：固澀大腸而止瀉。

訶子 澀腸止瀉，斂肺止咳，利咽開音。

斂肺：即收斂肺氣。

【白話解】訶子味苦、酸、澀，性平，能澀大腸，止久痢，有治久瀉脫肛的作用。又治有痰的久咳，氣喘，失音，可起到斂肺降火的作用，但咳嗽和瀉痢的初起，外邪未清時不宜使用。本品又名訶黎勒，以六稜形、黑色者品質佳。入藥可去核取肉，煨用。

**今按** 訶子為使君子科植物訶子 *Terminalia chebula* Retz. 的成熟果實。本品味苦、酸、澀，性平。歸

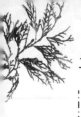

肺、大腸經。具有澀腸止瀉，斂肺止咳，利咽開音功效。主要用於①久瀉，久痢；②久咳，失音。

**用量用法**：煎服，3～10g。澀腸止瀉宜煨用，斂肺清熱利咽開音宜生用。

**【廉便驗方】**

（1）**瀉痢，腹痛漸已，瀉下漸止等症**：訶子45g，木香15g，黃連、甘草各9g。上藥為細末，每服6g，以白朮芍藥湯調下，如不止，加厚朴30g，竭其餘邪。

（2）**老人氣虛不能收攝，小水頻行，緩放即自遺下，或涕淚頻來，或口涎不收**：訶黎勒，不用煨製，取肉，時時乾嚼化，徐徐含咽。

**【臨床新用】**訶子還可用於聲帶息肉、結膜炎、大葉性肺炎、細菌性痢疾、白喉、慢性甲溝炎、消化道出血、慢性潰瘍性腸炎等病症。

## 95. 草　果

**【原文】**草果味辛，消食除脹，截瘧逐痰，解瘟辟瘴。去殼取仁。

**【註釋】瘟**：即瘟疫，又稱溫疫。是感受疫癘之邪而發生的多種急性傳染病的統稱。其特點是發病急劇，病情險惡，有強烈的傳染性，易引起大流行。

**【白話解】**草果味辛，性溫，能消食除脹，除痰截瘧，可用於治療感受山嵐瘴氣、暑濕穢濁之氣引起的瘟疫、瘴瘧。入藥時去殼取仁用。

> **今按** 草果為薑科植物草果 *Amomum tsao-ko* Crevost et Lemaire 的乾燥成熟果實。本品味辛，性溫，歸脾、胃經。具有燥濕溫中，除痰截瘧功效。主要用於①寒濕偏盛之脘腹冷痛，嘔吐泄瀉，舌苔濁膩；②瘧疾。

**用量用法**：煎服，3～6g。

**【廉便驗方】**（1）**胎氣不順**：草果、延胡索、滑石、五靈脂各3g。酒煎，半饑時服。

（2）**脾寒瘧疾不癒，振寒少熱，面青不食，或大便溏泄，小便反多**：草果、附子各等分，水煎，瘧疾發作前服用。

（3）**腹痛脹滿**：草果6g，酒煎服之。

**【臨床新用】**草果還可用於B型肝炎等病症。

## 96. 常 山

**【原文】**常山苦寒，截瘧除痰，解傷寒熱，水脹能寬。酒浸切片。

**【註釋】水脹**：即水腫。指由陽氣不達，水濕停聚所致的水腫病。其病起始見眼瞼水腫，如新臥起之狀，繼則出現頸動脈搏動甚、咳嗽氣喘、下肢或周身水腫、腹脹大如裹水狀等。

**【白話解】**常山味苦、辛，性寒，能除痰、行水，古人有「無痰不成瘧」的說法，所以本品能止瘧。還能催吐、清熱，又可解除傷寒的發熱和痰水停留的胸中脹滿。入藥用酒浸後切片，曬乾備用。

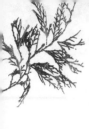

　　**今按**　常山為虎耳草科植物常山 *Dichroa febrifuga* Lour.* 的根。本品味苦、辛，性寒。有毒。歸肺、心、肝經。具有湧吐痰涎，截瘧功效。主要用於①胸中痰飲證；②瘧疾。

　　**用量用法**：煎服，4.5～9g；入丸、散酌減。湧吐可生用，截瘧宜酒製用。治瘧宜在病發作前半天或 2 小時服用，並配伍陳皮、半夏等減輕其致吐的副作用。

　　**【廉便驗方】**（1）**胸中多痰，頭疼不欲食**：常山、甘草各 5g。水煎服。

　　（2）**瘧疾**：常山、知母、草果、炙甘草各 100g，高良薑 60g，烏梅 50g。研為粗末，每服 9g。

　　**【臨床新用】**常山還可用於間日瘧、藍氏賈第鞭毛蟲病、上呼吸道感染、心律失常等病症。

## 97. 良薑　附：紅豆蔻

　　**【原文】**良薑性熱，下氣溫中，轉筋霍亂，酒食能攻。結實秋收名紅豆蔻，善解酒毒，餘治同。

　　**【註釋】下氣**：又稱「降氣」，指泄降上逆之氣。

　　**【白話解】**高良薑味辛，性熱，能溫胃下氣止嘔，散寒止痛消食，治胃寒疼痛、吐瀉轉筋和酒食不消等。其果實名紅豆蔻，秋季果實成熟時採收，善於解酒毒，其餘功效主治同本品。

　　**今按**　良薑為薑科植物高良薑 *Alpinia officinarun* Hance 的乾燥根莖。本品味辛，性熱。歸脾、胃經。具

有散寒止痛，溫中止嘔功效。主要用於①胃寒冷痛；②胃寒嘔吐。

**用量用法：**煎服，3～6g。研末服，每次3g。

**【廉便驗方】**（1）**心腹痛：**高良薑、檳榔各等分，各炒。上藥為細末，米湯調下。

（2）**霍亂吐痢腹痛：**高良薑，火製令焦香，每用6g，打破，以酒100mL，煮取三四沸，頓服。

（3）**諸寒瘧疾：**高良薑、生薑各等分。研為末，每服15g，雄豬膽1個，水1盞，溫和膽汁調下。

**【臨床新用】**高良薑還可用於消化道腫瘤、口腔潰瘍、心絞痛等病症。

**【附藥】紅豆蔻**

為薑科植物大高良薑的乾燥成熟果實。味辛，性溫，歸脾、肺經。具有散寒燥濕、醒脾消食，主要用於脘腹冷痛，食積脹滿，嘔吐泄瀉，飲酒過多。煎服，3～6g。

# 98. 山 楂

**【原文】**山楂味甘，磨消肉食，療疝催瘡，消膨健胃。一名糖毱子，俗呼山裏紅，蒸去核用。

**【註釋】催瘡：**使瘡疹迅速外透。

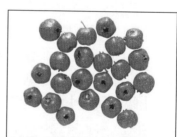

山楂 消食化積，行氣散瘀。是一味消食降脂降壓的常用中藥。

**【白話解】**山楂味酸、甘，性微溫，能消化肉積，治肉食積滯不消，脘腹脹痛；其生用有行氣結、破瘀血之

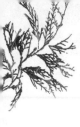

功，並治男子疝氣睪丸腫痛；又能散瘀血，使瘡疹迅速外透，但以消脹滿、健胃的功用為主。本品又名糖毬子，俗稱山裏紅，入藥可蒸熟去核用。

**今按**　山楂為薔薇科植物山裏紅 *Crataegus pinnatifida* Bge. var. *major* N. E. Br. 或山楂 *C. pinnatifida* Bge. 的成熟果實。本品味酸、甘，性微溫。歸脾、胃、肝經。具有消食化積，行氣散瘀功效。主要用於①飲食積滯證；②瀉痢腹痛，疝氣痛；③瘀阻胸腹痛，痛經；④現代單用本品製劑治療冠心病，高血壓，高血脂症，細菌性痢疾等，均有較好療效。

**用量用法**：煎服，10～15g，大劑量30g。生山楂、炒山楂多用於消食散瘀，焦山楂、山楂炭多用於止瀉痢。

**【廉便驗方】**

（1）**一切食積**：山楂、白朮各120g，神麴30g。上藥為末，蒸餅丸，梧桐子大，每服9g。

（2）**腸風**：酸棗並山楂燒灰，米飲調下。

（3）**產婦惡露不盡，腹中疼痛，或兒枕作痛**：山楂120g，打碎煎湯，入砂糖少許，空腹溫服。

**【臨床新用】**山楂還可用於高脂血症、心臟病、高血壓、菌痢、腎盂腎炎、肝炎、腸炎、凍瘡等病症。

## 99. 神　麴

**【原文】**神麴味甘，開胃進食，破積逐痰，調中下氣。要六月六日製造方可用，要炒黃色。

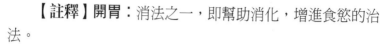

【註釋】開胃：消法之一，即幫助消化，增進食慾的治法。

調中：指調和中焦氣機，具有和胃、行氣、解鬱的功能。

【白話解】神麴味甘、辛，性溫，能開胃口，增進食慾，治療消化不良的食積脹滿，還可除痰、調和脾胃、通暢氣機。本品應在陰曆六月初六炮製使用最佳，炒成黃色入藥。

---

**今按** 神麴為麵粉和其他藥物混合後經發酵而成的加工品。本品味甘、辛，性溫。歸脾、胃經。具有消食和胃功效。主要用於①飲食積滯證。因本品略能解表退熱，故尤宜外感表證兼食滯者；②凡丸劑中有金石、貝殼類藥物者，前人用本品糊丸以助消化，如磁朱丸。

---

**用量用法**：煎服，6～15g。消食宜炒焦用。

【廉便驗方】

（1）**中脘宿食留飲而致的脘痛，吞酸嘈雜，或口吐清水**：炒神麴90g，蒼朮45g，陳皮30g。上藥為末，生薑汁煮神麴糊為丸，每服9g，薑湯送下。

（2）**婦人產後回乳**：神麴炒研，酒服10g，每日2次。

（3）**食噎**：神麴50g，陳皮100g。上藥為細末，煉蜜和丸，如雞頭大，每服9g。

【臨床新用】神麴還可用於青春期乳腺增生病、子宮肌瘤、肝腫大、甲狀腺結節、小兒單純性消化不良、痢疾等病症。

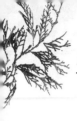
## 100. 麥　芽

【原文】麥芽甘溫，能消宿食，心腹膨脹，行血散滯。
炒，孕婦勿服，恐墜胎元。

【白話解】麥芽味甘，性溫，能消化食積，治療麵食
積滯和小兒乳積引起的胸腹脹滿；還有行血和散滯的作
用；又治產婦斷乳、乳房脹滿等。入藥可炒用，孕婦慎
用，以免導致墮胎。

> **今按**　麥芽為禾本科植物大麥 *Hordeum vulgare* L.
> 的成熟果實經發芽乾燥而成。本品味甘，性平。歸脾、
> 胃、肝經。具有消食健胃，回乳消脹功效。主要用於①
> 米麵薯芋食滯證；②斷乳、乳房脹痛；③能疏肝解鬱，
> 用於肝氣鬱滯或肝胃不和之脅痛、脘腹痛等。

**用量用法**：煎服，10～15g，大劑量30～120g。生麥
芽功能長於消食健胃；炒麥芽多用於回乳消脹。

【廉便驗方】（1）**產後腹中鼓脹**：麥芽100g，為末，
和酒服食，良久通轉。

（2）**產後發熱，乳汁不通而脹，無子當消者**：麥芽
100g。研細末，清湯調下。

（3）**膨脹**：炒麥芽、檳榔、甘遂各3g。上為細末，
每服1.5g，黃酒沖服；忌鹽、醋百日，到80天用豬肝1
副，去淨白皮，以竹刀切片，放沙鍋內焙乾為末，開水沖
服。到百天吃鯽魚補養。

【臨床新用】麥芽還可用於糖尿病、溢乳症、急慢性

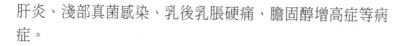

肝炎、淺部真菌感染、乳後乳脹硬痛、膽固醇增高症等病症。

## 101. 蘇 子

【原文】蘇子味辛，驅痰降氣，止咳定喘，更潤心肺。

【白話解】蘇子味辛，性溫，能除痰降氣，止咳嗽，平氣喘，治療咳嗽痰喘，胸悶氣逆等症；此外，還能潤肺滑腸，治痰多氣逆而大便不通的病症。

> **今按** 蘇子為唇形科植物紫蘇 *Perilla frutescens*（L.）Britt. 的成熟果實。本品味辛，性溫。歸肺、大腸經。具有降氣化痰，止咳平喘，潤腸通便功效。主要用於①痰壅氣逆，咳嗽氣喘，痰多胸痞；②腸燥便秘。

**用量用法**：煎服，5～10g；煮粥食或入丸、散。

【廉便驗方】

（1）**小兒停飲，喘息不得臥**：炒紫蘇子、炒葶藶子各等分。上為細末，蒸大棗肉為丸，麻子大，每服5～7丸，淡薑湯送下。

（2）**腳氣及風寒濕痹，四肢攣急，腳腫不可踩地**：紫蘇子60g，杵碎，水2L，研取汁，以蘇子汁煮粳米300g做粥，和蔥、豉、椒、薑食之。

（3）**消渴便水，服此令水從小便出**：紫蘇子、萊菔子各150g。上為末，每服10g，桑根白皮煎湯服，每日2次。

【臨床新用】蘇子還可用於高血脂症、宮頸出血、頑固性咳嗽、蛔蟲病、食蟹中毒等病症。

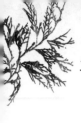

## 102. 白芥子

【原文】白芥子辛，專化脅痰，瘧蒸痞塊，服之能安。微炒。

【註釋】脅痰：指寒痰滯於胸脅。

痞塊：指腹腔內的積塊。

【白話解】白芥子味辛，性溫，專化寒痰滯於胸脅，並能消腫止痛，對於痰喘咳嗽或痰阻胸脅作痛及瘧疾經久不癒，脅下結成痞塊等，內服都很有效。微炒後入藥。

> 今按　白芥子為十字花科植物白芥 *Sinapi alba* L. 的種子。本品味辛，性溫。歸肺、胃經。具有溫肺化痰，利氣散結，通絡止痛功效。主要用於①寒痰喘咳，懸飲；②陰疽流注，肢體麻木，關節腫痛。

用量用法：煎服，3～6g。外用適量，研末調敷，或作發泡用。

【廉便驗方】（1）臂痛牽引背胛，或輟或作，痰滯經絡，或似癱瘓：白芥子、木鱉子各30g，沒藥（另研）、肉桂、木香各10g。上藥為末，每服3g，溫酒下。

（2）風濕腳氣，腫疼無力：白芥子、油菜子、蓖麻子、木鱉子、白膠香各30g，核桃仁5枚。上藥搗成膏，每用皂子大，摩痛處。

（3）冷痰痞滿：白芥子、大戟、甘遂、胡椒、肉桂各等分。上藥為末，糊丸梧桐子大，每服10丸，薑湯調下。

【臨床新用】白芥子還可用於流行性腮腺炎、慢性盆腔炎、冠心病、甲狀腺功能亢進、心律失常、囊蟲病、肺結核、乳腺炎、膝部腫痛、網球肘、面神經麻痹、慢性氣管炎等病症。

# 103. 甘 遂

【原文】甘遂苦寒，破癥消痰，面浮蠱脹，利水能安。反甘草。

【註釋】

癥：即指癥瘕。是腹腔中的痞塊，是氣血凝聚而成的積塊。一般以隱見腹中，按之有形，堅硬不移，痛有定處者為癥；聚散無常，推之游移不定，痛無定處者為瘕。

蠱脹：古病名，指蠱蟲由皮毛侵入肺部，下涉腸道，瘀積肝絡，阻礙氣血水液運行。以皮膚瘙癢，咳嗽，腹痛腹瀉，脅下痞塊，消瘦，腹水等為主要表現的病症。

【白話解】甘遂味苦，性寒，能通利二便，瀉痰逐飲，消腫散結，破除腹部積滯結塊；對於面目水腫的水腫病和腹部脹滿的蠱脹病而脈、證屬實的，應用本品有利水消腫的功效。本品不宜與甘草同用。

> **今按** 甘遂為大戟科植物甘遂 *Euphorbia kansui* T. N. Liou ex T. P. Wang 的乾燥塊根。本品味苦，性寒。有毒。歸肺、腎、大腸經。具有瀉水逐飲，消腫散結功效。主要用於①水腫，臌脹，胸脅停飲；②風痰癲癇；③瘡癰腫毒。

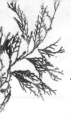

**用量用法**：入丸、散服，每次0.5～1g。外用適量，生用。內服醋製用，以減低毒性。

【**廉便驗方**】（1）病者脈伏，其人欲自利，利反快，雖利下心下續堅滿，此為留飲去放也：甘遂（大者）0.5g，半夏、白芍各10g。水煎，和蜜服。

（2）**凡人忽患胸背手腳、頭項腰胯隱痛，此乃是痰涎在心**，變為此疾：甘遂、大戟各1g，白芥子30g。上藥為末，糊丸如梧桐子大，每服5～7丸，最多10丸，薑湯或熱水送下。

（3）**中滿腹脹，一切水濕腫滿等症**：甘遂、大戟、芫花各1g，牽牛子60g，大黃（為細末）30g，輕粉3g。上藥為末，滴水為丸，如小豆大，初服5丸，溫水送下，每日3次，加至快利病去為度。

【**臨床新用**】甘遂還可用於哮喘、百日咳、結核性胸膜炎、肝硬化腹水、單純性腸梗阻、痛風、急性出血性小腸炎、關節滑囊炎以及用於孕婦中期引產等。

## 104. 大　戟

【**原文**】大戟甘寒，消水利便，腹脹癥堅，其功瞑眩。反甘草。

【**註釋**】瞑眩：頭目昏亂。此指大戟功效顯著，伴有較強的副作用。

【**白話解**】大戟味甘，性寒，能消水腫、通二便，治腹脹和瘀血結聚成塊，痰水停留的水腫脹滿，痰飲積聚。功效雖好，但要注意用量，過量時會有劇烈頭暈的反應。本品不宜與甘草同用。

> **今按** 大戟為大戟科植物大戟 *Euphorbia pekinensis* Rupr. 的乾燥根。本品味苦，性寒。有毒。歸肺、脾、腎經。具有瀉水逐飲，消腫散結功效。主要用於①水腫、臌脹、胸脅停飲；②癰腫瘡毒，瘰癧痰核。

**用量用法**：煎服，1.5～3g；入丸、散服，每次1g。外用適量，生用。內服醋製用，以減低毒性。

**【廉便驗方】**（1）**水腫**：大戟1g，蒼朮60g，沉香15g。陳米糊丸，每次6g，以酒送服。

（2）**腳氣攻注，心腹脹鞭，小便赤澀**：大戟、芫花各1g，葶藶子15g，巴豆、續隨子各0.3g。上藥為末，蜜丸，梧桐子大，每服1g，燈心湯調下。

**【臨床新用】**大戟還可用於淋巴結核、狂躁性精神分裂症、晚期血吸蟲病腹水或其他肝硬化腹水、胸腔積液、腦膜腔積液等病症。

## 105. 芫 花

**【原文】**芫花寒苦，能消脹蠱，利水瀉濕，止咳痰吐。反甘草。

**【白話解】**芫花味苦，性寒，能通二便，逐痰水，消腫散結，治療腹部脹滿的蠱脹實證；並能治痰水停留在肺部引起的喘咳、脹滿、痰多等。本品不宜與甘草同用。

> **今按** 芫花為瑞香科植物芫花 *Daphne genkwa* Sieb. et Zucc. 的乾燥花蕾。本品味苦、辛，性溫。有毒。歸肺、脾、腎經。具有瀉水逐飲，祛痰止咳，殺

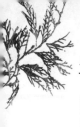

蟲療瘡功效。主要用於①胸脅停飲，水腫，臌脹；②咳嗽痰喘；③頭瘡、白禿、頑癬及癰腫。

**用量用法**：煎服，1.5～3g；入丸、散服，每次0.6g。外用適量。內服醋製用，以降低毒性。

**【廉便驗方】**（1）**蟯蟲**：芫花、狼牙、雷丸、桃仁各0.9g。上藥搗散，晚間勿食，白天服1g。

（2）**婦人四肢水腫，脘腹氣滯，不思飲食**：芫花、大戟、甘遂各0.5g，大黃30g，青皮45g。上藥醋炒，為細末，麵糊和丸，梧桐子大，每服7丸，食前溫酒送下。

（3）**癬**：芫花為末，膠和如粥敷之。

**【臨床新用】**芫花還可用於腫瘤、滲出性胸膜炎、小兒肺炎、禿瘡、淋巴結腫大、風濕性關節炎、牙痛、淋巴結核、慢性氣管炎、急性乳腺炎、傳染性肝炎、精神病等病症。

## 106. 商　陸

**【原文】**商陸苦辛甘，赤白各異，赤者消風，白利水氣。一名章柳。

**【註釋】**白利水氣：指白商陸能利水消腫。

**【白話解】**商陸味苦、辛、甘，性寒，有紅、白兩種，紅的專供外敷，能消除風濕瘡瘍腫毒；白的可內服，能瀉水利尿，可退水腫脹滿。本品又名章柳。

**今按**　商陸為商陸科植物商陸 *Phytolacca acinosa* Roxb. 或垂序商陸 *P. americana* L. 的乾燥根。本品味

苦，性寒。有毒。歸肺、脾、腎、大腸經。具有瀉下逐水，消腫散結功效。主要用於①水腫，臌脹；②瘡癰腫毒。

**用量用法**：煎服，5～10g。醋製以降低毒性。外用適量。

**【廉便驗方】**（1）水腫，酒客虛熱，當風飲冷水，腹腫、陰脹滿：商陸30g，芒硝、吳茱萸各20g，甘遂、芫花各2g。為蜜丸，如梧桐子大，飲服3丸，每日3次。

（2）水病，渾身腫脹喘息，小便不利：商陸9g，赤小豆15g，陳皮6g，木香3g。水煎，分2～3次服用。

（3）瘰癧：商陸10g，紅糖為引，水煎服。

**【臨床新用】**商陸還可用於乳腺增生病、銀屑病、腎性水腫、肝炎、肝硬化腹水、血小板減少性紫癜、慢性氣管炎、消化道出血等病症。

## 107. 海 藻

**【原文】**海藻鹹寒，消癭散癧，除脹破癥，利水通閉。與海帶、昆布散結潰堅功同，反甘草。

**【註釋】**癭：又稱「癭氣」、「癭瘤」，俗稱大脖子病，症見頸部漫腫而結塊，但多皮色不變，纏綿難消，且不潰破，有如櫻絡之形狀。多指甲狀腺腫大一類疾患。多因為鬱怒憂思過度，肝失條達，痰氣凝結於頸部，或與生活地區及飲水有關。

癧：即瘰癧。指頸部淋巴結結核。多發生在頸部，有時也發生在腋窩部，是由於結核桿菌侵入頸部或腋窩部的

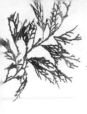

淋巴結而引起的，症狀是局部發生硬塊，潰爛後經常流膿，不易癒合。

【白話解】海藻味鹹，性寒，有化痰軟堅，清熱利水的作用，能消癭瘤、散瘰癧、除脹滿、消腹部腫塊，也治睾丸腫痛。此外，還有利尿通小便的功效。沿海一帶出產的海帶、昆布的軟堅散結作用與本品相同。本品不宜與甘草同用。

> **今按**　海藻為馬尾藻科植物海蒿子 *Sargassum pallidum*（Turn.）C. Ag.或羊棲菜 S. fusiforme.（Harv.）Setch. 的藻體。本品味鹹，性寒。歸肝、腎經。具有消痰軟堅，利水消腫功效。主要用於①癭瘤、瘰癧、睾丸腫痛；②痰飲水腫。

**用量用法**：煎服，10～15g。

【廉便驗方】（1）肝經癭瘤：海藻、昆布、龍膽各60g，小麥120g。上為細末，煉蜜為丸，梧桐子大，每服20～30丸，臨睡前服。

（2）頷下瘰癧如梅李：海藻250g，酒2000mL。漬數日，稍稍飲之。

（3）蛇盤瘰癧，頭項交接者：海藻、僵蠶各等分。上為末，以白梅泡湯，和丸，梧桐子大，每服60丸，米飲下，必泄出毒氣。

【臨床新用】海藻還可用於淋巴結結核、甲狀腺腫大、慢性頸淋巴結炎、多發性癤腫、潰瘍病、高血壓病、動脈硬化症、睾丸腫大、睾丸腫痛、疝氣、心絞痛等病症。

## 108. 牽牛子

**【原文】**牽牛苦寒，利水消腫，蠱脹痃癖，散滯除壅。黑者屬水，力速。白者屬金，效遲。並取頭末用。

**【註釋】**壅：指堵塞。

**【白話解】**牽牛子味苦，性寒，能通二便，消水腫，殺蟲，治腹部脹滿的蠱脹病和腹部積滯不消，隱伏在臍旁及脅下的痃癖病，以及蟲積脹痛等，可以起到散積滯、除壅塞的作用。黑色者名黑丑，主入腎經，屬水，利水逐飲作用強；白色者名白丑，主入肺經，屬金，利水作用緩，但瀉肺除壅作用強。秋季果實成熟未開裂時將藤割下，曬乾，種子自然脫落，除去果殼雜質用。

> **今按**　牽牛子為旋花科植物裂葉牽牛 *Pharbitis nil* (L.)Choisy 或圓葉牽牛 *Pharbitis purpurea*（L.）Voigt 的乾燥成熟種子。本品味苦，性寒。有毒。歸肺、腎、大腸經。具有瀉下逐水，去積殺蟲功效。主要用於①水腫，臌脹；②痰飲喘咳；③蟲積腹痛。

**用量用法：**煎服，3～6g。入丸、散服，每次1.5～3g。本品炒用藥性減緩。

**【廉便驗方】**（1）**水腫**：牽牛子6g，檳榔、木香、陳皮、茯苓各9g。水煎，每日1劑，分2次服。

（2）**三焦氣逆，胸膈壅塞、頭眩目昏，涕唾痰涎，精神不爽**：牽牛子120g，皂莢60g。上藥為末，生薑汁煮米糊為丸，梧桐子大，每服20丸，荊芥、生薑煎湯送下。

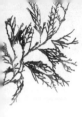

（3）腸癰有膿，脹閉不出：牽牛子末、大黃、穿山甲各10g，乳香、沒藥各5g。俱為末，每服15g，白湯調服。

【臨床新用】牽牛子還可用於慢性氣管炎、支氣管哮喘、單純性肥胖、慢性腎炎水腫、慢性腎功能衰竭、精神病、腹水、癲癇、便秘、絛蟲病、肝硬化腹水、急性腰扭傷等病症。

## 109. 葶藶

【原文】葶藶辛苦，利水消腫，痰咳癥瘕，治喘肺癰。隔紙略炒。

【白話解】葶藶子味苦、辛，性大寒，能利小便，消水腫，降氣祛痰，止咳喘，又能散腹中的瘀血停滯結塊，治療痰水壅塞、肺氣不降的氣喘和痰熱鬱結在肺部的咳嗽、胸痛的肺癰。入藥可微炒用，以緩和藥性。

> **今按**　葶藶為十字花科植物獨行菜 *Lepidium apetalum* Willd. 或播娘蒿 *Descurinia sophia*（L.）Webb ex Prantl 的成熟種子。本品味苦、辛，性大寒。歸肺、膀胱經。具有瀉肺平喘，利水消腫功效。主要用於①痰涎壅盛，喘息不得平臥；②水腫，懸飲，胸腹積水，小便不利。

用量用法：煎服，5～10g；研末服，3～6g。

【廉便驗方】（1）肺氣咳嗽，面目水腫，喘促不安，小便赤色：葶藶子、浙貝母、木通各15g，苦杏仁、防己

各30g。上為細末，用棗肉和丸，如梧桐子大，每服9g，桑白皮煎湯，食前送下。

（2）**肺壅咳嗽膿血，喘嗽不得睡臥**：葶藶子125g，為末，每服10g，水煎服。

（3）**大腹水病**：葶藶子50g，苦杏仁15g。並熬黃色，搗碎，分10次服。

【臨床新用】葶藶子還可用於滲出性胸膜炎、小兒支氣管炎、自發性氣胸、腎炎、急性咽炎、慢性肺源性心臟病併發心力衰竭等病症。

## 110. 瞿　麥

【原文】瞿麥苦寒，專治淋病，且能墮胎，通經立應。

【註釋】**淋病**：指因濕熱下注引起，以小便頻急，淋瀝不盡，尿道澀痛，小腹拘急，痛引腰腹為主要表現的病證。

【白話解】瞿麥味苦，性寒，能清熱利小便、破血通經，為治療淋病的主要藥，且能墮胎。婦女瘀血停滯，月經不通，服之有通經功效。

---

**今按**　瞿麥為石竹科植物瞿麥 *Dianthus superbus* L. 和石竹 *D. chinensis* L. 的乾燥地上部分。本品味苦，性寒。歸心、小腸經。具有利尿通淋，破血通經功效。主要用於①淋證，尤以熱淋最為適宜；②閉經，月經不調。

---

**用量用法**：煎服，9～15g。

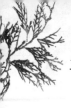
【廉便驗方】（1）瘡腫：瞿麥，和生油搗塗之。

（2）**目赤腫痛，濕瘡：**瞿麥炒黃為末，以鵝涎調塗，或搗汁塗之。

（3）**下焦結熱，小便黃赤，淋閉疼痛，或有血出，及大小便俱出血者：**梔子25g，瞿麥50g，甘草1.5g。上為末，每服9g。

【臨床新用】瞿麥還可用於泌尿系感染或結石、慢性前列腺炎、高血壓腎病、糖尿病、過敏性紫癜、急性腎炎等病症。

# 111. 荊三棱

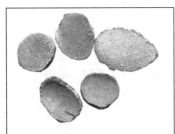

三棱　利血消癖，氣滯作痛，虛者當忌。

【原文】三棱味苦，利血消癖，氣滯作痛，虛者當忌。去毛，火煨，切片醋炒。

【白話解】三棱味苦，性平，能破瘀血、消腹中積聚，治婦女瘀血不行，月經停閉，又能行氣，治氣血不得流通的疼痛。但由於本品藥性攻散，能傷人正氣，所以體質虛弱的病人應當禁忌使用。入藥宜削去皮鬚，烘乾趁熱切片，醋炒用。

今按　荊三棱為黑三棱科植物黑三棱 *Sparganium stoloniferum* Buch.-Ham 的塊莖。本品味辛、苦，性平。歸肝、脾經。具有破血行氣，消積止痛功效。主要用於①癥瘕積聚、經閉及心腹瘀痛；②食積脘腹脹痛；③既破血祛瘀，又消腫止痛，可用於跌打損傷，瘀腫疼痛。

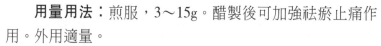

　　**用量用法**：煎服，3～15g。醋製後可加強祛瘀止痛作用。外用適量。

　　**【廉便驗方】**（1）**心胸痞悶，腹脅虛脹，兩脅刺痛**：三棱、莪朮各50g，白朮30g，木香5g，枳殼15g，生薑適量。水煎，每服9g，用砂糖少許呷下。

　　（2）**血瘀經閉，小腹痛**：三棱、當歸各15g，紅花9g，生地黃20g。水煎服。

　　（3）**食積腹脹**：三棱、萊菔子各15g。水煎服。

　　**【臨床新用】**三棱還可用於異位妊娠、白細胞減少症、淺表性胃炎、癌症、慢性肝炎或遷延性肝炎等病症。

## 112.五靈脂

　　**【原文】**五靈味甘，血滯腹痛，止血用炒，行血用生。

　　**【註釋】止血用炒**：指炒五靈脂有止血之功。

　　**行血用生**：指行血化瘀應當生用。

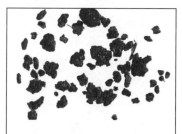

五靈脂　活血止痛，化瘀止血，血滯腹痛。止血用炒，行血用生。

　　**【白話解】**五靈脂味苦、鹹、甘，性溫，能行瘀止痛，治療瘀血不行的月經痛及產後的少腹痛，還可治胃痛。炒用有止血的效果，行血化瘀應當生用。

　　**今按**　五靈脂為鼯鼠科動物複齒鼯鼠 *Trogopterus xanthipes* Milne-Edwards 的糞便。本品味苦、鹹、甘，性溫。歸肝經。具有活血止痛，化瘀止血功效。主要

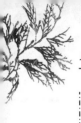

用於①瘀血阻滯之痛證；②瘀血內阻、血不歸經之出血。

　　**用量用法：**煎服，3～10g，宜包煎。

　　**【廉便驗方】**（1）**口眼喎斜，半身不遂：**五靈脂、骨碎補、製川烏、當歸各等分。上為細末，黃酒打糊為丸，梧桐子大，每服3g，溫酒送下。

　　（2）**瘀血內阻，月經不調，小腹急痛，產後腹痛，惡露不行：**五靈脂、蒲黃各等分。上為末，每服6g，先用陳醋調熬成膏，再用水煎，食前熱服。

　　（3）**重舌，喉痹：**五靈脂50g。上為細末，用米醋一大碗煎，漱口。

　　**【臨床新用】**五靈脂還可用於產後子宮復舊不全、十二指腸潰瘍、心絞痛等病症。

# 113. 莪　朮

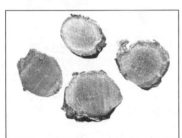

莪朮　善破痃癖，止渴消瘀，通經最宜。

　　**【原文】**莪朮溫苦，善破痃癖，止痛消瘀，通經最宜。去根，火煨，切片醋炒。

　　**【白話解】**莪朮味辛、苦，性溫，能行氣散瘀血，消化食積，善於治腹中食積不消和瘀血結塊，又能通經止痛，也可用於婦女經閉不通、瘀血不行的腹痛。入藥宜除去鬚根，可置熱火灰中煨，切片，醋炒用。

> **今按** 莪朮為薑科植物蓬莪朮 *Curcuma phaeocaulis* Val. 或溫鬱金 *C. wenyujin* Y. H. Chen et C. Ling、廣西莪朮 *C. kwangsiensis* S. lee et C. F. Liang 的根莖。本品味辛、苦，性溫。歸肝、脾經。具有破血行氣，消積止痛功效。主要用於①癥瘕積聚、經閉及心腹瘀痛；②食積脘腹脹痛；③既破血祛瘀，又消腫止痛，可用於跌打損傷，瘀腫疼痛。

**用量用法：** 煎服，3～15g。醋製後可加強祛瘀止痛作用。外用適量。

**【廉便驗方】**（1）**小腸疝氣痛不可忍：** 莪朮研末，空腹，蔥酒服3g。

（2）**婦人血積血塊，經閉：** 莪朮、三棱、熟大黃各50g。丸如綠豆大，每服6g，白湯調下。

（3）**傷撲疼痛：** 莪朮、僵蠶、蘇木各50g，沒藥25g。上為末，每服9g，水煎溫服，每日3次。

**【臨床新用】** 莪朮還可用於阻塞性肺氣腫、高血脂症、冠心病、心肌炎、急性腮腺炎、神經性皮炎、慢性盆腔炎、宮頸糜爛、宮頸癌、腎病綜合徵、出血熱、各種癌症等病症。

## 114. 乾 漆

**【原文】** 乾漆辛溫，通經破瘕，追積殺蟲，效如奔馬。搗砂炒，令煙盡，生則損人傷胃。

**【白話解】** 乾漆味辛，性溫，能散瘀血，通月經，消積殺蟲，治療瘀血不行的月經不通，或腹中結塊及蟲積脹

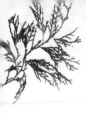

痛等症，見效較快。本品內服宜炮製後用，需放在鍋內炒至煙盡方可用，若生用則易損傷腸胃。

> **今按**　乾漆為漆樹科植物漆樹 *Toxicodendron vernicifluum*（Stokes）F. A. Barkl. 樹脂經加工後的乾燥品。本品味辛，性溫，有小毒。歸肝、脾經。具有破瘀，消積，殺蟲功效。主要用於①婦女瘀血阻滯，經閉，癥瘕；②蟲積。

**用量用法**：入丸、散，2～4.5g。外用：燒煙薰。內服宜炒或煆後用。

**【廉便驗方】**（1）**五勞七傷**：乾漆、柏子仁、山茱萸、酸棗仁各等分。為末蜜丸，如梧桐子大，服27丸，溫酒調下，日2服。

（2）**喉痹欲絕，不可針藥者**：乾漆燒煙，以筒吸之。

（3）**九種心痛，及腹脅積聚滯氣**：乾漆50g，搗碎，炒煙出，細研，醋煮麵糊和丸，如梧桐子大，每服5～7丸，熱酒調下，醋湯亦可。

**【臨床新用】**乾漆還可用於產後子宮復舊不全等病症。

## 115. 蒲　黃

**【原文】**蒲黃味甘，逐瘀止崩，補血須炒，破血用生。

**【註釋】破血**：為比較峻烈的活血化瘀作用，能攻破久結不散之瘀血。

**【白話解】**蒲黃味甘，性平，既能破瘀血，治經閉不通和產後瘀血腹痛；又能澀斂止血治子宮大出血，以及吐

血、鼻出血、便血等各種出血；本品生用化瘀止血無留瘀之弊，炒炭偏收澀止血；故止血要炒用，破血要生用。

---

**今按** 蒲黃為香蒲科植物水燭香蒲 *Typha angustifolia* L.、東方香蒲 *T. orientalis* Presl 或同屬植物的乾燥花粉。本品味甘，性平。歸肝、心包經。具有止血，化瘀，利尿功效。主要用於①出血證，無論屬寒屬熱，有無瘀滯，均可應用，但以屬實夾瘀者尤宜；②瘀血痛證；③血淋尿血。

---

**用量用法**：煎服，3～10g，包煎。外用適量，研末外摻或調敷。止血多炒用，化瘀、利尿多生用。

**【廉便驗方】**（1）**漏下不止**：蒲黃10g，鹿茸、當歸各60g，以酒送服，每次5g，每日3次。

（2）**風虛水氣，通身腫及暴腫等**：蒲黃、小豆、大豆各10g。以清酒煮，去豆，分3次服。

（3）**墜傷撲損，瘀血在內，煩悶者**：蒲黃，溫酒送服15g。

**【臨床新用】**蒲黃還可用於產後子宮復舊不全、慢性特發性潰瘍性結腸炎、口腔黴菌感染、糖尿病眼底出血、滲出性濕疹、高血脂症、冠心病、腎小球腎炎、腎盂腎炎、泌尿系結石、外傷出血、功能性子宮出血等病症。

## 116. 蘇 木

**【原文】**蘇木甘鹹，能行積血，產後月經，兼醫撲跌。

**【註釋】**積血：指瘀血不行。

撲跌：即跌打損傷。

【白話解】蘇木味甘、鹹、辛，性平，能活血通經，行瘀止痛，治產後瘀血作痛，月經困難和瘀血不行，少腹作痛等症；兼治跌打損傷、瘀血作痛。

> **今按**　蘇木為豆科植物蘇木 *Caesalpinia sappan* L. 的心材。本品味甘、鹹、辛，性平。歸心、肝經。具有活血療傷，祛瘀通經功效。主要用於①跌打損傷，骨折筋傷，瘀滯腫痛；②血滯經閉，產後瘀阻腹痛，痛經，心腹疼痛，癰腫瘡毒等。

用量用法：煎服，3～10g。外用適量，研末撒敷。

【廉便驗方】（1）因跌打損傷之肺氣咳嗽或咯血：蘇木、當歸、生地黃、大黃、白芍各等分。上為末，每服9g，溫酒調服。

（2）血暈：蘇木25g，煎水，頓服。

（3）指斷，亦治其餘皮膚刀傷：蘇木為細末，外敷指間。

【臨床新用】蘇木還可用於軟組織損傷、癌症等病症。

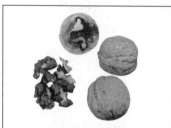

核桃仁　補腎，溫肺，潤腸。止咳喘宜連皮用，潤燥宜去皮用。

# 117. 桃　仁

【原文】桃仁甘寒，能潤大腸，通經破瘀，血瘕堪嘗。

湯浸，去皮尖，研如泥。

【註釋】血瘕：屬婦女癥瘕的一類疾病。多因月經期

間，邪氣與血結矛，阻於經絡而成。主要症狀為少腹有積氣包塊，急痛，陰道內有冷感，或見背脊痛、腰痛不能俯仰等。

【白話解】桃仁味苦、甘，性平，能活血通經，破瘀生新，治療月經停閉，腹中有瘀血結塊的病可服用。其質潤還能潤燥滑腸，適用於大腸津液不足的便秘。本品需用水浸泡後，去除種皮、種芽，搗碎後用。

---

**今按** 桃仁為薔薇科植物桃 *Prunus persica*（L.）Batsch 或山桃 *P. davidiana*（Carr.）Franch. 的成熟種子。本品味苦、甘，性平，有小毒。歸心、肝、大腸經。具有補氣升陽，益衛固表，利尿消腫，托毒生肌功效。主要用於①瘀血阻滯；②肺癰、腸癰；③腸燥便秘；④咳嗽氣喘。

---

**用量用法**：煎服，5～10g，搗碎用；桃仁霜入湯劑宜包煎。

【廉便驗方】（1）婦人室女，血閉不通，五心煩熱：桃仁、紅花、當歸、牛膝各等分。上為末，每服15g，溫酒調下，空腹服用。

（2）產後血閉：桃仁15g，藕1塊。水煎服之。

（3）上氣咳嗽，胸膈痞滿，氣喘：桃仁150g，去皮、尖，以水研汁，和粳米200g，煮粥食。

【臨床新用】桃仁還可用於中心性視網膜炎、慢性腎炎、脊柱胸腰段骨折合併腸麻痺、精神分裂症、血吸蟲病性肝硬化、冠心病、閉經、子宮肌瘤、卵巢囊腫、闌尾

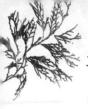

炎、肺炎等病症。

## 118. 薑黃

【原文】薑黃味辛，消癰破血，心腹結痛，下氣最捷。

【白話解】薑黃味辛、苦，性溫，能破血行氣，消癰腫，破瘀血，治氣滯血瘀的胸腹作痛和月經停閉，腹中結塊等症；薑黃的下氣作用很快，內行氣血，外散風寒，可祛風除痹，通絡止痛，故可治風寒濕痹，尤以寒凝血滯經絡不通所致肩臂疼痛用之為宜。

---

**今按**　薑黃為薑科植物薑黃 *Curcuma longa.* L. 的根莖。本品味辛、苦，性溫。歸肝、脾經。具有活血行氣，通經止痛功效。主要用於①氣滯血瘀所致的心、胸、脅、腹諸痛；②風濕痹痛；③此外，本品外用可治牙痛，牙齦腫脹疼痛，瘡瘍癰腫，皮癬痛癢。

---

**用量用法**：煎服，3～10g。外用適量。

【廉便驗方】（1）**風熱蟲牙痛**：薑黃、細辛、白芷。上為末，擦牙，須臾吐涎，鹽湯漱口。

（2）**心痛**：薑黃、延胡索、乳香、沒藥。上藥各等分為末，用好酒50mL，每服6g，不拘時溫酒調服。

（3）**瘡癤伴口渴者**：黃蓍150g，甘草25g。上藥研末，每次服6g，每日服2次。

【臨床新用】薑黃還可用於高血脂症、心絞痛、腫瘤、風濕性關節炎、膽結石、牙痛、肝炎、肩周炎、先兆流產、帶狀餘疹、單純疱疹等病症。

## 119.鬱　金

【原文】鬱金味苦，破血生肌，血淋溺血，鬱結能舒。

【註釋】血淋：指血尿伴有尿道熱刺澀痛，下腹部疼痛脹急的病症。多因下焦濕熱蘊結，迫血妄行所致。

【白話解】鬱金味辛、苦，性寒，能破瘀血行氣，治血凝氣滯的胸脅疼痛和婦女痛經；並治有瘀血的血淋和小便尿血，以及吐血、鼻出血等；此外，又能解肝氣鬱結，清心涼血，用於濕溫痰濁蒙蔽清竅的神志不清、癲癇癲狂等。

> **今按**　鬱金為薑科植物溫鬱金 *Curcuma wenyujin* Y. H. Chen et C. Ling、薑黃 *C. longa* L.、廣西莪朮 *C. kwangsiensis* S. G. Lee et C. F. Liang 或蓬莪朮 *C. phaeo-caulis* Val. 的塊根。本品味辛、苦，性寒。歸肝、膽、心經。具有活血止痛，行氣解鬱，清心涼血，利膽退黃功效。主要用於①氣滯血瘀之胸、脅、腹痛；②熱病神昏，癲癇痰閉；③吐血、衄血、倒經、尿血、血淋；④肝膽濕熱黃疸，膽石症。

用量用法：煎服，5～12g；研末服，2～5g。

【廉便驗方】（1）血瘀脘腹攻疼：鬱金、木香、莪朮、延胡索各3g。白湯磨服，每服6g，分2次服。

（2）丹毒，熱痛焮赤：鬱金、黃連、黃芩各30g，糯米300g。上藥為末，蜜水調如泥，外敷患處。

（3）痧證：鬱金、細辛各3g，降香9g，荊芥12g。上

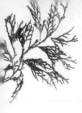

藥為細末，每服3匙，茶水送服。

【臨床新用】鬱金還可用於腫瘤、中耳炎、肝炎、膽囊炎、膽石症、慢性胃炎、玫瑰糠疹和銀屑病、心腦血管疾病、軟組織挫傷、乳癖、精神分裂症、腫瘤等病症。

## 120. 金銀花　附：忍冬藤

【原文】金銀花甘，療癰無對，未成則散，已成則潰。一名忍冬，一名鷺絲藤，一名金釵股，一名老翁鬚。

【註釋】對：這裏作匹敵解。

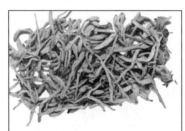

**銀花**　清熱解毒，疏散風熱。是一味抗病毒的良藥。

未成則散：指瘡瘍腫毒初起未化膿時可以消散。

已成則潰：指癰腫瘡毒已成膿時可解毒排膿，促使早日潰破。

【白話解】金銀花味甘，性寒，能清熱解毒，治療癰腫瘡毒，癰腫瘡毒初起未化膿時可以消腫；已成膿時則應解毒排膿，促使早日潰破。本品又名忍冬、鷺絲藤、金釵股、老翁鬚。

今按　金銀花為忍冬科植物忍冬 *Lonicera japonica* Thunb.、紅腺忍冬 *L. hypoglauca* Miq.、山銀花 *L. confusa* DC. 或毛花柱忍冬 *L. dasystyla* Rehd. 的乾燥花蕾或帶初開的花。本品味甘，性寒。歸肺、心、胃經。具有清熱解毒，疏散風熱功效。主要用於①癰腫

疔瘡；②外感風熱，溫病初起；③熱毒血痢；④此外，尚可用治咽喉腫痛，小兒熱瘡及痱子。

**用量用法**：煎服，6～15g。疏散風熱、清泄裏熱以生品為佳；炒炭宜用於熱毒血痢；露劑多用於暑熱煩渴。

**【廉便驗方】**（1）**痢疾**：金銀花25g，紅痢以白蜜水調服，白痢以砂糖水調服。

（2）**楊梅結毒**：金銀花15g，甘草6g，黑料豆30g，土茯苓60g。水煎，每日1劑，需盡飲。

**【臨床新用】**金銀花還可用於原發性高血壓、角膜炎、肺結核併發呼吸道感染、肺炎、急性細菌性痢疾、外科化膿性疾患、宮頸糜爛、眼科急性炎症、氣性壞疽、骨髓炎、急性乳腺炎、急性骨髓炎、鉤端螺旋體病、日本腦炎、流行性腦炎、皮炎、蕁麻疹等病症。

**【附藥】忍冬藤**

為忍冬科植物忍冬的乾燥莖枝。性味甘，寒。歸肺、胃經。具有清熱解毒，疏風通絡功能。主要用於溫病發熱，熱毒血痢，癰腫瘡瘍，風濕熱痹，關節紅腫熱痛。煎服，9～30g。

## 121. 漏 蘆

**【原文】**漏蘆性溫，袪惡瘡毒，補血排膿，生肌長肉。一名野蘭。

**【白話解】**漏蘆味苦，性溫，能清熱解毒，消腫排膿，治療熱毒較重的癰疽瘡毒等。未化膿時，可以消腫；已成膿時，可以排膿生肌。本品又名野蘭。

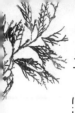

今按　漏蘆為菊科植物祁州漏蘆 *Rhaponticum uniflorum*（L.）DC. 的乾燥根。本品味苦，寒。歸胃經。具有清熱解毒，消癰散結，通經下乳，舒筋通脈功效。主要用於①乳癰腫痛，瘰癧瘡毒；②乳汁不下；③濕痹拘攣。

**用量用法**：煎服，5～9g。外用：研末調敷或煎水洗。

**【廉便驗方】**（1）乳婦氣脈壅塞，乳汁不行，及經絡凝滯，乳內脹痛，留蓄邪毒，或作癰腫：漏蘆75g，瓜蔞10個，蛇蛻10條。上為細散，每服6g，溫酒調服，不拘時，良久吃熱羹湯助之。

（2）乳癰紅腫：漏蘆、蒲公英、金銀花各15g，浙貝母9g，甘草6g。水煎服。

（3）產後缺乳：漏蘆、王不留行各15g，路路通12g，通草6g。水煎服。

**【臨床新用】**漏蘆還可用於流行性腮腺炎、子宮癌、蛔蟲病、乳腺炎等病症。

## 122. 白蒺藜

**【原文】**蒺藜味苦，療瘡瘙癢，白癜頭瘡，翳除目朗。

**【註釋】白癜**：即白癜風，表現為皮膚出現邊緣清楚，大小不等的白色斑片，發無定處，可以單發，亦可泛發。

**翳除目朗**：指能使翳障消除，視物清楚。

**【白話解】**白蒺藜味辛、苦，微溫，有小毒。有散風疏肝、行氣破血的作用，可治風熱引起的瘡瘍瘙癢、白癜風和小兒頭瘡等皮膚病；並治目赤多淚、目生翳膜的眼

病。能使翳膜消除，視物清楚。

**今按** 白蒺藜為蒺藜科植物蒺藜 *Tribulus terrestris* L. 的果實。本品味辛、苦，微溫，有小毒。歸肝經。具有平肝疏肝，祛風明目功效。主要用於①肝陽上亢，頭暈目眩；②胸脅脹痛，乳閉脹痛；③風熱上攻，目赤翳障；④風疹瘙癢，白癜風。

**用量用法**：煎服，6～9g；或入丸、散劑。外用適量。

**【廉便驗方】**（1）**身體風癢，燥澀頑痹**：刺蒺藜120g，火麻仁60g，玉竹90g，金銀花30g。上藥煉蜜為丸，早晚各服9g，溫水送服。

（2）**奔豚疝瘕**：刺蒺藜300g，小茴香90g，乳香、沒藥各15g。上藥共為末，每服9g，白湯調服。

（3）**胸痹，膈中脹悶不通或作痛**：刺蒺藜500g，磨為細末，每日3次，各服20g。

**【臨床新用】** 白蒺藜還可用於痤瘡、疱疹、蕁麻疹、神經性皮炎、靜脈曲張、心絞痛、高血壓、中風、角膜炎、急慢性鼻炎等病症。

# 123. 白 及

**【原文】**白及味苦，功專收斂，腫毒瘡瘍，外科最善。

**【註釋】收斂**：指具有斂集約束正氣耗散，津液散失的功能。

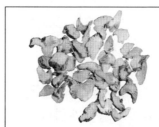

白及 收斂止血，消腫生肌。內服可止血，外用可消炎。是一味美容常用藥。

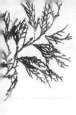

【白話解】白及味苦、甘、澀，性寒。有收斂止血，生肌消腫的作用，能治癰疽腫毒瘡瘍等症；外敷治癰腫，未成膿的可使之消散；已潰的可使之生肌收口。刀傷出血和燙火傷等也可應用。它對外科疾病也有很好的療效。

> **今按**　白及為蘭科植物白及 *Bletilla striata*（Thunb.）Reichb. f. 的塊莖。本品味苦、甘、澀，性寒。歸肺、胃、肝經。具有收斂止血，消腫生肌功效。主要用於①出血證，尤多用於肺胃出血；②癰腫瘡瘍，手足皸裂，水火燙傷。

**用量用法**：煎服，3～10g；大劑量可用至30g；亦可入丸、散，入散劑，每次用2～5g；研末吞服，每次1.5～3g。外用適量。

【廉便驗方】

（1）咳嗽吐血：白及30g，枇杷葉、藕節各15g。上為細末，另以阿膠15g，以蛤粉炒，用生薑汁調之，火上燉化，入前藥為丸，如龍眼大，每服1丸。

（2）頭頂紅腫（飛牡丹）：白及9g，黃柏1g。共為細末，蔥對調敷患處。

（3）肺痿：白及、阿膠、款冬、紫菀各等分。水煎服。

【臨床新用】白及還可用於肺結核、百日咳、支氣管擴張、燒傷及外科創傷、肛裂、胃潰瘍、十二指腸潰瘍、乳糜尿、輕型慢性非特異性潰瘍性結腸炎、慢性皮膚潰瘍等病症。

## 124. 蛇床子

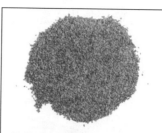

**【原文】**蛇床辛苦，下氣溫中，惡瘡疥癩，逐瘀祛風。

**【註釋】疥癩**：是一種由疥蟲引起的傳染性瘙癢性皮膚病。

蛇床子　下氣溫中，惡瘡疥癩，逐瘀祛風。

**【白話解】**蛇床子味辛、苦，性溫，有小毒。有溫腎、助陽、祛風、燥濕、殺蟲等作用，可治腎陽虛寒的陽痿和子宮寒冷不孕。外用可治疥癬濕瘡、麻風等皮膚病，以及女子陰癢帶下病。

> **今按**　蛇床子為傘形科植物蛇床 *Cnidium monnieri* (L.) Cuss. 的成熟果實。本品味辛、苦，性溫。有小毒。歸腎經。具有殺蟲止癢，燥濕，溫腎壯陽功效。主要用於①陰部濕癢，濕疹，疥癬；②寒濕帶下，濕痹腰痛；③腎虛陽痿，宮冷不孕。

**用量用法**：外用適量，多煎湯薰洗或研末調敷。內服3～9g。

**【廉便驗方】**（1）**婦人陰癢**：蛇床子30g，白礬6g。煎湯頻洗。

（2）**男子陰腫脹痛**：蛇床子末，雞子黃調，敷之。

（3）**濕疹，過敏性皮炎，漆樹過敏，手足癬**：蛇床子、苦楝皮、鴨腳木、苦參、地膚子各適量。煎水泡洗患處，每日2次。

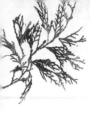

【臨床新用】蛇床子還可用於腎炎、滴蟲性陰道炎、慢性宮頸炎、外陰瘙癢、外陰部硬化性萎縮性苔癬、黴菌性陰道炎、不孕不育症、皮膚念珠菌病、子宮脫垂等病症。

# 125. 天　麻

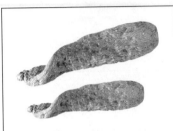

天麻　息風止痙，平肝通絡。是一味祛風濕，止痹痛的良藥。

【原文】天麻味甘，能驅頭眩，小兒驚癇，拘攣癱瘓。

【註釋】頭眩：即頭眩眼花。「眩」，指視物黑暗不明或昏亂。

小兒驚癇：指小兒驚風，是小兒癇證的類型之一。以神昏、抽風、驚厥為主要表現，多見於5歲以下的幼兒，7歲以上發病逐漸減少。

【白話解】天麻味甘，性平。有平肝息風，解除痙攣的作用，可用治肝風引起的頭痛眩暈和小兒驚風，昏厥抽搐，以及四肢拘攣或麻木不能行動的癱瘓等。

> **今按**　天麻為蘭科植物天麻 *Gastrodia elata* Bl. 的乾燥塊莖。本品味甘，性平，歸肝經。具有息風止痙，平抑肝陽，祛風通絡功效。主要用於①各種病因之肝風內動，驚癇抽搐，不論寒熱虛實，皆可配伍應用；②肝陽上亢之眩暈、頭痛；③肢體麻木，手足不遂，風濕痹痛。

**用量用法**：煎服，3～9g。研末沖服，每次1～1.5g。

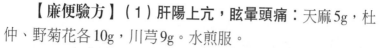

【廉便驗方】（1）**肝陽上亢，眩暈頭痛**：天麻5g，杜仲、野菊花各10g，川芎9g。水煎服。

（2）**腰腳疼痛**：天麻、細辛、半夏各50g。用絹袋2個，各盛藥150g，煮熟。交互熨痛處，汗出則癒。

（3）**肺臟風毒，外攻皮膚瘙癢生瘡**：天麻、蟬蛻各50g，皂莢150g。上藥為末，用精羊肉研爛和丸，如梧桐子大，每服20丸，荊芥湯調下。

【臨床新用】天麻還可用於破傷風、眩暈綜合徵、血管性頭痛、神經衰弱、中風後遺症、面肌痙攣及三叉神經痛、坐骨神經痛、高血脂症、兒童神經性耳聾、腦外傷綜合徵等病症。

## 126. 白附子

【原文】白附辛溫，治面百病，血痹風瘡，中風痰症。

【註釋】**治面百病**：指治療面部各種疾病。

**血痹**：指氣血閉阻不行，以致肢體麻痹不仁的一種疾病。

**風瘡**：時發時止之丘疹類疾病。由肌膚虛疏，風入於皮膚故也。症見狀若風疹，瘙癢難忍，搔之破潰而成瘡。

【白話解】白附子味辛、甘，性溫，有毒。辛散溫通，性偏升散上行，功善祛風痰、散寒濕，能治療面部各種疾病；還可治體虛風邪入侵，肢體麻木的血痹和瘡瘍等，特別是對偏正頭痛、口眼喎斜、中風痰壅等，功效較好。

**今按** 白附子為天南星科植物獨角蓮 *Typhonium giganteum* Engl. 的塊莖。本品味辛、甘，性溫。有毒。

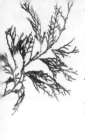

歸胃、肝經。具有祛風痰，止痙，止痛，解毒散結功效。主要用於①中風痰壅，口眼喎斜、驚風癲癇、破傷風；②痰厥頭痛、眩暈；③瘰癧痰核，毒蛇咬傷。

**用量用法**：煎服，3～5g；研末服0.5～1g。宜炮製後用。外用適量。

**【廉便驗方】**（1）**風痰壅滯，口眼喎斜**：白附子、僵蠶、全蠍各等分。生用為末，每服9g，熱酒調下。

（2）**頭痛，齒痛**：白附子、細辛、白芷各研末蜜丸。

（3）**癰腫**：白附子研末，用酒調塗。

**【臨床新用】**白附子還可用於慢性關節炎、偏正頭痛、三叉神經痛、頸淋巴結結核、破傷風等病症。

## 127. 全　蠍

**【原文】**全蠍味辛，卻風痰毒，口眼喎斜，風癇發搐。去毒。

**【白話解】**全蠍味辛，性平，有毒。有祛除風痰、止痙攣抽搐的作用，善治中風引起的口眼喎斜、半身不遂以及小兒驚風、癇證等四肢抽搐。本品還有解瘡毒的作用，可治痔瘡或瘡腫發癢。使用時應注意本品有毒。

> **今按**　全蠍為鉗蠍科動物東亞鉗蠍 *Buthus martensii* Karsch 的乾燥體。本品味辛，性平。有毒。歸肝經。具有息風鎮痙，攻毒散結，通絡止痛功效。主要用於①各種原因之驚風、痙攣抽搐；②瘡瘍腫毒，瘰癧結核；③風濕頑痹；④頑固性偏正頭痛。

**用量用法**：煎服，3～6g。研末吞服，每次0.6～1g。外用適量。

**【廉便驗方】**（1）**腹股溝腫核，初起寒熱如瘧，有時癒而復發，每次增劇，終成象皮腿**：全蠍，研末，泡酒內服，每次3～4.5g。

（2）**諸瘡毒腫**：全蠍4隻，栀子7個。麻油煎黑去渣，入黃蠟，化成膏敷之。

（3）**耳暴聾閉**：全蠍去毒，為末，酒服3g，以耳中聞水聲即效。

**【臨床新用】**全蠍還可用於小兒厭食症、燒傷、日本腦炎、風濕性關節炎、淋巴結結核、急性扁桃體炎、乳腺炎、乳腺增生、蕁麻疹、銀屑病等病症。

## 128. 蟬 蛻

**【原文】**蟬蛻甘平，消風定驚，殺疳除熱，退翳侵睛。

**【註釋】**疳：即小兒疳積病。以形體明顯消瘦，肚腹臌脹，甚則青筋暴露，形成腹大肢細為特徵。面色萎黃無華，毛髮稀疏、色黃結穗，煩躁性急，咬指磨牙，食慾不振，或多吃多便，或嗜食泥土等異物，大便夾有不消化物、氣味酸臭等。

**【白話解】**蟬蛻味甘，性寒。有涼散風熱，清利頭目，止驚風抽搐的作用，並可透疹；常用於風熱感冒和溫病初起不易透發等；並治小兒形瘦肚大的疳積和因風熱而起的失音症；此外，還可消退目生翳障遮睛的眼病。

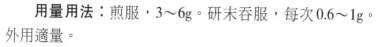

**今按** 蟬蛻為蟬科昆蟲黑蚱 *Cryptotympana pustula-*

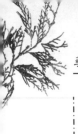

*ta* Fabricius若蟲羽化時脫落的皮殼。本品味甘，性寒。歸肺、肝經。具有疏散風熱，利咽開音，透疹，明目退翳，息風止痙功效。主要用於①風熱感冒，溫病初起，咽痛音啞；②麻疹不透，風疹瘙癢；③目赤翳障；④急慢驚風，破傷風；⑤常用以治療小兒夜啼不安。

**用量用法**：煎服，3～10g，或單味研末沖服。一般病症用量宜小；止痙則需大量。

**【廉便驗方】**（1）**感冒、咳嗽失音**：蟬蛻、甘草各5g，牛蒡子15g，桔梗7.5g。煎湯服。

（2）**痘瘡出不快**：紫草、蟬蛻、木通、白芍、甘草各等分。每服10g，水煎服。

（3）**破傷風**：蟬蛻，為細末，撒在瘡口上，毒氣自散。

**【臨床新用】**蟬蛻還可用於破傷風、慢性蕁麻疹、化膿性中耳炎、角膜混濁、急性喉炎、急性支氣管炎、過敏性結腸炎、慢性腎炎蛋白尿、面神經麻痹、產後尿瀦留等病症。

## 129.僵　蠶

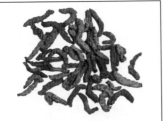

僵蠶　息風止痙，祛風止痛，化痰散結。散風熱宜生用；其他宜炮製後用。

**【原文】**僵蠶味鹹，諸風驚癇，濕痰喉痹，瘡毒瘢痕。去絲酒炒。

**【註釋】**喉痹：痹，閉塞不通之意，是咽喉局部氣血瘀滯痹阻的病理變化，臨床以咽

喉腫痛或感到阻塞不利等為特徵。

【白話解】僵蠶味辛、鹹，性平，能息風止痙，化痰散結。用於治療驚癎抽搐、咽痛喉痹、瘡瘍腫毒、瘢痕等。使用時應揀去絲毛，洗盡灰土，曬乾，酒炒用。

> **今按** 僵蠶為蠶蛾科昆蟲家蠶 *Bombyx mori* Linnaeus. 4～5齡的幼蟲感染（或人工接種）白僵菌 *Beauveria bassiana*（Bals.）Vuillant 而致死的乾燥體。本品味鹹、辛，性平。歸肝、肺、胃經。具有祛風定驚，化痰散結功效。主要用於①驚風、癲癎而挾痰熱者尤為適宜；②風中經絡，口眼喎斜；③風熱頭痛，目赤，咽痛，風疹瘙癢；④痰核，瘰癧。

**用量用法**：煎服，5～9g。研末吞服，每次1～1.5g；散風熱宜生用，其他多製用。

【廉便驗方】（1）**偏頭痛**：僵蠶18g，菊花、石膏、川芎各9g。上為細末，每服9g，清茶調下。

（2）**纏喉風並喉閉、喉腫痛者**：僵蠶、製天南星各30g。上為細末，每服1.5g，用生薑自然汁少許調藥末，以熱水投之，呷下，吐出涎痰即快，不拘時。

【臨床新用】僵蠶還可用於急性乳腺炎、淋巴結結核、空洞性肺結核、破傷風、風疹、癲癎、流行性腮腺炎、面神經麻痹、蕁麻疹等病症。

## 130. 蜈 蚣

【原文】蜈蚣味辛，蛇虺惡毒，殺鬼除邪，墮胎逐瘀。

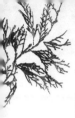

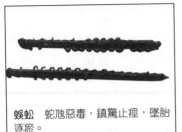

**蜈蚣**　蛇虺惡毒，鎮驚止痙，墜胎逐瘀。

頭足赤者佳，製黃，去頭足。

【註釋】蛇虺：指一種毒蛇。

【白話解】蜈蚣味辛、鹹，性溫，有毒。能解毒散結，息風止痙，活血通絡，凡蛇蟲咬傷、瘡瘍腫毒、驚風抽搐、風濕痹痛等病證皆可應用。本品以頭、足赤者為佳。使用時應製黃，除去頭、足後入藥。

今按　蜈蚣為蜈蚣科動物少棘巨蜈蚣 *Scolopendra subspinipes mutilans* L. Koch 的乾燥體。本品味辛，性溫。有毒。歸肝經。具有息風鎮痙，攻毒散結，通絡止痛功效。主要用於①各種原因引起的痙攣抽搐；②瘡瘍腫毒，瘰癧結核；③風濕頑痹；④頑固性頭痛。

**用量用法**：煎服，3～5g。研末沖服，每次0.6～1g。外用適量。

【廉便驗方】（1）**小兒臍風撮口，面赤喘息，啼聲不出**：蜈蚣、全蠍各0.6g，僵蠶1g，瞿麥1.5g。上藥為末，先用鵝毛管吹藥入鼻內，使噴嚏啼叫為可醫，後用薄荷湯調服之。

（2）**破傷風邪在表，寒熱拘急，口噤咬牙**：蜈蚣0.6g，江鰾9g，天南星、防風各7.5g。上藥為細末，每用6g，黃酒調服，日服2次。

（3）**丹毒瘤**：蜈蚣1條，白礬20g。上藥同為末，醋

調塗之。

【臨床新用】蜈蚣還可用於骨與關節結核、腮腺炎、傳染性肝炎、破傷風、百日咳、化膿性指頭炎、痔瘡、多發性癤腫、急性乳腺炎等病症。

## 131. 木鱉子

【原文】木鱉甘寒，能追瘡毒，乳癰腰疼，消腫最速。去殼。

【註釋】乳癰：發於乳房部的癰，統稱「乳癰」，即急性乳腺炎。

【白話解】木鱉子味苦、微甘，性涼，有毒。有清血熱，解瘡毒，散結消腫止痛的作用，對乳房腫痛的「乳癰」和跌打損傷的腰痛，有消腫止痛的效果。還可用於治療惡瘡腫毒和瘰癧等。入藥應去除種殼。

今按　木鱉子為植物木鱉 *Momordica cochinchinensis*（Lour.）Spreng. 的成熟種子。本品味苦、微甘，性涼。有毒。歸肝、脾、胃經。具有攻毒療瘡，消腫散結功效。主要用於①瘡瘍腫毒，瘰癧，乳癰，痔瘡腫痛，乾癬，禿瘡；②筋脈拘攣。

**用量用法**：外用適量，研末，用油或醋調塗患處。內服 0.6～1.2g，多入丸、散用。

【廉便驗方】（1）**兩耳卒腫熱痛**：木鱉子 2g，赤小豆、大黃各 15g。上藥同研令勻，水、生油旋調塗之。

（2）**瘰癧反覆發作，膿血淋漓**：木鱉子 0.9g，厚紙拭

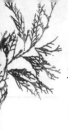

去油，研碎，以烏雞子調和，蒸熟。每日食後服1次，服半個月。

（3）**痔瘡**：荊芥、木鱉子、朴硝各等分。上煎湯，入於瓶內，薰後，湯溫洗之。

【臨床新用】木鱉子還可用於牛皮癬、乾癬、禿瘡、疔毒、臁瘡、痔瘡、疝氣、面神經麻痹、三叉神經痛、中耳炎、脫肛等病症。

## 132. 蜂 房

【原文】蜂房鹹苦，驚癇瘛瘲，牙疼腫毒，瘰癧肺癰。

【註釋】瘛瘲：又稱抽搐、搐搦、抽風等。指手足伸縮交替，抽動不已的病證。

【白話解】蜂房味甘，性平。歸胃經。有除風解毒殺蟲的作用，可治驚風癲癇，手足抽搐，蛀牙作痛和癰腫瘡毒，瘰癧，乳房癰腫疼痛等。

> **今按**　蜂房為胡蜂科昆蟲果馬蜂*Polistes olivaceous*（DeGeer）、日本長腳胡蜂 P. *japonicus* Saussure 或異腹胡蜂 *Parapolybia varia Fabricius* 的巢。本品味甘，性平。歸胃經。具有攻毒殺蟲，祛風止痛功效。主要用於①瘡瘍腫毒，乳癰，瘰癧，頑癬瘙癢，癌腫；②風濕痹痛，牙痛，風疹瘙癢；③蜂房還可用治陽痿、喉痹以及蛔蟲、條蟲病等。

**用量用法**：外用適量，研末用油調敷或煎水漱口，或薰洗患處。內服，3～5g。

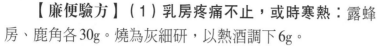

【廉便驗方】（1）**乳房疼痛不止，或時寒熱：**露蜂房、鹿角各30g。燒為灰細研，以熱酒調下6g。

（2）**痢疾，腹瀉：**蜂房研細末，每次0.3～0.6g，每日5次，溫開水送服。

（3）**重舌，口中涎出：**蜂房燒灰細研，以好酒和，薄敷喉。

【臨床新用】蜂房還可用於紅斑狼瘡、疣狀皮膚結核、血疹壞死性結核疹、急性乳腺炎、風疹、慢性氣管炎、四肢皮膚或頭部癰腫、骨結核、風濕性關節炎、紅斑腫痛、牙痛鼻竇炎、頭癬、頸部淋巴結核或慢性炎症、食道癌、胃癌、肝癌、肺癌、乳腺癌等病症。

## 133. 白花蛇

【原文】花蛇溫毒，癱瘓喎斜，大風疥癩，諸毒稱佳。兩鼻孔，四獠牙，頭帶二十四朵花，尾上有個佛指甲，是出蘄州者佳。

【註釋】**大風：**即癘風。又稱大風惡疾、大麻風、麻風、風癩、癩風、癘瘍等。由體虛感受暴癘風毒，邪滯肌膚而發；或接觸傳染，內侵血脈而成。

**癩：**即癘風。

【白話解】白花蛇即蘄蛇，味甘、鹹，性溫，有毒。有祛風濕，通經絡，定驚搐的作用，可治風濕引起的肢體筋脈拘攣疼痛，或麻木不能活動和口眼喎斜，以及小兒驚風抽搐等；並治疥癬皮膚瘙癢和大麻風等病，又能祛風止癢。蘄蛇有兩個鼻孔，口有四顆獠牙，頭背部有白色菱形方塊斑紋24個，尾部末端有似指甲樣骨質鱗片，形成一尖

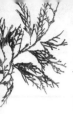

狀硬物。入藥以蘄州產者為佳。

> 　　**今按**　白花蛇為蝰科動物五步蛇*Agkistrodon acutus*（Guenther）的乾燥體。本品味甘、鹹，性溫。有毒。歸肝經。具有祛風，通絡，止痙功效。主要用於①風濕頑痹，中風半身不遂；②小兒驚風，破傷風；③麻風，疥癬；④此外，本品有毒，能以毒攻毒，可治療瘰鬁、梅毒、惡瘡。

　　**用量用法**：煎服，3～9g；研末吞服，一次1～1.5g，一日2～3次。或酒浸、熬膏，入丸、散服。

　　【**廉便驗方**】（1）腦風頭痛甚者：蘄蛇100g，刺蒺藜、蔓荊子、白附子各50g，蓽澄茄20g。上藥搗羅為散，每服5g，用薄荷汁和溫酒調下，食後服。

　　（2）**破傷風，項頸緊硬，身體強直**：蜈蚣、烏梢蛇、蘄蛇各10g。上藥為細散。每服3g，煎酒小沸調服。

　　（3）**小兒瘡疹痘不快**：蘄蛇、麝香各少許。上藥為末，每服1.5g，酒調下，蟬蛻湯亦可。

　　【**臨床新用**】蘄蛇還可用於中風後遺症、小兒驚風、破傷風、麻風病、疥癬、白癜風、風疹、坐骨神經痛、頸椎病、多發性癤腫等病症。

## 134. 蛇　蛻

　　【**原文**】蛇蛻辟惡，能除翳膜，腸痔蠱毒，驚癎搐搦。

　　【**註釋**】辟惡：指能排出穢濁之氣，而開竅醒神。適用於感受穢濁之氣所致的猝然昏倒，不省人事。

**搐搦：**指四肢抽搐（或兩腕握固、腰膝攣縮，或十指開合、肌攣）。

【**白話解**】蛇蛻味甘、鹹，性平。能退翳，消腫，祛風，殺蟲，止抽搐；還可治目生翳膜、痔瘡腫痛、皮膚疥癬和各種蟲毒，以及驚風、癲癇、抽搐等症。

> **今按** 蛇蛻為游蛇科動物王錦蛇 *Elaphe carinata*（Guenther）、紅點錦蛇 *E. rufodorsata*（Cantor）和黑眉錦蛇 *E. taeniura* Cope 等多種蛇蛻下的皮膜。本品味甘、鹹，性平。歸肝經。具有祛風，定驚，退翳，解毒止癢功效。主要用於驚風癲癇，翳障，喉痹，口瘡，癰疽疔毒，瘰癧，皮膚瘙癢，白癜風等。

**用量用法：**煎服，1.5～3g；研末，每次0.3～0.6g。外用適量。

【**廉便驗方**】

（1）**斑疹入眼，翳膜侵睛成珠子：**馬勃30g，皂莢2個，蛇蛻皮1條。上入小罐子內，封泥燒，不得出煙，存性，研為末，溫水調下3g，食後服。

（2）**漏瘡血水不止：**蛇蛻、五倍子、龍骨各4.5g，續斷15g。上藥為末，入麝香少許，津唾調敷。

（3）**痘毒目翳：**蛇蛻6g，瓜蔞仁15g。上用羊肝1片，入藥末6g，紮緊，用米泔煮熟，頻服。

【**臨床新用**】蛇蛻還可用於毛囊炎、癤腫、蜂窩織炎、中耳炎、淋巴結結核、角膜翳、腦囊蟲病、流行性腮腺炎、淋巴結結核、帶狀疱疹、麥粒腫等病症。

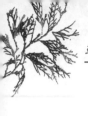

## 135. 槐 花

【原文】槐花味苦，痔漏腸風，大腸熱痢，更殺蛔蟲。

【註釋】**痔漏**：即痔瘻。

**腸風**：指以便血為主症的疾病。多因大腸久積風冷，或腸胃間濕熱鬱積，或風邪傷及腸胃經絡而致便血。泛指內痔、外痔、脫肛、肛瘻出血。

【白話解】槐花味甘，性微寒。善清大腸之火而有清熱涼血止血的作用，可治痔瘡肛漏出血和大便下血，並且能治療大腸有熱的痢疾。此外，還有殺蛔蟲的功效。

**今按**　槐花為豆科植物槐 *Sophora japonica* L. 的乾燥花蕾及花。本品味甘，性微寒。歸肝、大腸經。具有涼血止血，清肝瀉火功效。主要用於①血熱妄行所致的各種出血之證；②肝火上炎所導致的目赤、頭脹頭痛及眩暈等。

**用量用法**：煎服，10～15g。外用適量。止血多炒炭用，清熱瀉火宜生用。

【廉便驗方】（1）**腸風臟毒**：槐花、側柏葉、荊芥穗、枳殼各30g。上藥為末，每服6g，米飲食前調下。

（2）**尿血**：炒槐花、鬱金各30g。上藥為細末，每服6g，淡豆豉煎湯送下。

（3）**赤白痢疾**：槐花9g，白芍6g，枳殼3g，甘草1.5g。水煎服。

【臨床新用】槐花還可用於便血、痔瘡、高血壓、出

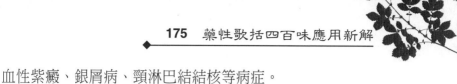

血性紫癜、銀屑病、頸淋巴結結核等病症。

## 136. 鼠粘子

【原文】鼠粘子辛，能除瘡毒，癮疹風熱，咽疼可逐。一名牛蒡子，一名大力子，一名惡實。

【註釋】癮疹：指以皮膚風團瘙癢為特徵的皮膚病。症見病發突然，皮膚呈局限性不規則風團，或散在點狀，或聚成雲片，或紅或白，隨搔隨起，此起彼伏，疹發來去迅速，消退後不留痕跡。

【白話解】鼠粘子學名牛蒡子，味辛、苦，性寒。辛散苦泄，寒能清熱，有疏散風熱，透疹，解毒和消腫的作用，可治瘡癰腫毒和皮膚發疹瘙癢成片的癮疹，以及風熱感冒咽喉腫痛和麻疹不透等。

> **今按** 鼠粘子為菊科植物牛蒡 *Arctium lappa* L. 的乾燥成熟果實。本品味辛、苦，性寒。歸肺、胃經。具有疏散風熱，宣肺祛痰，利咽透疹，解毒消腫功效。主要用於①風熱感冒而見咽喉紅腫疼痛，或咳嗽痰多不利者；②麻疹不透，風疹瘙癢；③癰腫瘡毒，丹毒，痄腮喉痹。

**用量用法**：煎服，6～12g。炒用可使其苦寒及滑腸之性略減。

【廉便驗方】（1）風熱成歷節，手指赤腫麻木，甚則肩背兩膝腫痛，遇暑熱及大便秘即作：炒牛蒡子90g，炒豆豉、羌活各30g，生地黃75g，黃蓍45g。上藥為細

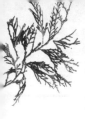

末，每服6g，空腹食前白開水送下，每日3次。

（2）**風壅涎唾多，咽膈不利**：牛蒡子、荊芥穗各50g，甘草25g。上為末，食後服10g，當緩取效。

（3）**麻疹不透**：牛蒡子25g，檉柳煎湯，調下立透。

【臨床新用】牛蒡子還可用於丹毒、流行性腮腺炎、咽喉炎、扁桃體炎、小兒急性腎炎、急性乳腺炎、急慢性盆腔炎、糖尿病、外周性面神經麻痹、扁平疣、顱內高壓症等病症。

## 137. 茵陳蒿

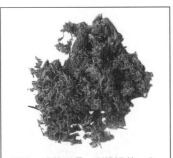

茵陳　清熱利濕，利膽退黃。血虛萎黃患者慎用。

【原文】茵陳味苦，退疸除黃，瀉濕利水，清熱為涼。

【註釋】黃：指黃疸病。

【白話解】茵陳蒿味苦、辛，性微寒。其苦能燥濕，苦寒泄熱，利濕退黃，對濕熱黃疸引起的全身發黃療效較好。是治療黃疸的要藥。

**今按**　茵陳蒿為菊科植物濱蒿 *Artemisia scoparia* Waldst. et Kit. 或茵陳蒿 *A. capillaris* Thunb. 的乾燥地上部分。本品味苦、辛，性微寒。歸脾、胃、肝、膽經。具有利濕退黃，解毒療瘡功效。主要用於①黃疸；②濕瘡瘙癢。

**用量用法**：煎服，6～15g。外用適量。煎湯薰洗。

【廉便驗方】（1）發黃肢體冷逆，腰以上自汗者，此方冷服：茵陳60g，附子1枚，乾薑45g，甘草（炙）30g。水煎，分2次服。

（2）黃疸身目皆黃，皮膚曲塵出：茵陳1把，梔子24枚，石膏64g。水煎前2味，去渣取汁，將石膏猛火燒令正赤，投藥汁中，沸定取清汁，分作2服，先進1服，自覆令周身汗出，以溫粉粉之則癒；若汗不出，更進1服，汗出乃癒。

（3）濕熱黃疸，一身面目盡黃，黃色鮮明，發熱，但頭汗出，身無汗，口渴，腹微滿，大便秘，小便短赤等：茵陳18g，梔子14枚，大黃6g。先以水煎茵陳，後納餘藥再煎，去渣，分3次服。小便當利，尿如皂莢汁狀，色正赤，一宿腹減，黃從小便去。

【臨床新用】茵陳還可用於肝炎、膽道蛔蟲症、粘連性腸梗阻、新生兒高膽紅質血症、急慢性膽囊炎、急性胰腺炎、流行性感冒、高膽固醇血症、Rh系血型不合、膽汁黏稠症等病症。

## 138. 紅花　附：藏紅花

【原文】紅花辛溫，最消瘀熱，多則通經，少則養血。

【註釋】瘀熱：瘀血引起的發熱。

紅花　消瘀熱，多則通經，少則養血。

【白話解】紅花味辛，性溫；辛散溫通，有活血、行瘀血的作用，能消除因瘀血引起的發熱。多用可以行瘀血，通月經，適用於因瘀血不行導致

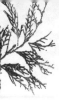

的經閉、難產或產後瘀阻腹痛及跌打損傷瘀血作痛等症。少用又起養血作用。

　　**今按**　紅花為菊科植物紅花 *Carthamus tinctorius* L. 的筒狀花冠。本品味辛，性溫。歸心、肝經。具有活血通經、祛瘀止痛功效。主要用於①血滯經閉、痛經、產後瘀滯腹痛；②癥瘕積聚；③胸痹心痛、血瘀腹痛、脅痛；④跌打損傷，瘀滯腫痛；⑤瘀滯斑疹色暗。

　　**用量用法**：煎服，3～10g。外用適量。

　　**【廉便驗方】**（1）**麻疹發之不出，而以此方發之**：紅花3g，牛蒡子9g，穿山甲3片。上藥為末，水煎，每服3g。

　　（2）**婦人淋疾**：紅花6g，甘草4.5g，阿膠、滑石各3g。上藥水煎，每日1劑，分3次服。

　　（3）**褥瘡**：紅花適量，泡酒外搽。

　　**【臨床新用】**紅花還可用於急慢性肌肉勞損、砸傷、扭傷所致的皮下充血、腫脹、潰瘍病、神經性皮炎、突發性耳聾、冠心病心絞痛、腦血栓、糖尿病視網膜病變、結節性紅斑、閉經或行經腹痛、急性結膜炎、麥粒腫、褥瘡、胼胝等病症。

　　**【附藥】藏紅花**

　　為鳶尾科植物番紅花的花柱頭。又名「番紅花」。性味甘、微寒，歸心、肝經。功效與紅花相似，應用也基本相同，但力量較強，又兼涼血解毒，尤宜於斑疹火熱，疹色不紅活及溫病熱入營血之證。煎服，1.5～3g。孕婦忌用。

## 139. 蔓荊子

【原文】蔓荊子苦，頭疼能醫，拘攣濕痹，淚眼堪除。

【註釋】淚眼堪除：指蔓荊子治療目痛多淚的眼病療效很好。

【白話解】蔓荊子味辛、苦，性微寒。辛散苦降，微寒清熱，故有疏散風熱，清利頭目的作用。善於治療風熱感冒頭痛，並治風濕痹痛、四肢拘攣、不得屈伸。此外，用治目痛多淚的眼病療效較好。

> **今按** 蔓荊子為馬鞭草科植物單葉蔓荊 *Vitex trifolia* L. var. *simplicifolia* Cham. 或蔓荊 *Vitex trifolia* L. 的乾燥成熟果實。本品味辛、苦，性微寒。歸膀胱、肝、胃經。具有疏散風熱，清利頭目功效。主要用於①風熱感冒，頭昏頭痛；②目赤腫痛；③本品有祛風止痛之功，也可用治風濕痹痛。

**用量用法**：煎服，5～9g。

【廉便驗方】（1）**風寒侵目，腫痛出淚，澀脹羞明**：蔓荊子15g，荊芥、刺蒺藜各10g，柴胡、防風各5g，甘草2.5g。水煎服。

（2）**勞役飲食不節，內障眼病**：黃耆、人參各50g，炙甘草40g，蔓荊子12.5g，黃柏、白芍各15g。上藥咀嚼，每服15～25g，水煎。

（3）**感冒頭痛**：蔓荊子、紫蘇、薄荷、白芷、菊花各9g。水煎服。

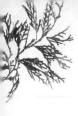

【臨床新用】蔓荊子還可用於小兒上呼吸道感染和支氣管炎、鼻炎、胃炎、高血壓、神經性頭痛、白內障、流行性結膜炎、中耳炎、牙痛、乳腺炎等病症。

## 140. 馬兜鈴　附：青木香

【原文】兜鈴苦寒，能薰痔漏，定喘消痰，肺熱久嗽。去隔膜，根名青木香，散氣。

【註釋】薰：指以藥水煎沸於小口鍋中，使患處對準鍋口直接薰之。

【白話解】馬兜鈴味苦、微辛，性寒；苦寒降逆泄熱，善清肺與大腸之熱，有降氣化痰，止咳平喘的作用。外用熏洗痔瘡，可起到消腫止痛的功效；內服可治痰多氣喘和肺熱久咳。入藥應除去隔膜。馬兜鈴的根叫青木香，有行氣止痛的作用。

> **今按**　馬兜鈴為馬兜鈴科植物北馬兜鈴 *Aristolochia contorta* Bge. 或馬兜鈴 *A. debilis Sieb.* et Zucc. 的成熟果實。本品味苦、微辛，性寒。歸肺、大腸經。具有清肺化痰，止咳平喘，清腸消痔功效。主要用於①肺熱咳喘；②痔瘡腫痛或出血；③又能清熱平肝降壓而治高血壓病屬肝陽上亢者。

**用量用法**：煎服，3～10g。外用適量，煎湯薰洗。一般生用，肺虛久咳炙用。

【廉便驗方】（1）肺氣喘嗽：馬兜鈴（只用裏面子，去殼，酥油15g。入碗內拌和勻，慢火炒乾）30g，甘草

15g。上藥為末，每服3g，水1盞，煎至六分，溫呷，或以藥末含咽津亦得。

（2）**心痛**：大馬兜鈴1個。燈上燒存性，為末，溫酒服。

（3）**腹水日久腹如大鼓者**：馬兜鈴適量。水煮服之。

**【臨床新用】**馬兜鈴還可用於原發性高血壓、急性咽喉炎、急性支氣管炎、慢性骨髓炎、慢性化膿性膿腫、扁桃體炎、白細胞減少症、平滑肌痙攣性腹痛等病症。

**【附藥】青木香**

為馬兜鈴科植物馬兜鈴的乾燥根。本品辛、苦、寒。功能行氣止痛，解毒消腫，主要用於胸脅、脘腹疼痛，瀉痢腹痛，療瘡腫毒，皮膚濕瘡，毒蛇咬傷。煎服，3～9g。散劑每次1.5～2g，溫開水送服。外用適量，研末敷患處。

**使用注意**：不宜多服，過量可引起噁心、嘔吐、胃腸道反應等。

# 141. 百 合

**【原文】**百合味甘，安心定膽，止嗽消浮，癰疽可啖。

**【註釋】安心定膽**：指百合能治心煩、神志不安。

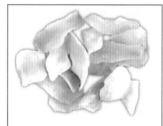

百合 養陰潤肺止咳，清心安神。為止咳良藥。

**浮**：指浮腫、臚脹。臚脹，指腹部肌肉或腹皮脹急。

**啖**：即吃，服用的意思。

**【白話解】**百合味甘，性微寒；甘能補心，微寒清熱，故有清心、安神、定驚的作用，可治心煩驚悸，神志

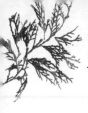

不安，即所謂的「安心定膽」。又有潤肺、止咳、利尿的功用，可用於肺熱咳嗽和面目虛浮。此外，本品清熱消瘡，內服可用治癰疽。

> **今按**　百合為百合科植物百合 *Lilium brownii* F. E. Brown var. *viridulium* Baker 或細葉百合 *L. Pumilum* DC. 的肉質鱗葉。本品味甘，性微寒。歸肺、心、胃經。具有養陰潤肺，清心安神功效。主要用於①陰虛肺燥有熱之乾咳少痰、咯血或咽乾音啞等；②陰虛有熱之失眠心悸及百合病心肺陰虛內熱證；③本品還能養胃陰、清胃熱，對胃陰虛有熱之胃脘疼痛亦宜選用。

**用量用法**：煎服，6～12g。蜜炙可增加潤肺作用。

**【廉便驗方】**（1）**咳嗽不已，或痰中有血**：款冬花、百合等分。上為細末，煉蜜為丸，如龍眼大。每服1丸，食後臨臥細嚼，薑湯咽下，噙化尤佳。

（2）**肺癰**：百合，或煮或蒸，頻食。拌蜜蒸更好。

（3）**耳聾、耳痛**：百合為末，溫水服10g，日服2次。

**【臨床新用】**百合還可用於支氣管擴張、慢性胃炎、肺結核、神經官能症、消化性潰瘍、陣發性心動過速、病毒性心肌炎、帶狀疱疹、糖尿病、酒精性充血性心肌病、更年期綜合徵、老年抑鬱症等病症。

## 142. 秦　艽

**【原文】**秦艽微寒，除濕榮筋，肢節風痛，下血骨蒸。新好羅紋者佳。

【註釋】除濕榮筋：指祛風濕，舒筋絡。榮，指營養濡潤。

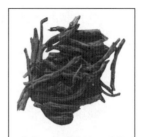

秦艽 除濕榮筋，肢節風痛，下血骨蒸。

【白話解】秦艽味辛、苦，性平。辛散苦泄，辛而不燥，質地滋潤，藥性平和，有散風除濕，舒筋和血，通痹止痛，清退虛熱的作用。善治風濕痹痛，無論寒熱之偏，四肢關節拘攣和大便下血，以及虛勞骨蒸的發熱等。此外，本品還能清濕熱，除疳熱，兼治濕熱黃疸，小兒疳熱。入藥以根新鮮，羅紋交糾者為佳。

今按 秦艽為龍膽科植物秦艽 *Gentiana macrophylla* Pall.、麻花秦艽 *G. straminea* Maxim.、粗莖秦艽 *G. crassicaulis* Duthie ex Burk. 或小秦艽 *G. dahurica* Fiseh. 的乾燥根。本品味辛、苦，性平。歸胃、肝、膽經。具有祛風濕，通絡止痛，退虛熱，清濕熱功效。主要用於①風濕痹痛，筋脈拘攣，骨節酸痛，無問寒熱新久均可配伍應用；②中風半身不遂，口眼喎斜，四肢拘急，舌強不語等；③骨蒸潮熱，疳積發熱；④濕熱黃疸；⑤本品尚能治痔瘡、腫毒等。

用量用法：煎服，3～9g。

【廉便驗方】（1）黃疸，皮膚、眼睛如金黃色，小便赤：秦艽250g，牛乳3000mL。煮取1000mL，去渣。放入芒硝50g服。

（2）瘡口不合：秦艽為末摻之，外敷。

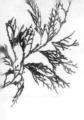

（3）暴瀉、大渴、大飲：秦艽100g，炙甘草25g。水煎服，每服15g。

【臨床新用】秦艽還可用於小兒急性黃疸型傳染性肝炎、風濕性關節炎、肩周炎、滑膜炎、中風、腦出血、結腸炎、頭痛、牙痛、流行性腦脊髓膜炎等病症。

## 143. 紫　菀

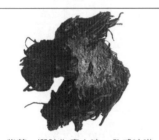

紫菀　潤肺化痰止咳。外感咳嗽用生品；肺虛久咳用蜜炙品。

【原文】紫菀苦辛，痰喘咳逆，肺癰吐膿，寒熱並濟。去頭。

【註釋】寒熱並濟：指肺寒、肺熱痰咳均適宜。

【白話解】紫菀味苦、辛、甘，性微溫；辛開宣散，苦能降泄，溫和柔潤，故有潤肺下氣，化痰止咳的作用。既能治肺部有寒、肺氣壅塞的痰喘咳嗽，又能治肺部有熱、咯吐膿血的肺癰。本品溫而不熱，潤而不燥，所以對肺寒、肺熱都適宜。入藥須去蘆頭用。

> **今按**　紫菀為菊科植物紫菀 *Aster tataricus* L. f. 的根及根莖。本品味苦、辛、甘，性微溫。歸肺經。具有潤肺化痰止咳功效。主要用於①咳嗽，無論外感、內傷，病程長短，寒熱虛實，皆可用之；②本品還可用於肺癰、胸痹及小便不通等，蓋取其開宣肺氣之力。

**用量用法**：煎服，5～10g。外感暴咳生用，肺虛久咳

蜜炙用。

【**廉便驗方**】（1）**小便不利**：紫菀、車前子各12g。水煎服。

（2）**吐血，咯血，嗽血**：紫菀、茜草各等分。為細末，煉蜜為丸，如櫻桃子大。含化1丸，不拘時。

（3）**小兒咳嗽不止，聲不出者**：紫菀、苦杏仁各等分。入蜜同研，丸芡實大。每服1丸，五味子湯調下。

【**臨床新用**】紫菀還可用於支氣管炎、肺炎、哮喘等病症。

## 144. 款冬花

【**原文**】款花甘溫，理肺消痰，肺癰喘咳，補勞除煩。要嫩茸去木。

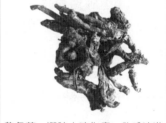

款冬花　潤肺止咳化痰。外感咳嗽用生品；肺虛久咳用蜜炙品。

【**註釋**】勞：是虛勞的簡稱。凡先天不足，後天失調，病久失養，正氣損傷，久虛不復，表現各種虛弱症候者，均屬虛勞範圍。

【**白話解**】款冬花味甘，性微溫。甘而潤補，辛散溫通，有潤肺下氣，消痰止咳的作用，可治咳嗽吐膿血的肺癰和肺部有寒的氣喘咳嗽，並治療虛勞煩熱咳嗽。入藥以嫩花蕊為佳，除去花梗後使用。

---

**今按**　款冬花為菊科植物款冬 *Tussilago farlara* L. 的花蕾。本品味辛、微苦，性溫。歸肺經。具有潤肺下氣，止咳化痰功效。主要用於咳嗽氣喘，無論寒熱

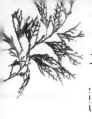

虛實，皆可使用。

**用量用法**：煎服，5～10g。外感暴咳生用，內傷久咳蜜炙用。

【**廉便驗方**】（1）久嗽不止：紫菀、款冬花各150g。上藥粗搗羅為散，入生薑煎，溫服，每服15g，日服3次。

（2）喘嗽不已，或痰中有血：款冬花、百合各等分，為細末，煉蜜為丸，如龍眼大。每服1丸，食後臨臥細嚼，薑湯咽下，噙化尤佳。

（3）**肺癰嗽而胸滿振寒，脈數，咽乾，大渴，時出濁唾腥臭，臭久吐膿如粳米粥狀者**：款冬花9g，桔梗10g，甘草、薏苡仁5g。水煎服。

【**臨床新用**】款冬花還可用於哮喘、慢性氣管炎、肺結核、慢性骨髓炎等病症。

## 145. 金沸草

【**原文**】金沸草溫，消痰止嗽，明目祛風，逐水尤妙。一名旋覆花，一名金錢花。

【**註釋**】逐水：指有峻烈攻逐水飲的功效，可用於消除眼瞼腫脹，或腹中腫塊並腹水，或胸脅積水等，屬消腫實證者。

【**白話解**】金沸草味苦、辛、鹹，性溫；苦降溫通，鹹化痰結，具有降氣、化痰止咳的作用，能治痰壅氣喘的咳嗽和肺部有寒的痰飲咳嗽氣喘。並有祛風的作用，可用於風濕痹痛，且有明目的功效。本品又名旋覆花、金錢花。

> **今按** 金沸草為菊科植物旋覆花 *Inula japonica* Thunb. 或歐亞旋覆花 *I. britannica* L. 的地上部分。本品味苦、辛、鹹，性溫。歸肺、大腸經。具有降氣，消痰，行水功效。主要用於①風寒咳嗽，痰飲蓄結，痰壅氣逆，胸膈痞滿，喘咳痰多；②外治疔瘡腫毒。

**用量用法**：煎服，4.5～9g。外用鮮品適量，搗汁塗患處。

**【廉便驗方】**（1）**外感風寒頭痛**：金沸草、前胡、蔓荊子各15g，細辛5g，生薑為引。水煎服，每日2次。

（2）**咳嗽吐痰，鼻塞音重**：麻黃6g，金沸草、荊芥、生薑各9g。水煎服。

（3）**脾胃虛寒，噯氣嘔逆**：金沸草、黨參、製半夏、陳皮各9g，代赭石15g。水煎服。

**【臨床新用】**金沸草還可用於急性支氣管炎、哮喘等病症。

## 146. 桑 皮

**【原文】**桑皮甘辛，止嗽定喘，瀉肺火邪，其功不淺。風寒，新嫩生用，虛勞久嗽，蜜水炒用，去紅皮。

**【註釋】肺火**：肺中火邪，有虛火、實火之分。肺陰虛而生火為虛火，肺熱盛極化火則為實火。

**【白話解】**桑皮即桑白皮，味甘，性寒。善瀉肺部熱邪，有止咳平喘的作用。因此，對肺熱咳嗽氣喘功效較好。新感風寒咳嗽者宜生用，虛勞久咳宜蜜水炒用。入藥宜刮去表面黃棕色（紅色）栓皮後應用。

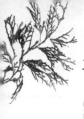

　　**今按**　桑白皮為桑科植物桑 *Morus alba* L.的根皮。本品味甘，性寒。歸肺經。具有瀉肺平喘，利水消腫功效。主要用於①肺熱咳喘；②水腫，尤宜用於風水、皮水等陽水實證；③本品還有清肝降壓止血之功，可治衄血、咯血及肝陽肝火偏旺之高血壓症。

　　**用量用法**：煎服，5～15g。瀉肺利水，平肝清火宜生用；肺虛咳嗽宜蜜炙用。

　　**【廉便驗方】**（1）**全身水腫，胸腹脹悶，小便短少以及妊娠期水腫**：桑白皮9g，生薑皮3g，陳皮、大腹皮各6g，茯苓皮12g。日服1劑，水煎，分2次服。

　　（2）**產後下血不止**：炙桑白皮，煮水飲之。

　　（3）**石癰堅如石，不作膿者**：桑白皮陰乾搗末，以酒和敷消腫。

　　**【臨床新用】**桑白皮還可用於食管癌（包括賁門癌）、胃癌、胸膜炎、糖尿病、傳染性肝炎、肺氣腫合併感染，以及急性支氣管炎的咳喘、原發性高血壓、小兒流涎等病症。

## 147. 杏仁　附：甜杏仁

　　**【原文】**杏仁溫苦，風寒喘嗽，大腸氣閉，便難切要。單仁者，泡去皮尖，麩炒入藥。雙仁者有毒，殺人勿用。

　　**【註釋】大腸氣閉**：指大腸氣滯使大便閉結不通。

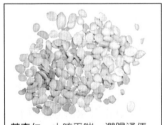

苦杏仁　止咳平喘，潤腸通便。用於咳嗽氣喘等。有小毒，用量不宜過大。

【白話解】杏仁味苦，性微溫。有小毒。苦能降氣，溫散寒邪，又為植物種仁質潤滑腸，故有止咳平喘，降氣潤腸的作用。善治外感風寒引起的氣喘咳嗽，並治大腸氣滯的大便閉結不通，以及老人、產婦等津虧腸燥，大便困難。果核中單個種仁者，浸泡後去皮尖，用麩炒後入藥；雙個種仁者，種仁有毒，誤食可導致人死亡，故不宜服用。

**今按** 杏仁為薔薇科植物山杏 *Prunus armeniaca* L. var. *ansu* Maxim.、西伯利亞杏 *P. sibirica* L.、東北杏 *P. mandshurica*（Maxim.）Koehne 或杏 *P. armeniaca* L. 的成熟種子。本品味苦，性微溫。有小毒。歸肺、大腸經。具有止咳平喘，潤腸通便功效。主要用於①多種咳喘病證；②腸燥便秘；③本品外用，可治蟯蟲病、外陰瘙癢。

**用量用法**：煎服，3～10g，宜打碎入煎，或入丸、散。

【廉便驗方】

（1）**上氣喘急**：桃仁、苦杏仁各25g。上藥細研，水調生麵少許，和丸如梧桐子大。不拘時，含化咽津。

（2）**心氣痛悶亂**：苦杏仁100g，吳茱萸60g。上藥同時研勻，丸如彈子大。每服1丸，溫酒化下，如不飲酒，即用熱湯，發時服。

（3）**鼻中生瘡**：搗苦杏仁乳敷之；亦燒核，壓取油敷之。

【臨床新用】杏仁還可用於老年性慢性支氣管炎、支

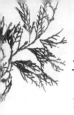

氣管擴張、肺結核咯血、肺炎、感冒、便秘、外陰瘙癢、蟯蟲病等病症。

### 【附藥】甜杏仁

　　為薔薇科植物杏或山杏的部分栽培種而其味甘甜的成熟種子。性味甘平，功效與苦杏仁類似，藥力較緩，且偏於潤肺止咳。主要用於虛勞咳嗽或津傷便秘。煎服，5～10g。

## 148. 烏 梅

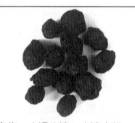

烏梅　止渴生津，止瀉安蚘。是解暑止渴的佳品。凡感冒、有實熱者不宜用。

　　**【原文】**烏梅味酸，除煩解渴，霍瘧瀉痢，止嗽勞熱。去核用。

　　**【註釋】勞熱**：病證名，指虛勞骨蒸發熱。

　　**【白話解】**烏梅味酸、澀，性平，能生津止渴，斂肺止咳，治療肺虛久咳，虛熱消渴，霍亂，瘧疾，痢疾。入藥宜去掉果核用。

　　**今按**　烏梅為薔薇科植物梅 *Prunus mume*（Sieb.）Sieb. et Zucc.的近成熟果實。本品味酸、澀，性平。歸肝、脾、肺、大腸經。具有斂肺止咳，澀腸止瀉，安蚘止痛，生津止渴，固衝止漏，消瘡毒功效。主要用於①肺虛久咳；②久瀉，久痢；③蚘厥腹痛，嘔吐；④虛熱消渴；⑤崩漏不止，便血；⑥胬肉外突，頭瘡。

**用量用法：**煎服，3～10g，大劑量可用至30g。外用適量，搗爛或炒炭研末外敷。止瀉止血宜炒炭用。

**使用注意：**外有表邪或內有實熱積滯者均不宜服。

**【廉便驗方】**（1）**咽喉腫痛：**烏梅30g，金銀花60g，雄黃12g。上為末，蜜丸，每丸3g，每次含化1丸，徐徐咽下，每日3次。

（2）**崩漏：**三七、側柏葉炭各30g，烏梅炭、地榆炭各60g。上藥研成細末，每次白開水或湯藥沖服10g，2小時服1次，連服數次。

（3）**雞眼：**烏梅肉、荔枝肉各等分。搗膏貼敷。

（4）**口渴：**烏梅肉、麥冬各75g，生地黃150g，甘草50g。上藥搗羅為散，每服6g，溫熱水調下。

（5）**久咳不已：**烏梅肉、罌粟殼各等分。上為末，每服10g，睡時蜜湯調下。

（6）**久痢不止，腸垢已出：**烏梅肉6g，水煎服。

（7）**小便尿血：**烏梅燒存性，研末，醋糊丸，梧桐子大。每服40丸，以酒調下。

**【臨床新用】**烏梅還可用於內痔、急性肝炎、慢性結腸炎、細菌性痢疾、嬰幼兒腹瀉、膽道蛔蟲症、膽囊炎、膽石症、牛皮癬等病症。

## 149. 天花粉

**【原文】**天花粉寒，止渴祛煩，排膿消毒，善除熱痰。

**【白話解】**天花粉味甘、微苦，性微寒。甘酸能生津，苦寒能清熱瀉火，所以具有清熱除煩，生津止渴的作用。善於治熱病津傷的煩熱口渴；並能消腫解毒排膿，治療癰

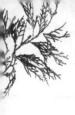

腫瘡毒。本品又能清化熱痰，也可治療肺部有熱痰的咳嗽。

---

**今按**　天花粉為葫蘆科植物栝樓 *Trichosanthes kirilowii* Maxim. 或雙邊栝樓 *T. rosthornii* Herms 的乾燥根。本品味甘、微苦，性微寒。歸肺、胃經。具有清熱瀉火，生津止渴，消腫排膿功效。主要用於①熱病煩渴；②燥熱傷肺，乾咳少痰、痰中帶血等肺熱燥咳證；③內熱消渴；④瘡瘍腫毒。

---

**用量用法**：煎服，10～15g。

**【廉便驗方】**（1）**虛熱咳嗽**：天花粉50g，人參15g。上為末，每服5g，米湯調下。

（2）**癰未潰**：天花粉、赤小豆各等分。上為末，醋調塗之。

（3）**天疱瘡**：天花粉、滑石各等分。上為末，水調搽之。

**【臨床新用】**天花粉還可用於胃及十二指腸潰瘍、糖尿病、宮外孕、葡萄胎、絨毛膜上皮癌、中期妊娠、死胎、過期流產的引產等病症。

## 150. 瓜蔞仁

**【原文】**瓜蔞仁寒，寧嗽化痰，傷寒結胸，解渴止煩。去殼用仁，重紙包，磚壓摻之，只一度去油用。

**【註釋】**結胸：指因寒熱、水濕、痰食結聚於胸腹部引起的，以心下甚則心下至少腹硬滿有觸痛為主症的病症。

【白話解】瓜蔞仁味甘、微苦,性寒。甘寒清潤,故有清熱潤肺化痰止咳的功效,可治痰熱咳嗽和傷寒病痰熱結在胸部,按之作痛的結胸證;並可解除熱病的煩渴。去果殼取仁,多層紙包裹後,用磚壓去油後使用。

> **今按** 瓜蔞仁為葫蘆科植物栝樓 *Trichosanthes kirilowii* Maxim. 和雙邊栝樓 *T. rosthornii* Harms 的成熟種仁。本品味甘、微苦,性寒。歸肺、胃、大腸經。具有清熱化痰,寬胸散結,潤腸通便功效。主要用於①痰熱阻肺,咳嗽痰黃,質稠難咳,胸膈痞滿;②胸痹、結胸;③肺癰,腸癰,乳癰;④腸燥便秘。

**用量用法**:煎服,10～15g。打碎入煎。

【**廉便驗方**】(1)**胃氣痛**:瓜蔞1個,取仁炒熟。煎酒服,連服6～7天。

(2)**大便燥結**:瓜蔞仁、火麻仁各9g。水煎服。

(3)**胞衣不下**:瓜蔞實1個,取子,令細研,酒與童子尿各半杯。煎至七分,去滓溫服。

【**臨床新用**】瓜蔞仁還可用於初乳乳房脹痛、氣管炎、肺心病哮喘、冠心病、便秘等病症。

## 151. 密蒙花

【**原文**】密蒙花甘,主能明目,虛翳青盲,服之效速。酒洗,蒸過曬乾。

【**註釋**】**青盲**:眼科病證名,以眼外觀正常,而眼神呆滯,視力逐漸下降,終致失明為主要表現的病症。

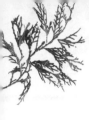

【白話解】密蒙花味甘，能明目，為眼科常用藥。主治肝血虛引起的眼睛生翳膜，青盲。入藥宜先用酒浸，蒸後曬乾，備用。

> **今按**　密蒙花為馬錢科植物密蒙花 *Buddleja officinalis* Maxim. 的乾燥花蕾。本品味甘，性微溫。歸肝、膽經。具有清熱瀉火，養肝明目，退翳功效。主要用於①目赤腫痛，羞明多淚，眼生翳膜；②肝虛目暗，視物昏花。

**用量用法**：煎服，9～15g。

【廉便驗方】（1）眼生翳膜：密蒙花、黃柏各5g。上藥研末，煉蜜為丸，如梧桐子大。每服10～15丸，食後或睡前涼開水送下。

（2）**羞明**：密蒙花15g，生地黃、黃芩各10g。水煎服。

【臨床新用】密蒙花還可用於消渴患者常見目乾澀、羞明，視物昏花，雙目迎風流淚，咳嗽因情志不遂，肝鬱化火者。

## 152. 菊　花

【原文】菊花味甘，除熱祛風，頭暈目赤，收淚殊功。家園內味甘黃小者良，去梗。

【註釋】家園內：指人工栽培的菊花，偏於疏散風熱，清肝、養肝、平肝，與野菊花相對而言。

【白話解】菊花味甘，性涼，能疏風清熱。可用於治

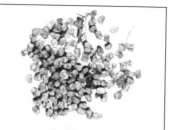

野菊花　清熱解毒，利咽止痛。煎湯外洗可治療濕疹和皮膚瘙癢。

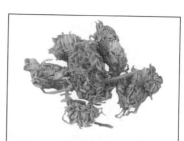

菊花　疏散風熱，明目解毒。是一味明目降壓的常用藥。

療外感風熱，頭痛，目赤多淚等。產於浙江省杭州市的黃菊花偏於散風熱，治風熱表證，頭痛、目赤等。家園種植，色黃花小者佳，用時去梗。

　　　　**今按**　菊花為菊科植物菊 *Chrysanthemum morifolium* Ramat. 的乾燥頭狀花序。本品味辛、甘，微苦，性微寒。歸肺、肝經。具有疏散風熱，平抑肝陽，清肝明目，清熱解毒功效。主要用於①風熱感冒，溫病初起；②肝陽上亢，頭痛眩暈；③肝經風熱，或肝火上攻所致目赤腫痛；④肝腎精血不足，目失所養，眼目昏花，視物不清；⑤瘡癰腫毒。

　　**用量用法**：煎服，5～9g。疏散風熱宜用黃菊花，平肝、清肝明目宜用白菊花。

　　**【廉便驗方】**（1）**風熱頭痛**：菊花、石膏、川芎各15g。上藥為末，每次服7.5g，茶調下。

　　（2）**視物昏花**：菊花20g，巴戟天5g，肉蓯蓉10g，枸杞子15g。上藥為細末，煉蜜丸，如梧桐子大。每服30

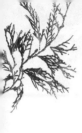

丸，溫酒送下，飯前服。

（3）**陰虛胃熱牙痛**：蜂蜜、熟地、玄參、菊花各60g，生石膏30g，升麻5g，加水1000mL，煎成300mL，徐徐服之。

【臨床新用】菊花還可用於冠心病、心絞痛、高血壓、高血脂症、神經官能症、前列腺炎、肛竇炎、肛乳頭炎、盆腔炎、急慢性咽炎、潰瘍性結腸炎、小兒急性支氣管炎、夜盲症等。

## 153. 木　賊

【原文】木賊味甘，益肝退翳，能止月經，更消積聚。

【白話解】木賊味甘，性涼。具有疏風清熱，明目退翳的功效。可用治外感風熱、頭痛、目赤多淚和翳膜遮睛等目疾。此外，還能止血化瘀，治月經過多，瘀血積聚。

> **今按**　木賊為木賊科植物木賊 *Equisetum hiemale* L. 的乾燥地上部分。本品味甘、苦，性平。歸肺、肝經。具有疏散風熱，明目退翳功效。主要用於①風熱目赤，迎風流淚，目生翳障；②出血證。

**用量用法**：煎服，3～9g。

【廉便驗方】

（1）**婦女崩漏**：木賊節、赤芍各50g，神麴、側柏葉各25g，荷葉0.5g。每次服用10g，當歸酒送下。

（2）**多淚**：木耳、木賊各50g。上藥為細末，每次服用10g，飯後、睡前各服1次。

（3）**痔瘡出血**：木賊、枳殼各100g，乾薑50g，大黃5g。搗為散，每次服用20g，飯前服。

【**臨床新用**】木賊外用治療扁平疣、尋常疣、尖銳濕疣、牛皮癬、小兒鼻出血、小兒腎病綜合徵、結膜炎、傳染性肝炎、急性黃疸型肝炎等。

## 154. 決明子

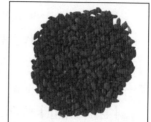

決明子　清肝明目，潤腸通便。與菊花一起泡水喝能降壓。脾胃虛弱者不宜用。

【**原文**】決明子甘，能祛肝熱，目疼收淚，仍止鼻血。反藜蘆。

【**註釋**】**肝熱**：指肝有熱邪或氣鬱化熱引起的病變。主要症狀有煩悶、口乾、口苦、手足發熱、小便黃赤等，嚴重者可見狂躁、不得安臥等症狀。

【**白話解**】決明子味甘，能清瀉肝火，因肝開竅於目，常用於肝經風熱或肝火上炎之目赤腫痛和多淚不收的眼睛疾病。此外，還可治肝熱犯肺的鼻出血。

**今按**　決明子為豆科植物決明 *Cassia obtusifolia* L. 或小決明 C. tora L. 的乾燥成熟種子。本品味甘、苦、鹹，性微寒。歸肝、大腸經。具有清熱明目，潤腸通便的功效。主要用於①肝經風熱或肝火上炎之目赤腫痛，羞明多淚，目暗不明；②肝陽上亢之頭痛，眩暈；③腸燥便秘。

**用量用法**：煎服，10～15g。用於潤腸通便，不宜久

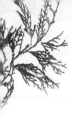

煎。

　　**使用注意**：不宜與藜蘆同用。

　　**【廉便驗方】**

　　（1）**目赤腫痛**：車前子、決明子、蒺藜子、枳殼各50g。上為散，每服20g，飯後溫水調下，睡前再服。

　　（2）**頭痛**：決明子為末，水調貼太陽穴。

　　（3）**目赤腫痛或高血壓病**：炒決明子15g，粳米60g，菊花10g，冰糖少許。先把決明子放鍋內炒，至微有香氣取出，與白菊花同煎取汁，去渣，放入粳米煮粥。

　　**【臨床新用】**決明子還可用於高脂血症、初期乳癰、黴菌性陰道炎、血清膽固醇增高、原發性高血壓、男性乳房異常發育等病症。

## 155. 犀角（已禁用）　附：廣角

　　**【原文】**犀角酸寒，化毒辟邪，解熱止血，消腫毒蛇。

　　**【註釋】**犀角：現已禁用，多以水牛角代之。

　　**【白話解】**犀角味酸、寒性。善清泄血分實熱而解毒定驚，止血。治熱入血分出現的神昏、驚癇發狂、發斑和血熱妄行的吐血、便血等。又能治療疔瘡腫毒或毒蛇咬傷等。

---

　　**今按**　犀角為脊椎動物犀科犀牛的角。本品味苦、鹹，性寒。歸心、肝、胃經。具有涼血止血，瀉火解毒，安神定驚功效。主要用於①血熱妄行的吐血、衄血等；②溫熱病熱盛火熾，壯熱，神昏譫語等；③溫熱病熱毒熾盛，身熱，發斑疹，其色紫暗。

---

　　**用量用法**：煎服，1.5～6g。銼為細粉沖服或磨汁服，或入丸散服。

　　**使用注意**：孕婦慎用，畏川烏、草烏。

　　**【廉便驗方】**

　　（1）**男性、兒童乳房異常發育症及頸部淋巴結核**：犀角、青皮、陳皮、牽牛子各50g，連翹25g。上藥為細末，皂莢2個，新薄荷1000g，同取汁，熬成膏，加前藥末為丸，如梧桐子大。每服30丸。食後連翹煎湯送下。

　　（2）**痢疾便血**：水牛角、石榴皮、枳實各50g。上藥研末，飲服15g，每日2次。

　　（3）**球菌性皮膚病**：水牛角、防風各5g，甘草2.5g，黃連1.5g。上用水1000mL，加燈心20根，煎取400mL，服之。

　　**【臨床新用】**犀角還可用於高血脂症、高血壓病、系統性紅斑狼瘡、肺性腦病、面部痤瘡等病症。

　　**【附藥】廣角**

　　為非洲黑犀或白犀的角。本品味苦、鹹，性寒。功能清熱解毒，散瘀，定神定驚，主要用於溫熱病熱入營血，血熱妄行之出血，熱毒血痢，疔瘡腫毒，瘟黃，急黃。煎湯，2～6g；銼粉或磨汁沖服，0.5～1.5g，或入丸、散服。

# 156. 羚羊角

　　**【原文】**羚羊角寒，明目清肝，卻驚解毒，神志能安。

　　**【白話解】**羚羊角性寒，

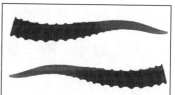

羚羊角　明目清肝，祛驚解毒，神志能安。

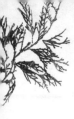

寒能清熱，為清肝火、息肝風要藥，治肝火亢盛之目赤腫痛；熱極生風之高熱神昏、驚厥抽搐；又能清熱解毒，治溫熱病壯熱神昏，譫語狂躁等。

---

**今按**　羚羊角為牛科動物賽加羚羊 *Saiga tatarica Linnaeus* 的角。本品味鹹，性寒。歸肝、心經。具有平肝息風，清肝明目，散血解毒功效。主要用於①肝風內動，驚癇抽搐；②肝陽上亢，頭暈目眩；③肝火上炎，目赤頭痛；④溫熱病壯熱神昏，熱毒發斑。

---

**用量用法**：煎服，1～3g；宜單煎2小時以上。磨汁或研粉服，每次0.3～0.6g。

**使用注意**：本品性寒，脾虛慢驚者忌用。

**【廉便驗方】**（1）小兒夜啼：羚羊角、黃芩、水牛角、甘草、茯神各0.5g，麥冬25g。搗為散，每服5g，以水煎至500mL，去渣服之。

（2）癲癇：羚羊角、僵蠶、鉤藤、黨參各1.5g，天麻、甘草各1g，全蠍0.7g，蜈蚣0.3g。上藥混合研末，每服1g，每天2～3次。

**【臨床新用】**羚羊角還可用於治療流感、麻疹、小兒肺炎及頭痛等症。羚羊為國家保護動物，羚羊角現已禁用。

## 157. 龜甲　附：龜甲膠

**【原文】**龜甲味甘，滋陰補腎，逐瘀續筋，更醫顖凶。
即敗龜板。

**【註釋】**顖凶：即囟門。

【白話解】龜甲味甘，能滋陰補腎，治腎虛之筋骨不健、腰腿軟弱無力及小兒囟門不合。又名敗龜板。

**今按** 龜甲為龜科動物烏龜 *Chinemys reevesii*（Gray）的腹甲及背甲。本品味甘，性寒。歸腎、肝、心經。具有滋陰，潛陽，益腎健骨，養血補心功效。主要用於①肝腎陰虛所致的陰虛陽亢，陰虛內熱，陰虛風動證；②腎虛筋骨痿弱；③陰血虧虛之驚悸、失眠、健忘等；④陰虛血熱，衝任不固之崩漏、月經過多。

**用量用法**：煎服，9～24g；宜先煎。砂炒醋淬。

【廉便驗方】

（1）**乳頭破爛**：龜板研末，加冰片研勻，麻油調搽。

（2）**小兒解顱**：龜板25g，生地黃5g。水煎，分早、中、晚3服。

（3）**心失志，善忘**：龜甲、木通、遠志、石菖蒲各25g。搗為細散，酒送服1g，漸加至1.5g。

【臨床新用】龜甲還可用於精子減少症、再生障礙性貧血、不育症、慢性腎炎、膝骨性關節炎、更年期綜合徵、骨質疏鬆症、小兒腦積水等病症。

【附藥】**龜甲膠**

為龜甲經煎煮、濃縮製成的固體膠。味鹹、甘，性涼。具有滋陰，養血，止血作用。主要用於陰虛潮熱，骨蒸盜汗，腰膝酸軟，血虛萎黃，崩漏帶下。烊化兌服，3～9g。

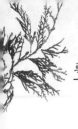

## 158. 鱉 甲

【原文】鱉甲酸平，勞嗽骨蒸，散瘀消腫，去痞除崩。去裙，蘸醋製黃。

【註釋】勞嗽：指久嗽成癆或勞極傷肺致嗽者。

裙：鱉甲邊緣的肉質部分。

【白話解】鱉甲味酸，性平。能滋陰潛陽，清熱除蒸，治虛勞咳嗽、骨蒸潮熱等。又散瘀消腫，治瘀血阻滯之癥腫、癥瘕痞塊及崩漏下血。去盡皮肉，醋製黃後入藥。

今按　鱉甲為鱉科動物鱉 *Trionyx sinensis* Wiegmann 的背甲。本品味甘、鹹，性寒。歸肝、腎經。具有滋陰潛陽，退熱除蒸，軟堅散結功效。主要用於①肝腎陰虛所致的陰虛陽亢，陰虛內熱，陰虛風動證；②癥瘕積聚。

用量用法：煎服，9～24g；宜先煎。砂炒醋淬。

【廉便驗方】（1）骨蒸潮熱：鱉甲1枚，以醋製黃，加胡黃連6g。上藥為末，青蒿煎湯服。

（2）牙痛：鱉甲焙乾軋成細末，貯於乾燥器皿內備用。臨用時，取鱉甲粉0.5g放在煙斗內煙葉的表面上，點燃當煙吸。

（3）痔瘡：鱉甲90g，檳榔60g。上藥搗細，食前服6g。

【臨床新用】鱉甲還可用於肝纖維化、肝硬化水腫、軟骨病、癌症、甲狀腺功能亢進等病症。

## 159. 海蛤殼

【原文】海蛤味鹹，清熱化痰，胸痛水腫，堅軟結散。

【白話解】海蛤殼味鹹。具有清熱化痰、軟件散結、利水消腫功能。可用於痰熱咳喘、胸脅疼痛、瘻瘤瘰癧、痰核及水腫、小便不利等。

---

**今按** 海蛤殼為簾蛤科動物文蛤 *Meretrix meretrix* Linnaeus 和青蛤 *Cyclina sinensis* Gmelin 等的貝殼。本品味苦、鹹，性寒。歸肺、腎、胃經。具有清肺化痰，軟堅散結功效。主要用於①肺熱，痰熱咳喘，痰火灼傷肺絡之胸脅疼痛；②瘻瘤、痰核，此外，本品有利尿、製酸之功，可用於水氣水腫，小便不利及胃痛反酸。研末外用，可收澀斂瘡，治濕瘡、燙傷。

---

**用量用法**：煎服，6～15g，宜先煎；蛤粉包煎。外用適量，研極細粉撒布或油調後敷患處。

【廉便驗方】（1）痰飲心痛：海蛤（燒為灰，研極細，過數日，火毒散，用之）、瓜蔞仁。上藥以海蛤入瓜蔞內，乾濕得所為丸。每服50丸。

（2）**婦人傷寒血結胸膈，揉而痛不可撫近**：海蛤、滑石、甘草各50，芒硝25g。上搗羅為散。每服6g，雞子清調下。

（3）**小兒疳水，腫滿氣急**：海蛤、澤瀉、防己各3g，萊菔子30粒。上藥為末，每次服3g，酒調下，日服2次，小便利，即效。

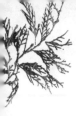

（4）**外陰炎、外陰濕疹、外陰潰瘍**：煆蛤粉5g，漳丹3g，冰片0.3g。上藥研成細粉，用液體石蠟合成藥膏，清洗患部後，將上藥塗於患部，覆蓋紗布，每天2次。

【臨床新用】海蛤殼還可用於胃潰瘍、急性支氣管炎、支氣管哮喘、皮膚真菌病及細菌性感染等病症。

# 160. 桑寄生

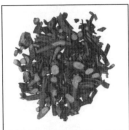

桑寄生　風濕腰痛，止漏安胎，瘡瘍亦用。

【原文】桑上寄生，風濕腰痛，安胎止崩，瘡瘍亦用。

【註釋】安胎：婦科術語，指對胎動不安，或有滑胎史的孕婦進行預防流產的治法。

【白話解】桑寄生能祛風濕，補肝腎，強筋骨，安胎；治療風濕性關節疼痛，特別是風濕日久，肝腎不足之腰膝酸痛療效更好。又治肝腎虛損，衝任不固治胎動不安，崩血不止。此外，還可治療瘡瘍癰腫。

　　**今按**　桑寄生為桑寄生科植物桑寄生*Taxillus chinensis*（DC.）Danser 的乾燥帶葉莖枝。本品味苦、甘，性平。歸肝、腎經。具有祛風濕，補肝腎，強筋骨，安胎功效。主要用於①痹證日久，傷及肝腎，腰膝酸軟，筋骨無力；②崩漏經多，妊娠漏血，胎動不安。

**用量用法**：煎服，9～15g。

【廉便驗方】（1）**產後乳汁不下**：桑寄生150g。搗為

細末，每次服4.5g，水煎服。

（2）**毒痢膿血**：桑寄生100g，防風、川芎、炙甘草15g。上藥為末，每服10g，水煎服。

（3）**滑胎**：菟絲子200g，桑寄生、續斷、阿膠各100g。前3味藥為末，水化阿膠和為丸1g，每次服20丸。

【臨床新用】桑寄生還可用於冠心病心絞痛、心律失常、高血壓等病症。

## 161. 火麻仁

【原文】火麻味甘，下乳催生，潤腸通結，小水能行。微炒，磚擦去殼，取仁。

【註釋】**下乳**：指在產婦乳汁不下或乳汁缺乏時採用疏通乳脈，使乳汁流暢的方法。又名催乳。

**催生**：指用服藥的方法增強孕母之正氣，使胎兒速生的方法。

**小水能行**：指能通利小便。

【白話解】火麻仁味甘，性平。其性質甘潤滑利，能補虛潤燥，滑腸通便，宜於年老、產婦及體弱者因血虧津少而致的大便秘結。滑利之性亦可下乳催生，利小便，治乳汁缺少，難產及小便不利等症，現代臨床較少使用。入藥微炒，用磚砸碎外殼，取仁用。

**今按** 火麻仁為桑科植物大麻 *Cannabis sativa* L. 的乾燥成熟果實。本品味甘，性平。歸脾、胃、大腸經。具有潤腸通便功效。主要用於腸燥便秘。

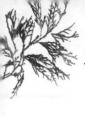

**用量用法**：煎服，10～15g。

【**廉便驗方**】（1）**嘔逆不止**：麻子仁150g，搗碎，以水研取汁。著少鹽吃，立效。

（2）**老人大便不通**：麻子仁、紫蘇子、松子仁、苦杏仁、黑芝麻各等分，共研作丸，如彈丸大。每服1丸。

（3）**血痢不止**：以麻子仁煮綠豆，空腹食。

【**臨床新用**】火麻仁還可用於慢性咽炎、神經性皮炎、腸梗阻、咳喘、月經不調、單純性肥胖等病症。

# 162. 山豆根

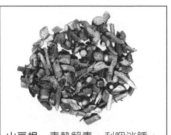

山豆根　青熱解毒，利咽消腫。是一味治療咽炎的良藥。

【**原文**】山豆根苦，療咽腫痛，敷蛇蟲傷，可救急用。俗名金鎖匙。

【**白話解**】山豆根味苦，性寒。苦能泄降，寒能清熱，有清熱解毒，消腫止痛作用，善治熱毒引起的咽喉腫痛和牙齦腫痛；外敷急救蛇蟲咬傷。本品俗名金鎖匙。

　　**今按**　山豆根為豆科植物越南槐*Sophora tonkinensis* Gapnep. 的乾燥根及根莖。本品味苦，性寒。有毒。歸肺、胃經。具有清熱解毒，利咽消腫功效。主要用於①熱毒蘊結之咽喉腫痛；②胃火上炎引起的牙齦腫痛、口舌生瘡。

**用量用法**：煎服，3～6g。外用適量。

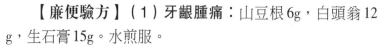

【廉便驗方】（1）牙齦腫痛：山豆根6g，白頭翁12g，生石膏15g。水煎服。

（2）齒痛：山豆根1片，含於痛處。

（3）喉癌：山豆根6g，玄參、大青葉各15g，開金鎖30g。水煎服，每日1劑。

【臨床新用】山豆根還可用於慢性活動性肝炎、痤瘡、口瘡潰瘍等病症。

## 163. 益母草　附：茺蔚子

【原文】益母草甘，女科為主，產後胎前，生新去瘀。一名茺蔚子。

【註釋】生新去瘀：指有散瘀血，生新血的作用。

胎前：指受孕至分娩前的整個懷孕時期。

【白話解】益母草味甘，性寒。功善活血祛瘀調經，為婦科經產要藥，不論胎前、產後均可應用，能起到祛瘀血、生新血的作用。益母草果實又名茺蔚子。

**今按**　益母草為唇形科植物益母草 *Leonurus japonicus* Houtt 的地上部分。本品味辛、苦，性微寒。歸心、肝、膀胱經。具有活血調經，利水消腫，清熱解毒功效。主要用於①血滯經閉，痛經，經行不暢，產後惡露不盡，瘀滯腹痛；②水腫，小便不利；③跌打損傷，瘡癰腫毒，皮膚癮疹。

**用量用法**：10～30g，煎服；或熬膏，入丸劑。外用適量搗敷或煎湯外洗。

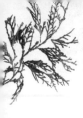

【廉便驗方】（1）**急性腎炎水腫**：鮮益母草240g，加水700mL，文火煎至300mL，分2次服，每日1劑。

（2）**赤白帶下，惡露不止**：益母草為細末，每服10g，溫酒送下，日服3次。

（3）**痛經**：益母草30g，香附9g。水煎，沖酒服。

【臨床新用】益母草還可用於急性腎小球腎炎、冠心病、血瘀高血黏症、婦產科出血性疾病等病症。

【附藥】**茺蔚子**

為益母草的乾燥成熟果實。性味辛、苦，微寒。具有活血調經，清肝明目作用。主要用於月經不調，經閉，痛經，目赤翳障，頭暈脹痛。煎服，4.5～9g。

## 164. 紫草

【原文】紫草苦寒，能通九竅，利水消膨，痘疹最要。

【註釋】

**九竅**：即頭部七竅（兩眼、兩耳、兩鼻孔、口）及前陰（男女生殖器和尿道口的總稱）、後陰（肛門）。

**痘**：皮膚出現紅色丘疹，具有水疱的傳染病。

**疹**：指溫熱病發疹，為皮膚上發出的紅色小點，形如粟米，撫之礙手。

【白話解】紫草味苦，性寒。苦寒入血以清熱涼血，其性通利而能活血，利水消腫，通九竅。善治血分有熱的痘毒，斑疹。

> **今按** 紫草為紫草科植物新疆紫草 *Arnebia euchroma*（Royle）Johnst. 或內蒙紫草 *A. guttata* Bunge 的乾燥

根。本品味甘、鹹，性寒。歸心、肝經。具有清熱涼血，活血，解毒透疹功效。主要用於①溫病血熱毒盛，斑疹紫黑，麻疹不透；②瘡瘍，濕疹，水火燙傷。

**用量用法**：煎服，5～10g。外用適量，熬膏或用植物油浸泡塗搽。

**【廉便驗方】**（1）**小兒白禿**：紫草煎汁塗之。

（2）**五疸熱黃**：紫草15g，茵陳50g。水煎服。

（3）**癃疽便閉**：紫草、瓜蔞各等分。水煎服。

**【臨床新用】**紫草還可用於宮頸糜爛、玫瑰糠疹、肌注後硬結、張力性疱疹、銀屑病、燒傷、燙傷等病症。

## 165. 紫 葳

**【原文】**紫葳味酸，調經止痛，崩中帶下，癥瘕通用。即凌霄花。

**【註釋】崩中**：又名血崩，指不在行經期間，陰道忽然大量流血，或淋漓不斷的病症。

**帶下**：指婦女陰道流出一種黏性液體，連綿不斷，其狀如帶。

**【白話解】**紫葳即凌霄花，味酸，性微寒。有活血通經，涼血的作用，可用治瘀血不行的經閉腹痛，或崩漏，帶下，癥瘕積聚。本品又名凌霄花。

**今按** 凌霄花為紫葳科植物凌霄 *Campsis grandiflora*（Thunb.）K. Schum. 或美洲凌霄 *Campsis radicans*（L.）Seem. 的花。本品味辛，性微寒。歸肝、心包

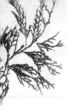

經。具有破瘀通經，涼血祛風功效。主要用於①血瘀經閉，癥瘕積聚及跌打損傷；②風疹，皮癬，皮膚瘙癢，痤瘡；③便血，崩漏。

**用量用法**：煎服，3～10g。外用適量。

**【廉便驗方】**

（1）**女經不行**：凌霄花為末，每服10 g，食前溫酒下。

（2）**消渴，飲水過多不瘥**：凌霄花50g，搗碎。水煎服，分3次溫服。

（3）**皮膚濕癬**：凌霄花、羊蹄根各等分，酌加枯礬，研末搽患處。

**【臨床新用】**凌霄花還可用於眩暈、婦女帶下、風濕痹痛、急性胃腸炎等病症。

## 166. 地膚子

**【原文】**地膚子寒，去膀胱熱，皮膚瘙癢，除熱甚捷。一名鐵掃帚子。

**【註釋】膀胱熱**：指濕熱蘊結於膀胱，主要症狀有尿頻、尿急、尿少而痛、尿黃赤或尿血等。多見於急性膀胱炎。

**【白話解】**地膚子味苦，性寒。苦能燥濕降泄、寒可清熱，故有清除膀胱濕熱，通利小便作用，治濕熱引起的小便不利及淋瀝澀痛。還可用治皮膚濕熱之疥癬濕瘡、皮膚瘙癢，療效較快。本品又名鐵掃帚子。

今按 地膚子為蓼科植物地膚 *Kochia scoparia* （L.）Schrad. 的成熟果實。本品味辛、苦，性寒。歸腎、膀胱經。具有利尿通淋，清熱利濕，止癢功效。主要用於①淋證；②陰癢帶下，風疹，濕疹。

**用量用法**：煎服，9～15g。外用適量。

**【廉便驗方】**

（1）**丹毒**：地膚子、金銀花、菊花各30 g，荊芥、防風各15g。水煎服。

（2）**吹乳**：地膚子為末，每服15g，熱酒沖服，出汗癒。

（3）**陰囊濕癢**：地膚子、蛇床子、苦參、花椒各等分。煎水外洗。

**【臨床新用】**地膚子還可用於急性腎炎、泌尿系結石、慢性B型肝炎、頑固性皮膚瘙癢症、藥性皮炎、蕁麻疹、急性乳腺炎等病症。

## 167. 楝根皮

**【原文】**楝根性寒，能追諸蟲，疼痛立止，積聚立通。

**【註釋】疼痛立止**：指腸道寄生蟲絞痛症狀減輕或消失。

**積聚立通**：治通利蟲積。

**【白話解】**苦楝皮味苦，性寒。殺蟲力強，廣泛用於蛔蟲、蟯蟲、鉤蟲等多種腸道寄生蟲，治蛔蟲或鉤蟲引起的腹痛。

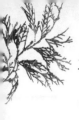

　　**今按**　苦楝皮為楝科植物楝 *Melia azedarach* L.或川楝 *M. toosendan* Sieb. et Zucc.的乾燥樹皮及根皮。本品味苦，性寒，有毒。歸肝、脾、胃經。具有殺蟲，療癬功效。主要用於①蛔蟲，蟯蟲，鉤蟲等；②疥癬，濕瘡。

　　**用量用法**：煎服，4.5～9g。鮮品15～30g。外用適量。

　　**【廉便驗方】**（1）癮疹：楝皮濃煎浴。

　　（2）**痢疾**：苦楝皮12g，荊芥、青木香各6g，骨碎補、檵木花各9g。水煎服。

　　（3）**蟯蟲病**：苦楝皮、苦參各10g，蛇床子5g，皂莢2.5g。共為末，以蜜煉成丸，如棗大。納入肛中或陰道中。

　　**【臨床新用】**苦楝皮還可用於疥癬、頭癬、痛經、陰道滴蟲、鉤蟲病、條蟲病、血吸蟲病等病症。

## 168. 樗根白皮

　　**【原文】**樗根味苦，瀉痢帶崩，腸風痔漏，燥濕澀精。去粗皮，取白根，切片酒炒。

　　**【註釋】**樗（ㄔㄨ）：即臭椿樹。

　　**澀精**：指具有收斂固澀精氣的作用，能治療腎氣不固、膀胱失約的遺精、滑精、遺尿及小便失禁等症。

　　**【白話解】**樗根白皮味苦澀，性寒。苦寒能清熱燥濕，味澀能澀腸止瀉、澀精、止血、止帶，治久瀉久痢、帶下、崩漏、便血、痔漏下血、遺精、滑精等。使用本品時，應去粗皮，取兩層白皮，切片，酒炒後用。

**今按** 樗根白皮為苦木科植物臭椿 *Ailanthus altissima* ( Mill ) Swingle 的根皮及樹幹皮。本品味苦、澀,性寒。歸大腸、胃、肝經。具有清熱燥濕,澀腸,止血,止帶,殺蟲功效。主要用於①泄瀉,痢疾;②便血,崩漏,痔瘡出血;③帶下;④蛔蟲症,瘡癬。

**用量用法**:煎服,6~12g;或入丸、散服。外用適量。

**【廉便驗方】** ( 1 ) **功能性子宮出血,腸出血**:椿皮、槐花各9g,黃柏6g,側柏葉15g。水煎服。

( 2 ) **滴蟲性陰道炎**:千里光全草30g,樗皮、薄荷、蛇床子各15g。水煎,外洗。

( 3 ) **膀胱炎、尿道炎**:椿根白皮12g,車前草60g。煎服。

**【臨床新用】** 樗根白皮還可用於潰瘍病、急性細菌性痢疾、阿米巴痢疾、蛔蟲病等病症。

## 169. 澤 蘭

**【原文】** 澤蘭甘苦,癥腫能消,打撲傷損,肢體虛浮。

**【註釋】肢體虛浮**:肢體水腫因脾、肺、肝、腎臟氣虛衰所致。

**【白話解】** 澤蘭味甘苦,性微溫。能行瘀血,消散癥腫而治跌打損傷,瘀血作痛;性較溫和,還能利小便,治虛證水腫。

**今按** 澤蘭為唇形科植物毛葉地瓜兒苗 *Lycopus lucidus* Turcz. var. *hirtus* Regel 的地上部分。本品味苦、

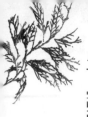

辛，性微溫。歸肝、脾經。具有活血調經，祛瘀消癰，利水消腫功效。主要用於①血瘀經閉，痛經，產後瘀滯腹痛；②跌打損傷，瘀腫疼痛及瘡癰腫毒；③水腫，腹水。

**用量用法**：煎服，10～15g。外用適量。

**【廉便驗方】**（1）癰疽發背：澤蘭60～120g，煎服；另取葉一把，調冬蜜搗爛貼敷，日換2次。

（2）乳癰初起：澤蘭50g，青皮15g，白及12.5g，橘葉30片。水煎，加酒半盅。

（3）經閉腹痛：澤蘭、鐵刺菱各9g，馬鞭草、益母草各15g，土牛膝3g。同煎服。

**【臨床新用】**澤蘭還可用於肺心病、冠心病、產後腹痛、痛經、輸卵管阻塞不孕症、外傷、流行性出血熱等病症。

## 170. 牙　皂

**【原文】**牙皂味辛，通關利竅，敷腫痛消，吐風痰妙。去弦子皮，用不蛀者。

**【白話解】**牙皂味辛，性溫。辛散溫通，走竄開竅，有較強的祛痰作用，能祛風痰而治突然昏迷，痰涎上湧，或中風痰多，神昏不語等。研末外敷，有消散癰腫功效。入藥去弦、子、粗皮，以未被蟲蛀者為佳。

**今按**　皂莢為豆科植物皂莢 *Gleditsia sinensis* Lam. 的果實。本品味辛、鹹，性溫。有小毒。歸肺、大腸

經。具有祛頑痰，通竅開閉，祛風殺蟲功效。主要用於①頑痰阻肺，咳喘痰多；②中風，痰厥，癲癇，喉痹痰盛；③瘡腫未潰，皮癬。

**用量用法**：研末服，1煎服，3～10g。入丸、散，每次2～3g。外用適量，研末調敷1.5g；入湯劑，1.5～5g。

**使用注意**：內服劑量不宜過大，以免引起嘔吐、腹瀉。辛散走竄之性強，非頑疾證實體壯者慎用。孕婦、氣虛、陰虧及有出血傾向者忌用。

**【廉便驗方】**

（1）**急慢驚風，昏迷不醒**：皂莢、半夏各5g，細辛1.5g。共研細末，用燈心蘸藥入鼻孔，得嚏為驗。

（2）**大小便不通，關格不利**：皂莢細研。粥飲下15g，立通。

（3）**白癜風**：皂莢50g，製草烏25g，硫黃、白芷各50g。上為末，先用生薑揩患處，如面藥一般洗之。

**【臨床新用】**皂莢還可用於高血脂症、急性腸梗阻、小兒厭食症、小兒腦積水、產後急性乳腺炎、骨質增生、面神經炎等病症。

## 171. 蕪 荑

**【原文】**蕪荑味辛，驅邪殺蟲，痔瘻癬疥，化食除風。火煨用。

**【註釋】瘻**：肛門部之漏管。又名肛瘻、漏瘡。多因肛門周圍癰疽瘡瘍潰破久治不癒而形成，或因肛管直腸內壁感染治不得力而引起。症見肛門周圍有漏管之外口，常

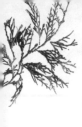

有膿水流出，瘙癢微痛，併發感染者多有劇痛，漏管形成則纏綿不癒。

**疥**：皮膚科病名，即疥瘡。是一種傳染性瘙癢性皮膚病，以指縫、腕、肘窩、臍周、陰股部等處皮膚發生疱疹，夜間癢甚。多因風、濕、熱邪鬱於皮膚，接觸傳染而成。

【白話解】蕪荑味辛，性寒，有小毒。有殺蟲之功，可治蟲積腹痛；並可散皮膚風濕，治痔瘡、瘻管和疥癬等。火煨後入藥。

> **今按**　蕪荑為榆科植物大果榆 *Ulmus macrocarpa* Hance 果實的加工品。本品味辛、苦，性溫。歸脾、胃經。具有殺蟲消積功效。主要用於①蟲積腹痛；②小兒疳積；③疥癬瘙癢，皮膚惡瘡。

**用量用法**：煎服，3～10g。入丸、散，每次2～3g。外用適量，研末調敷。

【廉便驗方】（1）**濕癬**：蕪荑為末，和白蜜塗之。

（2）**小兒蛔蟲，多吐清水**：蕪荑仁1.5g，狼牙草25g，白薇0.5g。上藥搗為細末，空腹溫酒調下2.5g。

（3）**痰多咳嗽**：蕪荑15g，陳皮9g，甘草3g。水煎服，每日2次。

【臨床新用】蕪荑還可用於單純餘疹病毒性角膜內皮炎等病症。

## 172. 雷　丸

【原文】雷丸味苦，善殺諸蟲，癲癇蠱毒，治兒有

功。赤者殺人，白者佳。甘草煎水泡一宿。

【註釋】癲：多因精神刺激，情志不暢，氣鬱痰結，蒙蔽神明，或因頭顱損傷、腦部疾患、中毒傷神等所致，並常與先天遺傳、性格特徵等因素有關。以神志錯亂，精神抑鬱，表情淡漠，沉默癡呆，語無倫次，靜而少動為主要表現的腦神經疾病。

【白話解】雷丸味苦，性溫。主殺蟲，對蛔蟲、條蟲、鉤蟲等各類腸寄生蟲均有驅殺作用；還可治因蟲而致的癲癇和多種蟲毒而致的形瘦腹大、便血等蟲毒證。本品對小兒的療效尤佳。色紅者有毒，入藥以色白者佳。使用時用甘草煎水浸泡一夜。

> **今按** 雷丸為白蘑科眞菌雷丸 *Omphalia lapidescens* Schroet. 的乾燥菌核。本品味微苦，性寒。有小毒。歸胃、大腸經。具有殺蟲消積功效。主要用於①條蟲病，鉤蟲病，蛔蟲病；②小兒疳積。

**用量用法**：入丸、散，15～21g。一次5～7g，飯後用溫開水調服，1日3次，連服3天。

【廉便驗方】（1）**條蟲病**：雷丸15g，牽牛子6g，檳榔63g。先將後2味水煎2次兌勻，然後加入雷丸粉末，早晨一次服下，小兒酌減。

（2）**腦囊蟲**：雷丸94g，乾漆、穿山甲各30g。共研細末，水飛成小丸。日服2～3次，每服30～40粒（共重7～7.5g），用黃酒30～62g作引子，4～6個月為1個療程。

（3）**小兒發熱無汗**：雷丸200g，麵粉250g，搗和下

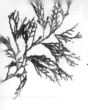

篩，以藥粉搽身。

【**臨床新用**】雷丸還可用於條蟲病、鉤蟲病、腸道滴蟲病、絲蟲病、蟯蟲病、蘭氏賈第鞭毛蟲病、蛔蟲性腸梗阻等病症。

## 173. 胡麻仁

【**原文**】胡麻仁甘，疔腫惡瘡，熟補虛損，筋壯力強。一名巨勝，黑者佳。

【**註釋**】疔：泛指因外傷，或感受疫毒、癘毒、火毒等邪所致。好發於顏面、四肢，一般具有形小、根深，堅硬如釘，腫痛灼熱，反應劇烈，易於走黃、損筋傷骨為主要表現的瘡瘍類疾病。

惡瘡：指膿液多且嚴重而頑固的外瘍。其臨床特點為病程長，病位深，範圍大，難斂難癒。

【**白話解**】胡麻仁味甘，性平。生用外敷治疔毒瘡腫，熟用內服有補肝腎，益精血作用，能治肝腎不足，腰膝酸軟，使筋骨堅強而有力。又名巨勝，以黑色者入藥為佳。

---

**今按**　胡麻仁（黑芝麻）為脂麻科植物脂麻 *Sesamum indicum* L. 的成熟種子。本品味甘，性平。歸肝、腎、大腸經。具有補肝腎，潤腸燥功效。主要用於①腎精肝血虧虛所致的早衰諸證；②腸燥便秘。

---

**用量用法**：煎服，9～15g。或入丸、散劑。

【**廉便驗方**】（1）**小兒瘰癧**：黑芝麻、連翹各等分。共為末，頻頻食之。

（2）**婦人乳少**：黑芝麻炒研，入鹽少許食之。

（3）**白髮還黑**：黑芝麻，九蒸九曬，末之，以棗膏丸服之。

【**臨床新用**】胡麻仁還可用於老年性糖尿病、血小板減少性紫癜、慢性單純性鼻炎、產後缺乳、慢性腎炎、腎病綜合徵、便秘、頑固性呃逆、脫髮、膽囊炎、白癜風等病症。

## 174. 蒼耳子

【**原文**】蒼耳子苦，疥癬細瘡，驅風濕痹，瘙癢堪嘗。一名枲耳，實多小刺。

【**註釋**】細瘡：指細小的濕疹。

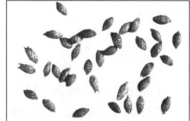

蒼耳子　散風除濕，通竅止痛。是治療鼻炎的良藥。血虛頭痛不宜用。

【**白話解**】蒼耳子味苦，性溫。苦燥濕濁，善治疥癬和細小的濕疹、濕瘡等皮膚瘙癢及風濕關節痹痛。本品又名枲耳。成熟果實外有鉤刺。

**今按**　蒼耳子為菊科植物蒼耳 *Xanthium sibiricum* Patr. 的乾燥成熟帶總苞的果實。本品味辛、苦，性溫。有毒。歸肺經。具有發散風寒，通鼻竅，祛風濕，止痛功效。主要用於①風寒感冒；②鼻淵；③風濕痹痛；④風疹瘙癢，疥癬麻風。

**用量用法**：煎服，3～9g。或入丸、散。

【**廉便驗方**】（1）**陰囊濕疹**：蒼耳子、蛇床子、甘草

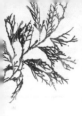

各10g。加水煎成1000mL，外洗陰囊，每日數次。

（2）**疗瘡惡毒**：蒼耳子25g。微炒為末，黃酒沖服，並用雞子清塗患處，疔根拔出。

（3）**大腹水腫，小便不利**：蒼耳子灰、葶藶子末各等分。每服10g，清水下，每日2服。

【**臨床新用**】蒼耳子還可用於慢性鼻炎、腰腿痛、慢性氣管炎、急性菌痢、腮腺炎、扁平疣、牙痛、泌尿系感染等病症。

## 175. 蕤　仁

【**原文**】蕤仁味甘，風腫爛弦，熱脹胬肉，眼淚立痊。

【**註釋**】**風腫爛弦**：指肝經不足，內受風熱，上攻眼目，引起目赤腫痛，眼瞼邊緣赤爛。

**胬肉**：指胬肉攀睛。因風熱、濕熱或心火上攻於目所致。以眥部白睛上長出蟬翼狀瘀肉，橫貫白睛為主要表現的外障類疾病。

【**白話解**】蕤仁味甘，性寒。有祛風散熱、明目的作用，善治風熱引起的目赤腫痛、眼睛邊緣赤爛、眼球熱脹、胬肉遮睛和多淚等眼病。

> **今按**　蕤仁為薔薇科植物單花扁核木 *Prinsepia uniflora* Batal. 的核仁。本品味甘，性微寒。歸心、肝經。具有疏風散熱，養肝明目，安神功效。主要用於①目赤腫痛，眥爛多淚，昏暗羞明；②夜寐不安。

**用量用法**：煎服，3～10g。外用適量，去油研膏點眼；

安神炒用。

**【廉便驗方】**（1）**目赤
痛**：玉竹20枚，竹葉一把，細
辛25g。水煎洗眼，日洗3～5
次。

（2）**冷淚眼**：硼砂5g，
玉竹14粒，薑霜末2.5g。上為
細末，用糖25g，研勻為膏。銅箸點之。

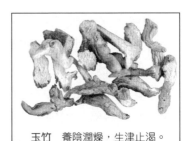
玉竹　養陰潤燥，生津止渴。

（3）**翳膜**：玉竹2.5g，青鹽0.5g，豬胰子25g。共搗
為泥，罐收，點眼。

**【臨床新用】**薏仁還可用於翼狀胬肉等眼病、角膜潰瘍
（炎）後近期斑等病症。

# 176. 青葙子

**【原文】**青葙子苦，肝臟熱毒，暴發赤障，青盲可服。

**【註釋】肝臟熱毒**：指肝經有熱毒實火。

**暴發赤障**：指因肝火突然引發的目赤，翳膜遮睛。

**【白話解】**青葙子味苦，性寒。專於清泄肝經實火而
治明目退翳，是眼科常用藥。治肝火熱毒引起的眼睛突然
紅腫作痛，或眼生翳膜，視物不清的「青盲」症。

> **今按**　青葙子為莧科植物青葙 *Celosia argentea* L.
> 的乾燥成熟種子。本品味苦，性微寒。歸肝、脾經。具
> 有清熱瀉火，明目退翳功效。主要用於①肝熱目赤，眼
> 生翳膜，視物昏花；②肝火眩暈。

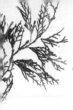

用量用法：煎服，10～15g。

【廉便驗方】（1）夜盲目翳：青葙子15g，烏棗30g。水煎，飯前服。

（2）肝陽亢盛型高血壓：青葙子、決明子、野菊花各10g，夏枯草、大薊各15g。水煎服。

（3）白帶、月經過多：青葙子18g，響鈴草15g。配瘦豬肉燉服。

【臨床新用】青葙子還可用於結膜炎、青光眼——睫狀體炎綜合徵、葡萄膜炎等病症。

## 177. 穀精草

【原文】穀精草辛，牙齒風痛，口瘡咽痹，眼翳通用。一名戴星草。

【註釋】口瘡：症見口腔之唇頰等處黏膜出現圓形或橢圓形淡黃色或灰白色之小點，單個或多個不等，周圍紅暈，表面凹陷，局部灼痛，反覆發作，飲食吞咽有礙。

【白話解】穀精草味辛，性平。偏輕浮升散，可散風熱，清頭目，對於外感風熱引起的牙痛、口舌生瘡、咽喉腫痛和眼生翳膜等症，都可應用。又名戴星草。

> **今按**　穀精草為穀精草科植物穀精草 *Eriocaulon buergerianum* Koern. 的乾燥帶花蕾的頭狀花序。本品味辛、甘，性平。歸肝、肺經。具有疏散風熱，明目，退翳功效。主要用於①風熱目赤腫痛，羞明，眼生翳膜；②風熱頭痛。

**用量用法**：煎服，5～10g。

【**廉便驗方**】（1）**小兒痘疹，熱毒攻肝，眼生翳膜**：穀精草50g，生蛤粉100g，生黑豆皮10g。上為細末，豬肝1葉，竹刀切成兩片，摻藥縛好，放瓦器內，慢火煮熟。令小兒食之，不拘時。

（2）**目中翳膜**：穀精草、防風各等分。上為末，米飲服之。

（3）**鼻衄**：用穀精草搗羅為末，以熱麵湯調下10g。

【**臨床新用**】穀精草還可用於病毒性角膜炎、白內障、流行性結膜炎、急慢性鼻淵、疳積、厭食等病症。

## 178. 白　薇

【**原文**】白薇大寒，療風治瘧，人事不知，鬼邪堪卻。

【**註釋**】鬼邪：古人認為未知的致病因素。

【**白話解**】白薇性大寒，善入血分而清解血分熱邪，治溫熱病熱入營血分之夜熱早涼，瘧疾經久不癒；又治婦人血虛，陽氣偏勝而發生的如同「鬼邪」作怪的突然昏迷、人事不省。

今按　白薇為蘿藦科植物白薇 *Cynanchum atratum* Bge. 或蔓生白薇 *C. versicolor* Bge. 的乾燥根及根莖。本品味苦、鹹，性寒。歸胃、肝、腎經。具有清熱涼血，利尿通淋，解毒療瘡功效。主要用於①陰虛發熱，產後虛熱；②熱淋，血淋；③瘡癰腫毒，毒蛇咬傷，咽喉腫痛；④陰虛外感。

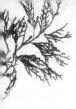

用量用法：煎服，4.5～9g。

【廉便驗方】（1）**虛熱盜汗**：白薇、地骨皮各12g，銀柴胡、鱉甲各9g。水煎服。

（2）**金創血不止**：白薇末貼之。

（3）**瘰癧**：鮮白薇、鮮天冬各等分。搗絨，敷患處。

【臨床新用】白薇還可用於腦梗塞後遺症、低血壓、淋巴管炎等病症。

## 179. 白　蘞

【原文】白蘞微寒，兒瘧驚癇，女陰腫痛，癰疔可啖。

【白話解】白蘞性微寒，有清熱解毒，消腫止痛的作用。可治療小兒瘧疾和因熱引起的驚癇；並治婦女陰部腫痛及癰腫疔毒等。

> **今按**　白蘞為葡萄科植物白蘞 *Ampelopsis japonica*（Thunb）Makino. 的塊根。本品味苦、辛，性微寒。歸心、肝、脾經。具有清熱解毒，散結止痛，生肌斂瘡功效。主要用於①瘡瘍腫毒；②瘰癧；③燙傷，濕瘡；④溫瘧，驚癇，血痢，腸風，痔漏，白帶，跌打損傷，外傷出血。

用量用法：煎服，3～10g。外用適量。

【廉便驗方】（1）**諸物哽咽**：白蘞、白芷各等分。上為末，水服6g。

（2）**濕熱白帶**：白蘞、蒼朮各6g。研細末，每服3g，每日2次，白糖水送下。

（3）**腹股溝疝**：白蘞30g。水煎加白糖沖服。

【臨床新用】白蘞還可用於皮膚化膿性感染、皮膚皸裂、急慢性菌痢、燒傷等病症。

## 180. 青　蒿

【原文】青蒿氣寒，童便熬膏，虛熱盜汗，除骨蒸勞。

【註釋】**童便熬膏**：指用男童的中段尿與青蒿同熬成膏。

**盜汗**：指睡中出汗，醒後即止之證。多因陰虛內熱，迫汗外泄所致。

【白話解】青蒿性寒，善於清透陰分伏熱而善退虛熱。用男孩的中段尿與青蒿同熬成膏，可治夜熱早涼的陰虛發熱、盜汗及骨蒸勞熱等。

> **今按**　青蒿為菊科植物黃花蒿 *Artemisia annua* L. 的乾燥地上部分。本品味苦、辛，性寒。歸肝、膽經。具有清透虛熱，涼血除蒸，解暑，截瘧功效。主要用於①溫邪傷陰，夜熱早涼；②陰虛發熱，勞熱骨蒸；③暑熱外感，發熱口渴；④瘧疾寒熱。

**用量用法**：煎服，6～12g，不宜久煎；或鮮用絞汁服。

【廉便驗方】

（1）**暑毒熱痢**：青蒿葉15g，甘草5g。水煎服。

（2）**瘧疾**：青蒿、常山、人參各等分為末，每服10g。未發前1日，以好酒一大盅調勻，分成3份，黃昏、半夜、天明各冷飲1份。

（3）**中暑**：青蒿葉搗爛，手捻成丸，黃豆大。新汲

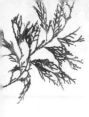

水吞下，數丸立癒。

【**臨床新用**】青蒿還可用於惡性瘧疾、發熱、頑固性盜汗、陣發性室上性心動過速、慢性支氣管炎、秋季腹瀉、登革熱、尿瀦留、鼻炎、鼻衄、口腔黏膜扁平苔癬、神經性皮炎、盤形紅斑狼瘡等病症。

## 181. 茅根　附：白茅花

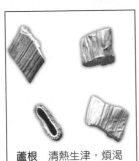

蘆根　清熱生津，煩渴嘔吐，肺痛尿頻。

【**原文**】茅根味甘，通關逐瘀，止吐衄血，客熱可去。

【**註釋**】客熱：外來的熱邪。

【**白話解**】白茅根味甘，功能通關竅、利小便、清虛熱、消瘀血，善治熱性病引起的吐血、鼻血、尿血，以及小便不利等證。

---

**今按**　白茅根為禾本科植物白茅 *Imperata cylindrica* Beauv. var. *major*（Nees）C. E. Hubb. 的根莖。本品味甘，性寒。歸肺、胃、膀胱經。具有涼血止血，清熱利尿，清肺胃熱功效。主要用於①血熱出血證；②水腫、熱淋、黃疸；③胃熱嘔吐，肺熱咳喘。

---

**用量用法**：煎服，15～30g。鮮品加倍，以鮮品為佳，可搗汁服。多生用，止血亦可炒炭用。

【**廉便驗方**】（1）口腔炎：白茅根、蘆根各45g，玄參9g。水煎，分數次服。

（2）小兒百日咳：白茅根60g，齊頭蒿12g，楊雀花根

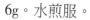

6g。水煎服。

（3）**過敏性紫癜**：鮮白茅根60g，大青葉15g。加水750mL，煎至250mL，分3次服，1天服完。

**【臨床新用】**白茅根還可用於鼻出血、過敏性紫癜、內臟出血、急慢性腎小球腎炎、急性水腫、急慢性傳染性肝炎、流行性出血熱、百日咳、急性黃疸型肝炎等病症。

**【附藥】白茅花**

為禾本科植物白茅的花穗。本品味甘，性溫。具有止血、定痛作用，主要用於吐血、衄血、刀傷。煎湯，9～15g。外用塞鼻。

## 182. 大小薊

**【原文】**大小薊苦，消腫破血，吐衄咯唾，崩漏可啜。

**【註釋】唾**：吐、啐。即痰中帶血。

**咯**：不嗽而喉中咯出小血塊或血點。

**【白話解】**大、小薊味苦，具有清血熱、破血行瘀的作用。生用可以消癰腫瘡毒，炒炭可止各種出血，如吐血、衄血、咯血、唾血，以及崩漏下血等。

---

**今按** 大薊、小薊分別為菊科植物薊 *Cirsium japonicum* DC.、刺兒菜 *Cirsium setosum*（Willd.）MB. 的地上部分。二者均味甘、苦，性涼。歸心、肝經。具有涼血止血，散瘀解毒消癰功效。主要用於①血熱出血證；②熱毒癰腫。大薊散瘀消癰力強，止血作用廣泛，對吐血、咯血及崩漏下血尤為適宜；小薊兼能利尿通淋，以治血尿、血淋為佳。

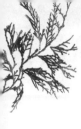

**用量用法**：煎服，10～15g，鮮品加倍。外用適量，搗敷患處。

【**廉便驗方**】（1）**乳腺炎**：大薊根、夏枯草、白茅根（均為鮮品）各等分。取適量搗爛為泥，做成2～3cm厚餅狀敷患處（直徑以超過硬塊4～5cm為宜）。蓋上塑料布，固定，每日換藥1次，重症每日換藥2次。

（2）**急性腎炎、泌尿系感染**：小薊15g，生地黃9g，白茅根60g。水煎服。

（3）**吐血**：大薊、小薊、側柏葉各9g，仙鶴草、焦梔子各12g。水煎服。

【**臨床新用**】大薊、小薊還可用於肺結核、高血壓病、乳腺炎、產後子宮收縮不全、血崩、麻風性鼻衄、瘡瘍、細菌性痢疾、傳染性肝炎等病症。

## 183. 枇杷葉

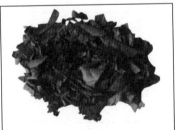

枇杷葉　調理肺臟，吐噦不止，解酒清上。

【**原文**】枇杷葉苦，偏理肺臟，吐噦不已，解酒清上。布拭去毛。

【**註釋**】噦：指嘔吐時嘴裏發出的聲音。

【**白話解**】枇杷葉味苦，功能清肺熱，治痰熱壅肺之咳嗽；和胃止嘔，治胃熱噁心嘔吐。又解酒毒，止口渴。入藥宜用布擦去絨毛。

> **今按**　枇杷葉為薔薇科植物枇杷 *Eriobotrya japonica*（Thunb.）Lindl. 的葉。本品味苦，性微寒。歸肺、胃

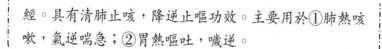

經。具有清肺止咳，降逆止嘔功效。主要用於①肺熱咳嗽，氣逆喘急；②胃熱嘔吐，噦逆。

**用量用法**：煎服，5～10g。止咳宜炙用，止嘔宜生用。

**【廉便驗方】**（1）**百日咳**：枇杷葉、桑白皮各15g，地骨皮9g，甘草3g。水煎服。

（2）**嘔吐**：枇杷葉、鮮竹茹各15g，灶心土60g。水煎服。

（3）**咳嗽，喉中有痰**：枇杷葉25g，川貝母2.5g，苦杏仁、陳皮各10g。上為末，每服10g，開水送下。

**【臨床新用】**枇杷葉還可用於慢性氣管炎、百日咳、兒童嘔吐、腎炎性水腫等病症。

## 184. 木　律

**【原文】**木律大寒，口齒聖藥，瘰癧能醫，心煩可卻。一名胡桐淚。

**【白話解】**木律性寒，能清熱解毒，化痰軟堅，適用於胃火亢盛之牙痛、咽喉腫痛、痰火鬱結之瘰癧、心火亢盛之心煩等。本品又名胡桐淚。

　　**今按**　木律為楊柳科植物胡楊 *Populus euphratica* Oliv. 的樹脂流入土中，多年後形成的產物。本品味苦、鹹，性寒。歸肺、胃經。具有清熱解毒，化痰軟堅功效。主要用於①咽喉腫痛，齒痛，牙疳，中耳炎，胃痛；②瘰癧。

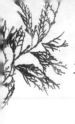

**用量用法**：煎服，6～10g；或入丸、散服。外用適量，煎水含漱，或研末撒。

【**廉便驗方**】

（1）**中耳炎，痔瘡**：胡桐淚研粉吹入或敷患處。

（2）**咽喉急脹，腫結不通**：胡桐淚15g，硼砂10g，生礬5g，膽南星7.5g。研末，用一茶匙薑湯調咽。

（3）**齒齦血出不止**：胡桐淚25g，研羅為末，用其貼齒縫，如血出不定，再貼。

【**臨床新用**】木律現在很少應用。

## 185. 射　干

【**原文**】射干味苦，逐瘀通經，喉痹口臭，癰毒堪憑。一名烏翣根。

【**白話解**】射干味苦，有清火降泄，逐瘀血，化痰消腫之功，可治婦女瘀血阻滯，月經不通；痰熱上壅之咽喉腫痛，口臭；尚可治癰腫瘡毒。本品又名烏翣根。

---

**今按**　射干為鳶尾科植物射干 *Belamcanda chinensis*（L.）DC. 的乾燥根莖。本品味苦，性寒。歸肺經。具有清熱解毒，消痰，利咽功效。主要用於①咽喉腫痛；②痰盛咳喘。

---

**用量用法**：煎服，3～9g。

【**廉便驗方**】（1）**瘰癧結核**：射干、連翹、夏枯草各等分，為丸。每服10g，飯後白湯調下。

（2）**癰腫焮赤**：射干25g，金銀花50g。水煎服。

（3）**關節炎，跌打損傷**：射干90g，入白酒500mL，浸泡1個星期。每次飲15g，每日2次。

【臨床新用】射干還可用於支氣管炎、喘息型肺炎、慢性鼻竇炎、慢性咽喉炎、兒童急性喉炎、乳糜尿、水田皮炎及喉癌等病症。

## 186. 鬼箭羽

【原文】鬼箭羽苦，通經墮胎，殺蟲祛結，驅邪除乖。一名衛矛。

【註釋】**墮胎**：指婦女懷孕3個月以內，由於腎虛、氣血虛弱、血熱、跌仆閃挫、藥物中毒等損及衝任，以致胎元失養而墮下，亦有父母之精不足導致胎元有缺陷，胎不牢固。

**乖**：反常，此處指病邪。

【白話解】鬼箭羽味苦，能破瘀血而治婦女瘀血內停的月經不通，並可墮胎，還可治蟲積腹痛和風濕痹痛等。本品又名衛矛。

> **今按** 鬼箭羽為衛矛科植物衛矛 *Euonymus alatus* （Thunb）Sieb. 的具翅狀物枝條或翅狀附屬物。本品味苦、辛，性寒。歸肝、脾經。具有破血通經，解毒消腫，殺蟲功效。主要用於①癥瘕結塊，心腹疼痛，閉經，痛經，崩漏，產後瘀滯腹痛，惡露不下，疝氣，歷節痹痛，跌打傷痛；②瘡腫，燙火傷，毒蛇咬傷；③蟲積腹痛。

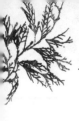

　　**用量用法：**煎服，4～9g，或泡酒或入丸、散服。外用適量。

　　**【廉便驗方】**（1）**腹內包塊：**鬼箭羽6g，赤芍、紅花各9g，赤木3g。水煎服。

　　（2）**血崩：**鬼箭羽9g，當歸、甘草各10g。水煎，日服2次。

　　（3）**乾咳：**鬼箭羽、大棗各30g。水煎服。

　　**【臨床新用】**鬼箭羽還可用於慢性活動性肝炎、冠心病心絞痛等病症。

# 187. 夏枯草

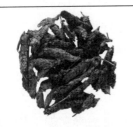

夏枯草　清肝火，散鬱結，降血壓。脾胃虛弱者慎用。

　　**【原文】**夏枯草苦，瘰癧癭瘤，破癥散結，濕痹能療。冬至後發生，夏至時枯。

　　**【白話解】**夏枯草味苦，能清肝火，散鬱結。善於治肝火與氣鬱引起的瘰癧和癭瘤。此外，還能消散腹中的結塊，治療風濕痹痛。本品冬至發芽，夏至枯萎。

---

　　**今按**　夏枯草為唇形科植物夏枯草*Prunella vulgaris* L. 的乾燥果穗。本品味辛、苦，性寒。歸肝、膽經。具有清熱瀉火，明目，散結消腫功效。主要用於①目赤腫痛，頭痛眩暈，目珠夜痛；②瘰癧，癭瘤；③乳癰腫痛。

---

　　**用量用法：**煎服，9～15g。或熬膏服。

【**廉便驗方**】（1）**高血壓病**：夏枯草、菊花各10g，決明子、鉤藤各15g。水煎，每日1劑。服藥1個星期，再每日加決明子30g，水煎，分2次服，2個星期後停藥。

（2）**乳癰初起**：夏枯草、蒲公英各等分。酒煎服，或做成丸亦可。

（3）**月經過多**：炒蒲黃、製五靈脂、夏枯草各9g。每日1劑，分早晚2次頓服。連服2個月經週期，經期不停藥。

【**臨床新用**】夏枯草還可用於急性黃疸型傳染性肝炎、痢疾、流行性腮腺炎、失眠症、結核、高血壓病、甲狀腺腺瘤等病症。

## 188. 捲　柏

【**原文**】捲柏味苦，癥瘕血閉，痿躄風眩，更驅鬼疰。

【**註釋**】**血閉**：即經閉。

**痿躄**：指以四肢軟弱無力，尤以下肢痿弱、足不能行為主症的病症。

**風眩**：因風邪、風痰所致的眩暈。

**鬼疰**：即肺癆的一種。疰，指一種能互相傳染的病。

【**白話解**】捲柏味苦，能破血，善治瘀血結聚的「癥瘕」和經閉；並治肝風頭目眩暈，兩足痿弱、不能行走的「痿躄」，以及肺癆等。

> **今按**　捲柏為捲柏科植物捲柏 *Selaginella tamariscina*（Beauv.）Spring 及墊狀捲柏 *Selaginella pulvinata*（Hook. et Grev）Maxim 的全草。本品味辛，性平。歸

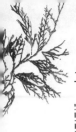
肝、心經。具有活血通經，化瘀止血功效。主要用於①
經閉，癥瘕，跌仆損傷；②吐血，衄血，便血，尿血。

　　**用量用法**：煎服，4.5～10g。外用適量。

　　**【廉便驗方】**

　　（1）**肺出血**：捲柏25g，茜草15g。水煎服。

　　（2）**濕熱、黃疸型肝炎**：捲柏30g，豬肝250g。將捲
柏同豬肝切碎蒸熟服，一日量分3次服。

　　（3）**肺癌**：捲柏60g，白花蛇舌草30g。水煎服。

　　**【臨床新用】** 捲柏還可用於嬰兒斷臍出血。

## 189. 馬鞭草

　　**【原文】** 馬鞭甘苦，破血通經，癥瘕痞塊，服之最靈。

　　**【白話解】** 馬鞭草味甘苦，能破瘀血，通經，治血滯
經閉、癥瘕痞塊，效果頗佳。

　　　**今按**　馬鞭草為馬鞭草科植物馬鞭草 *Verbena offi-
cinalis* L. 的全草。本品味苦、辛，性寒。歸肝、脾
經。具有清熱解毒，活血通經，利水消腫，截瘧功效。
主要用於①感冒發熱，咽喉腫痛，牙齦腫痛，黃疸，痢
疾；②血瘀經閉，痛經，癥瘕；瘡瘍腫毒，跌打損傷；
③水腫，小便不利；④瘧疾。

　　**用量用法**：煎服，15～30g，鮮品30～60g；或入丸、
散服。外用適量。

【廉便驗方】

（1）**痛經**：馬鞭草、香附、益母草各15 g。水煎服。

（2）**乳癰腫痛**：馬鞭草1把，酒1碗，生薑1塊。搗汁服，渣敷之。

（3）**急性膽囊炎**：馬鞭草、地錦草各15g，玄明粉9g。水煎服。痛甚者加三葉鬼針草30g。

【臨床新用】馬鞭草還可用於血吸蟲、傳染性肝炎、流行性感冒、急性扁桃體炎、慢性盆腔炎、白喉、瘧疾、口腔炎、黴菌性陰道炎、絲蟲病等病症。

## 190. 鶴虱

【原文】鶴虱味苦，殺蟲追毒，心腹卒痛，蛔蟲堪逐。

【白話解】鶴虱味苦，有殺蟲之功，可治脘腹部蟲積痛，有驅蛔蟲的作用。

---

**今按** 鶴虱為菊科植物天名精 *Carpesium abrotanoides* L. 或傘形科植物野胡蘿蔔 *Daucus carota* L. 的乾燥成熟果實。本品味苦、辛，性平。有小毒。歸脾、胃經。具有殺蟲消積功效。主要用於①蟲積腹痛；②小兒疳積。

---

**用量用法**：煎服，3～10g；或入丸、散。外用適量。

【廉便驗方】（1）**蟲蛀齒痛**：鶴虱1枚，塞齒中，又以鶴虱煎醋漱口。

（2）**大腸蟲出不斷**：鶴虱末25g，用水調服。

（3）**小兒疳，蛔咬心痛，口吐清水痰涎**：檳榔、苦

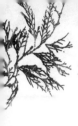
棟根、石榴根皮、鶴虱、藜蘆各等分。每服5g，空腹熱茶調下。

【臨床新用】鶴虱還可用於鉤蟲病、條蟲病、蛔蟲病、囊蟲病、滴蟲病、黴菌性陰道炎、陰癢、外陰白斑、蕁麻疹、接觸性皮炎、過敏性紫癜、咽喉腫痛、支氣管肺炎、急性黃疸型肝炎、急性乳腺炎等病症。

## 191. 白頭翁

【原文】白頭翁溫，散癥逐血，癭癧瘑疝，止痛百節。

【註釋】百節：指周身關節而言。

【白話解】白頭翁性溫，能消癥瘕，逐瘀血，治頸項的癭瘤和瘰癧，以及瘑疾、疝氣和關節痛。

---

**今按**　白頭翁為毛茛科植物白頭翁 *Pulsatilla chinensis*（Bge.）Regel 的乾燥根。本品味苦，性寒。歸胃、大腸經。具有清熱解毒，涼血止痢功效。主要用於①熱毒血痢；②瘡癰腫毒。

---

**量用法**：煎服，9～15g，鮮品15～30g。外用適量。

【廉便驗方】（1）**熱痢下重**：白頭翁10g，黃連、黃柏、秦皮各15g。水煎服，不癒更服。

（2）**氣喘**：白頭翁10g，水調服。

（3）**男子疝氣，或偏墜**：白頭翁、荔枝核各100g，俱酒浸，炒為末，每早服15g，溫水調下。

【臨床新用】白頭翁還可用於細菌性痢疾、肺炎、功能性子宮出血、神經性皮炎、慢性盆腔炎、阿米巴痢疾、

慢性潰瘍性結腸炎、崩漏、消化性潰瘍、牙周炎、淋巴結核等病症。

## 192. 旱蓮草

【原文】旱蓮草甘，生鬚黑髮，赤痢堪止，血流可截。

【白話解】旱蓮草味甘，能益陰滋腎，涼血止血，治腎陰不足之鬚髮脫落和鬚髮早白，熱毒熾盛之血痢、便血。

> **今按** 旱蓮草為菊科植物鱧腸 *Eclipta prostrata* L. 的地上部分。本品味甘、酸，性寒。歸肝、腎經。具有滋補肝腎，涼血止血功效。主要用於①肝腎陰虛證；②陰虛血熱的失血證。

**用量用法**：煎服，6～12g。

【廉便驗方】（1）**白濁**：車前子9g，旱蓮草、金銀花、土茯苓各15g。水煎服。

（2）**婦女陰癢**：旱蓮草120g，鉤藤、白礬各少許。煎汁外洗。

（3）**血痢**：旱蓮草、鐵莧菜各15g。水煎服。

【臨床新用】旱蓮草還可用於冠心病、心絞痛、血小板減少症、藥物引起的溶血等病症。

## 193. 慈 菰

【原文】慈菰辛苦，疔腫癰疽，惡瘡癮疹，蛇虺並施。

【白話解】山慈姑味辛、苦，能清熱解毒，消癰散結，凡疔瘡腫毒、癰疽惡瘡、皮膚風疹及毒蛇咬傷均可應用。

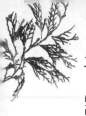

　　今按　山慈姑為蘭科植物杜鵑蘭 *Cremastra appendiculata*（D. Don）Makino、獨蒜蘭 *Pleione bulbocodioides*（Franch.）Rolfe 或雲南獨蒜蘭 *P. yunnanens is* Rolfe 的乾燥假鱗莖。本品味甘、微辛，性涼。歸肝、脾經。具有清熱解毒，消癰散結功效。主要用於①癰疽疔毒，瘰癧痰核；②癥瘕痞塊。

　　**用量用法**：煎服，3～9g。外用適量。

　　**【廉便驗方】**（1）**癭瘤**：山慈姑、海石、昆布、貝母各等分。上為末，每服25g，開水調服。

　　（2）**食道癌**：山慈姑、公丁香各9g，柿蒂5個。水煎服。

　　（3）**癰疽疔腫**：山慈姑、蒼耳子各等分。搗爛，溫酒每次送服15g。

　　**【臨床新用】**山慈姑還可用於肝硬化、食管賁門癌梗阻、乳腺增生症、宮頸癌、血栓性淺靜脈炎等病症。

## 194. 榆白皮

　　**【原文】**榆皮味甘，通水除淋，能利關節，敷腫痛定。取裏面白皮，切片曬乾。

　　**【註釋】敷腫痛定**：指外敷能消腫止痛。

　　**【白話解】**榆白皮味甘，有通利水道、關節作用，可治水腫、小便不利、淋證以及關節腫痛。外敷能消腫止痛。採集後，刮去赤皮，取裏層白皮，切片，曬乾。

　　今按　榆白皮為榆科植物榆樹 *Ulmus pumila* L. 的

樹皮、根皮。本品味甘，性微寒。歸肺、脾、膀胱經。具有利水通淋，袪痰，消腫解毒功效。主要用於①水腫，小便不利，淋濁，帶下；②咳喘痰多，失眠；③內外出血，難產胎死不下；④癰疽，瘰癧，禿瘡，疥癬。

**用量用法**：煎服，9～15g。外用適量。

**【廉便驗方】**（1）**皮膚感染，褥瘡**：榆白皮60g，小薊、紫花地丁、蒲公英、馬齒莧各15g。共研細粉，敷患處。

（2）**大小便不通**：肉桂10g，滑石30g，榆白皮、甘草各15g。水煎服，分3次服。

（3）**慢性氣管炎**：榆白皮12g，馬兜鈴、紫菀各9g。水煎服。

**【臨床新用】**榆白皮還可用於肛瘻、白色念珠菌性陰道炎、軟組織損傷等病症。

## 195. 鉤 藤

**【原文】**鉤藤微寒，療兒驚癇，手足瘈瘲，抽搐口眼。苗類鉤釣，故曰鉤藤。

**【白話解】**鉤藤性寒，有清肝熱，息肝風作用，善治小兒

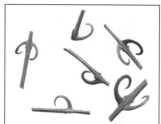

鉤藤　療兒驚癇，手足瘈瘲，抽搐口眼。

高熱，肝風內動之驚癇，手足抽搐，口眼喎斜等。本品因莖枝上帶鉤，故名鉤藤。

**今按**　鉤藤為茜草科植物鉤藤 *Uncaria rhyuncho-phylla*（Miq.）Jacks.、大葉鉤藤 *Uncaria macrophylla*

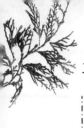

Wall.、毛鉤藤 *Uncaria hirsuta* Havil.、華鉤藤 *Uncaria sinensis*（Oliv.）Havil. 或無柄果鉤藤 *Uncaria sessilifructus* Roxb. 的乾燥帶鉤莖枝。本品味甘，性涼。歸肝、心包經。具有清熱平肝，息風止痙功效。主要用於①肝火上攻或肝陽上亢之頭脹頭痛，眩暈等；②肝風內動，驚癇抽搐。

**用量用法**：煎服，3～12g；入煎劑宜後下。

【**廉便驗方**】（1）**小兒卒得急癇**：鉤藤、甘草各25g。上銼碎，水煎分8次服，日5夜3。

（2）**小兒夜啼**：鉤藤6g，蟬蛻7個，燈心1把。水煎服。

（3）**面神經麻痹**：鉤藤60g，鮮何首烏藤125g。水煎服。

【**臨床新用**】鉤藤還可用於高血壓病、百日咳、更年期或老年性抑鬱症、小兒夜啼等病症。

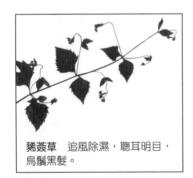

豨薟草　追風除濕，聰耳明目，烏鬚黑髮。

# 196. 豨薟草

【**原文**】豨薟味甘，追風除濕，聰耳明目，烏鬚黑髮。蜜酒浸，九曬為丸服。

【**註釋**】烏鬚黑髮：指能使腎陰虛早白之鬚髮變黑。

【**白話解**】豨薟味甘，善於祛筋骨間風濕而治風濕引起的筋骨疼痛；又能治腎陰虛之耳鳴、耳聾，目暗不明，鬚髮早白。本品可與蜜、酒同

浸泡，反覆蒸曬製成丸劑服用。

> **今按** 豨薟草為菊科植物豨薟 *Siegesbeckia orientalis* L.、腺梗豨薟 *S. pubescens* Makino 或毛梗豨薟 *S. glabrescens* Makino 的乾燥地上部分。本品味辛、苦，性寒。歸肝、腎經。具有祛風濕，利關節，解毒功效。主要用於①風濕痹痛，中風半身不遂；②風疹，濕瘡，瘡癰。

**用量用法**：煎服，9～12g。外用適量。治風濕痹痛、半身不遂宜製用；治風疹濕瘡、瘡癰宜生用。

**【廉便驗方】**（1）**半身不遂**：豨薟草9g。水煎服。

（2）**婦人白帶，濕熱下注**：豨薟草25g。水煨，點水酒服。

（3）**癰疽陰陽等毒，腫毒未潰者**：五龍草（即烏蘞莓）、金銀花、豨薟草、車前草、陳小粉各等分。上4味，俱用鮮草葉，一處搗爛，再加3年陳小粉並飛鹽末3g，共搗為稠糊。遍敷瘡上，中留1頂，用膏貼蓋。

**【臨床新用】**豨薟草還可用於風濕性關節炎、冠心病、高血壓、腦血管意外、腦血栓、流行性腮腺炎等病症。

## 197. 葵 花

**【原文】**葵花味甘，帶痢兩功，赤治赤者，白治白同。

**【註釋】帶痢**：指帶下和痢疾。

**【白話解】**葵花味甘，善治帶下和痢疾。其花色有赤白兩種，赤色花善治赤帶、血痢；白色花善治白帶、膿痢。

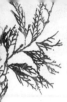

　　**今按**　葵花為菊科植物向日葵的花。本品味微甘，性平。具有袪風，平肝，利濕功效。主要用於①頭暈，耳鳴；②小便淋瀝。

**用量用法**：煎服，15～30g。

**【廉便驗方】**

（1）**肝腎虛頭暈**：鮮向日葵花30g。燉雞服。

（2）**小便淋瀝**：葵花30g。水煎5～7沸飲之。

（3）**一切瘡**：葵花、栀子、黃連、黃柏各等分。為末，冷水調，貼痛處。

**【臨床新用】**葵花還可用於瘡癰癤腫、乳腺炎等病症。

## 198. 辛　夷

**【原文】**辛夷味辛，鼻塞流涕，香臭不聞，通竅之劑。去心毛。

**【註釋】通竅**：此處指通鼻竅。

**【白話解】**辛夷辛香升散，通鼻竅，善治風寒引起的鼻塞流涕、不聞香臭等。應用時應除去柔毛。

　　**今按**　辛夷為木蘭科植物望春花*Magnolia biondii* Pamp.、玉蘭*Magnolia denudata* Pesr. 或武當玉蘭*Magnolia sprengeni* Pamp. 的乾燥花蕾。本品味辛，性溫。歸肺、胃經。具有發散風寒，通鼻竅功效。主要用於①風寒感冒而見鼻塞流涕；②鼻塞，鼻淵。

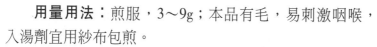

**用量用法**：煎服，3～9g；本品有毛，易刺激咽喉，入湯劑宜用紗布包煎。

**【廉便驗方】**（1）**鼻塞不知香臭味**：皂莢、辛夷、石菖蒲各等分，研末，棉裹塞鼻中。

（2）**牙齒作痛，或腫或牙齦腐爛**：辛夷50g，蛇床子100g，青鹽25g。共為末摻之。

（3）**鼻淵**：辛夷25g，蒼耳子12.5g，白芷50g，薄荷2.5g。曬乾，為粗末，每服10g，用蔥、茶清食後調服。

**【臨床新用】**辛夷還可用於鼻炎及鼻竇炎、感冒頭痛等病症。

## 199. 續隨子

**【原文】**續隨子辛，惡瘡蠱毒，通經消積，不可過服。一名千金子，一名拒冬實，去殼取仁，紙包，壓去油。

**【白話解】**續隨子味辛，藥性峻猛，有峻下逐水，消散瘀血作用，用於惡瘡腫毒，毒蛇咬傷，瘀滯經閉及水腫腹滿等。本品又名千金子、拒冬實。使用時除去表殼取仁，並用紙包壓去油用。

> **今按**　千金子為大戟科植物續隨子 *Euphorbia lathyris* L. 的乾燥成熟種子。本品味辛，性溫。有毒。歸肝、腎、大腸經。具有逐水消腫，破血消癥功效。主要用於①水腫，臌脹；②癥瘕，經閉。

**用量用法**：1～2g；去殼，去油用，多入丸、散服。外用適量，搗爛敷患處。

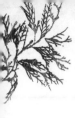

【廉便驗方】（1）血瘀經閉：千金子3g，丹參、製香附各9g。煎服。

（2）陽水臌脹：續隨子100g，大黃50g。上為末，酒、水丸綠豆大，每服以溫水送下50丸。

（3）黑子、贅疣：續隨子熟時壞破之，以塗其上，便落。

【臨床新用】續隨子還可用於風濕痹痛、急性淋巴細胞白血病、急性粒細胞白血病、急性單核細胞白血病、膽囊炎、毒蛇咬傷、晚期血吸蟲病腹水等病症。

## 200. 海桐皮

【原文】海桐皮苦，霍亂久痢，疳蜃疥癬，牙疼亦治。

【註釋】癬：濕熱內蘊，外感邪毒所致。以皮膚平滑處起紅疹、水疱、結痂、脫屑，呈環狀有框廓，瘙癢為主要表現的癬病類疾病。

【白話解】海桐皮味苦，燥濕濁，善治霍亂吐瀉，痢疾經久不止；小兒形瘦腹大、消化不良的蟲積疳疾，疥癬，牙痛等。

> **今按**　海桐皮為豆科植物刺桐 *Erythrina variegata* L. 或喬木刺桐 *E. arborescens* Roxb. 的幹皮或根皮。本品味苦、辛，性平。歸肝經。具有祛風濕，通絡止痛，殺蟲止癢功效。主要用於①風濕痹證；②疥癬，濕疹。

**用量用法**：煎服，5～15g；或酒浸服。外用適量。

**【廉便驗方】**

（1）**乳癰初起**：海桐皮15g，紅糖30g。水煎服。

（2）**風癬有蟲**：海桐皮、蛇床子各等分。上為末，以臘豬脂調搽之。

（3）**肝硬化腹水**：海桐皮30g。燉豬骨服。

**【臨床新用】** 海桐皮還可用於疼痛性骨萎縮、肢體功能障礙、膝關節增生性關節炎、腕關節僵硬、兒童骨盆傾斜症、疥癬等病症。

## 201. 石楠藤

**【原文】** 石楠藤辛，腎衰腳弱，風淫濕痹，堪為妙藥。一名鬼目，女人不可久服，犯則急切思男。

**【註釋】** 風淫：指風氣太過，成為致病的邪氣。

**【白話解】** 石楠藤味辛，能補腎祛風，善治腎虛兼風濕痹證，腰背酸痛，腳軟無力等。本品又名鬼目。女人不可久服，使人性慾增強。

---

**今按** 石楠葉為薔薇科植物石楠 *Photinia serrulata* Lindl. 的乾燥枝葉。本品味辛，性溫。歸肝、脾經。具有祛風濕，通經絡，強腰膝，除痹痛功效。主要用於①風寒濕痹證；②頭風頭痛；③腎虛陽痿、腰膝無力。

---

**用量用法**：煎服，5～15g。外用適量。

**【廉便驗方】**（1）**感冒咳嗽**：石楠藤、桔梗、紫菀、桑白皮各9g。水煎服。

（2）**腰膝酸痛**：石楠藤、牛膝、絡石藤各9g，枸杞

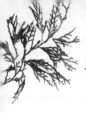

子12g。水煎服。

（3）**小兒風疹癮疹，皮膚瘙癢**：石楠藤100g，花椒25g。水煎，去渣，入硝石末25g，白礬末25g，攪勻。以綿浸塗腫處，乾即更塗之。

【臨床新用】石楠藤還可用於風濕性關節炎。

## 202. 鬼 臼

【原文】鬼臼有毒，辟瘟除惡，蟲毒鬼疰，風邪可卻。

【白話解】鬼臼有毒，有除疫癘之氣、殺鬼疰之功，治流行性瘟疫病、癭瘤、癰腫疔毒、毒蛇咬傷等。

> **今按**　鬼臼為小檗科植物八角蓮 *Dysosma versipelli*（Hance）*M. Cheng* ex Ying、六角蓮 *D. pleiantha*（Hance）Woods. 和川八角蓮 *Dysosma veitchii*（Hemsl. et Wils.）Fu ex Ying 的根及根莖。本品味苦、辛，性涼。有毒。歸肺、肝經。具有化痰散結，祛瘀止痛，清熱解毒功效。主要用於①咳嗽；②跌打損傷，痹證；③咽喉腫痛，瘰癧，癭瘤，癰腫，疔瘡，毒蛇咬傷。

**用量用法**：煎服，3～12g。外用適量。

【廉便驗方】

（1）**痰咳**：鬼臼12g，豬肺100g，糖適量。煲服。

（2）**無名腫毒**：白八角蓮、野葵、蒲公英各等分。搗爛，敷患處。

（3）**胃痛**：鬼臼、山慈姑、矮霸王各3g。研末兌酒，分3次吞服。

【臨床新用】鬼臼還可用
於腮腺炎、流行性日本腦炎、
宮頸癌、各種疣等病症。

## 203. 大青葉

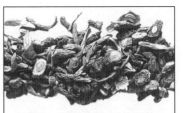

板藍根　清熱解毒，涼血利咽。
是一味抗病毒的特效藥。脾胃虛
寒者忌用。

【原文】大青氣寒，傷寒
熱毒，黃汗黃疸，時疫宜服。

【註釋】傷寒：為多種外感熱病的總稱。

黃汗：汗出色黃如柏汁。

黃疸：指身黃、目黃、小便黃，尤以目黃為特徵的一
種病症。

時疫：指癘氣疫毒從口鼻傳入所致，有強烈的傳染性。

【白話解】大青葉性寒，能清熱解毒，治傷寒病、熱
毒瘡瘍、黃汗證、黃疸病及流行性瘟疫病等。

> **今按**　大青葉為十字花科植物菘藍 *Isatis indigotica*
> Fort. 的乾燥葉片。本品味苦，性寒。歸心、胃經。具
> 有清熱解毒，涼血消斑功效。主要用於①熱入營血，溫
> 毒發斑；②喉痹口瘡，痄腮丹毒。

**用量用法**：煎服，9～15g，鮮品30～60g。外用適量。

【廉便驗方】（1）**流行性感冒**：大青葉、板藍根各30
g，薄荷6g。水煎，代茶飲。

（2）**咽炎、急性扁桃體炎、腮腺炎**：大青葉、魚腥
草、玄參各15g。水煎，分3次服。

（3）**無黃疸型肝炎**：大青葉15g，丹參5g，大棗10

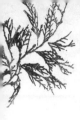

枚。水煎服。

【臨床新用】大青葉還可用於病毒性上呼吸道感染、男性尖銳濕疣、流行性日本腦炎、麻疹合併肺炎、傳染性肝炎、細菌性痢疾、單純餘疹、角膜炎等病症。

## 204. 側柏葉

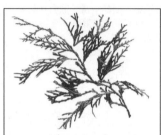

**側柏葉**　涼血止血，化痰止咳。止血多炒炭用，化痰止咳生用。外用可治燙傷或脫髮。

【原文】側柏葉苦，吐衄崩痢，能生鬚眉，除濕之劑。

【白話解】側柏葉味苦，能涼血止血，善治吐血、衄血、崩漏下血、血痢等；因血熱脫落的鬚眉。亦可除濕，治濕熱下注，白帶過多。

　　**今按**　側柏葉為柏科植物側柏 *Platycladus orientalis* (L.)Franco 的嫩枝葉。本品味苦、澀，性寒。歸肺、肝、脾經。具有涼血止血，化痰止咳，生髮烏髮功效。主要用於①血熱出血證；②肺熱咳嗽；③脫髮，鬚髮早白。

　　**用量用法**：煎服，10～15g。外用適量。止血多炒炭用，化痰止咳宜生用。

【廉便驗方】

（1）**百日咳**：側柏葉15g，百部、沙參各9g。冰糖燉服。

（2）**腎盂腎炎，血尿**：薺菜24g，仙鶴草15g，側柏葉、淡竹葉各9g。水煎服。

（3）**青盲**：側柏葉、夜明砂各50g。搗為細末，與牛膽汁拌和，丸如梧桐子大，睡前以竹葉湯送20丸，五更初，以粥飲下20丸。

【**臨床新用**】側柏葉還可用於潰瘍性出血病、急慢性細菌性痢疾、慢性氣管炎、肺結核、急性上呼吸道感染、急性鼻竇炎、單純性疱疹、百日咳、手掌脫皮症、禿髮、燒傷等病症。

## 205. 槐 實

【**原文**】槐實味苦，陰瘡濕癢，五痔腫疼，止血極莽。即槐角黑子也。

【**註釋**】**濕癢**：指由濕熱邪氣侵襲皮膚所致的皮膚瘙癢。

**五痔**：外科病證名，即牡痔、牝痔、脈痔、腸痔、血痔的合稱。

【**白話解**】槐實味苦，能燥濕，清腸止血，治腸風血熱引起的陰瘡、濕癢、五種痔瘡腫痛、便血等。本品即槐的黑色果實，又名槐角。

> **今按** 槐實為豆科植物槐 *Sophora japonica* L. 的成熟果實。本品味苦，性寒。歸肝、大腸經。具有涼血止血，清肝明目，潤腸功效。主要用於①痔瘡腫痛出血，腸風下血；②血痢，崩漏，血淋，血熱吐衄；③肝熱目赤，頭暈目眩。

**用量用法**：煎服，6～12g。或入丸、散服。

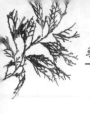
【廉便驗方】

（1）**高血壓病**：槐角、黃芩各9g。水煎服。

（2）**赤痢毒血**：槐角200g，白芍100g，木香25g。共為末，每早晚各15g，白湯調下。

（3）**婦女崩漏下血**：槐實400g，丹參200g，香附100g。共為末，飴糖為丸如梧桐子大，每早晚各服25g，米湯調下。

【臨床新用】槐實還可用於急性泌尿系統感染、慢性咽炎、痔瘡、宮頸炎等病症。

## 206. 瓦楞子

【原文】瓦楞子鹹，婦人血塊，男子痰癖，癥瘕可瘥。即蚶子殼，火煅醋淬。

【註釋】痰癖：古病名，指水飲釀痰，流聚胸脅之間而成的癖病。

瘥：指病癒。

【白話解】瓦楞子味鹹，鹹入血分，善散瘀血，軟堅散結，治瘀血內停之癥瘕；痰聚胸脅的痰癖證，以及痰火凝結之癭瘤痰核。本品為蚶子的貝殼，使用時應火煅醋淬。

---

今按　瓦楞子為蚶科動物毛蚶 *Arca subcrenata* Lischke 泥蚶 *A. granosa* Linnaeus 或魁蚶 *A. inflata* Reeve 的貝殼。本品味鹹，性平。歸肺、胃、肝經。具有消痰軟堅，化瘀散結，製酸止痛功效。主要用於①瘰癧，癭瘤；②癥瘕痞塊；③肝胃不和，胃痛吐酸。

---

**用量用法**：煎服，10～15g，宜打碎先煎。研末服，每次1～3g。生用消痰散結；煆用制酸止痛。

【**廉便驗方**】（1）皮膚刀傷及凍瘡潰瘍：瓦楞子30g，冰片15g。共研末外敷。

（2）**急性胃炎**：煆瓦楞子9g，高良薑3g，香附、甘草各6g。共為末，每服6g，日服2次。

（3）**外傷出血**：煆瓦楞子研末外敷。

【**臨床新用**】瓦楞子還可用於胃及十二指腸潰瘍、晚期血吸蟲病肝脾腫大、腰椎間盤突出症、燒燙傷等病症。

## 207. 棕櫚子

【**原文**】棕櫚子苦，禁泄澀痢，帶下崩中，腸風堪治。

【**白話解**】棕櫚子味苦，善於收澀止瀉痢、止血、止帶，治久瀉久痢、帶下、崩漏、腸風下血等。

---

**今按** 棕櫚子為棕櫚科植物棕櫚 *Trachycarpus fortunei*（Hook.f.）H. Wendl. 的成熟果實。本品味苦、甘、澀，性平。具有止血，澀腸，固精功效。主要用於①腸風，崩漏，帶下；②瀉痢；③遺精。

---

**用量用法**：煎服，10～15g；或研末，6～9g。

【**廉便驗方**】（1）**高血壓病**：棕櫚子、筋草、常山、牛膝、決明子各9g。水煎服。

（2）**血崩**：棕櫚子、烏梅肉、乾薑俱燒存性為末各100g。每服10g，空腹烏梅湯調服。

（3）**腸炎**：棕櫚子15g。水煎服。

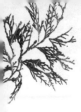
【臨床新用】棕櫚子還可用於子宮出血等病症。

## 208. 冬葵子

【原文】冬葵子寒，滑胎易產，癃利小便，善通乳難。即葵菜子。

【註釋】滑胎：連續發生3次以上的自然流產者。即現稱之習慣性流產。

癃：指癃閉，病名，以小便量少、點滴而出，甚至閉塞不通為主要表現的病症。

乳難：指乳汁分泌不足或乳汁不下。

【白話解】冬葵子性寒，滑利通竅。能滑胎，治難產；又能通利小便，治小便不通之癃閉、淋證、水腫；並能催乳，治乳汁不通。又名葵菜子。

---

　**今按**　冬葵子為錦葵科植物冬葵 *Malva verticillata* L. 的乾燥成熟種子。本品味甘、澀，性涼。歸大腸、小腸、膀胱經。具有利尿通淋，下乳，潤腸功效。主要用於①淋證；②乳汁不通，乳房脹痛；③便秘。

---

用量用法：煎服，3～9g。

【廉便驗方】（1）尿路感染，小便澀痛：冬葵子、車前子、萹蓄、蒲黃各12g。水煎服。

（2）血痢：冬葵子為末，每服10g，入臘茶5g，沸湯調服，日服3次。

（3）妊娠子淋，小便澀痛：冬葵子、滑石、木通各等分。上藥為末，每服20g，加蔥白一段（6cm），水煎服。

【臨床新用】冬葵子還可用
於腰腿痛等病症。

## 209. 淫羊藿

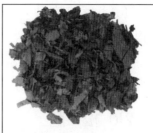

淫羊藿　陰起陽興，堅筋益
骨，志強力增。

【原文】淫羊藿辛，陰起陽
興，堅筋益骨，志強力增。即仙
靈脾，俗稱三枝九葉草也。

【註釋】陰起陽興：指補腎
壯陽，能治腎虛精虧的陽痿和子宮寒冷的不孕症。

志強：即強志，指能增強記憶力。

【白話解】淫羊藿味辛，能補腎益精，治腎虛精虧的
陽痿和子宮寒冷的不孕症；腰膝無力，筋骨痿軟；腎虛精
衰之記憶力減退。本品又名仙靈脾，俗稱三枝九葉草。

---

**今按**　淫羊藿為小檗科植物淫羊藿 *Epimedium brevicornum* Maxim. 和箭葉淫羊藿 *E. sagittatum*（S. et Z.）Maxim. 或柔毛淫羊藿 E. *Pubescens Maxim.* 等的全草。本品味辛、甘，性溫。歸腎、肝經。具有補腎壯陽，祛風除濕功效。主要用於①腎陽虛衰，陽痿尿頻，腰膝無力；②風寒濕痹，肢體麻木。

---

**用量用法**：煎服，3～15g。

【廉便驗方】（1）**陽痿**：淫羊藿9g，土丁桂15g，鮮
遠志10g，鮮金櫻子5g。水煎服。

（2）**目昏生翳**：淫羊藿、瓜蔞各等分。上為末，每服
5g，茶送下，日服2次。

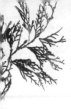

（3）**歷節痛風，手足頑痹，行走艱難**：淫羊藿、茄子根各20g，黑豆20g。上藥細銼，水煎服。

【臨床新用】淫羊藿還可用於神經衰弱、小兒麻痹症、慢性氣管炎、高血壓病、冠心病、白血病減少症等病症。

## 210. 松　脂

【原文】松脂味甘，滋陰補陽，驅風安臟，膏可貼瘡。一名瀝青。

【白話解】松脂味甘，能滋陰補陽，燥濕祛風，安五臟。內服能強壯身體；熬膏外貼，可治癰腫瘡瘍和疥癬等皮膚病。又名瀝青。

> **今按**　松脂為松科松屬若干植物中滲出的含油樹脂，經蒸餾或提取除去揮發油後所餘固體樹脂。本品味苦、甘，性溫。歸肝、脾經。具有祛風燥濕，排膿拔毒，生肌止痛功效。主要用於①疥癬，白禿，癧風，痹證，婦女白帶；②癰疽惡瘡，瘰癧，瘻證，血栓閉塞性脈管炎；③金創，扭傷。

**用量用法**：煎服，3～5g；或入丸、散服。外用適量。

【廉便驗方】（1）**臁瘡（損傷性下肢潰瘍、靜脈曲張性下肢潰瘍、麻風病所致的神經營養性潰瘍、褥瘡等）**：松脂250g，鉛丹120g，銀朱60g，銅綠30g。各研極細末，和勻。臨用以香油調成稀糊狀，攤於紗布上，在攤藥一面再加上一層紗布，然後貼於瘡瘍面上，每日或隔日換藥1次。

（2）**小兒白禿瘡**：煉過松脂、黃丹各25g，輕粉15g。

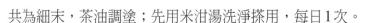

共為細末，茶油調塗；先用米泔湯洗淨搽用，每日1次。

（3）**金創初傷出血不止**：枯礬35g，松香15g。各為細末，和勻，敷傷處。

【臨床新用】松脂還可用於銀屑病、黃水瘡、血栓性脈管炎、慢性氣管炎等病症。

## 211. 覆盆子

【原文】覆盆子甘，腎損精竭，黑鬚明眸，補虛續絕。去蒂。

【註釋】**腎損精竭**：指腎精虧虛。

**黑鬚**：指使腎虛引起的早白鬚髮變黑。

**眸**：指眼睛。

**續絕**：指能治療腎虛所致的不孕和不育症。

【白話解】覆盆子味甘，能補肝腎，治腎虛精關不固的遺精、滑精、鬚髮早白、視物昏花及不孕症、不育症等。入藥時去蒂用。

---

**今按** 覆盆子為薔薇科植物華東覆盆子 *Rubus chingii* Hu 的未成熟果實。本品味甘、酸，性微溫。入肝、腎經。具有固精縮尿，益肝腎明目功效。主要用於①遺精滑精，遺尿尿頻；②肝腎不足，目暗不明。

---

**用量用法**：煎服，5～10g。

【廉便驗方】（1）**陽事不起**：覆盆子，酒浸，焙研為末，每晚酒服15g。

（2）**膀胱虛冷，小便頻數不禁**：覆盆子200g，木通

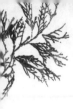

60g，甘草25g。共為末，每日早晚各服15g，溫水調送。

（3）**小兒腎虛遺尿**：覆盆子30g。用水2碗，文火煎至100mL。去渣取湯，再用藥湯煮瘦肉90g，不加作料，文火煮熟，肉和湯同時吃下，每日服1次，一般2～3次可癒。

【**臨床新用**】覆盆子還可用於遺尿等病症。

## 212. 合歡皮　附：合歡花

【**原文**】合歡味甘，利人心志，安臟明目，快樂無慮。即交枝樹。

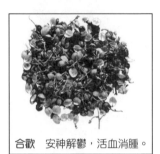

合歡　安神解鬱，活血消腫。

【**註釋**】利人心志：指治療七情所傷而致的憤怒憂鬱、煩躁不安等症。

【**白話解**】合歡皮味甘，具有解除憂鬱，安五臟、明目作用，治療七情所傷而致的憤怒憂鬱、失眠；還可明目。本品又名交枝樹。

　　**今按**　合歡皮為豆科植物合歡 *Albizia julibrissin* Durazz.的乾燥樹皮。本品味甘，性平。歸心、肝、肺經。具有解鬱安神，活血消腫功效。主要用於①情志不遂，憤怒憂鬱，煩躁失眠，心神不寧；②跌打骨折，血瘀腫痛；③肺癰，瘡癰腫毒。

**用量用法**：煎服，6～12g。外用適量。

【**廉便驗方**】

（1）**肺癰久不斂口**：合歡皮、白蘞各9g。水煎服。

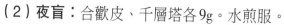

（2）**夜盲**：合歡皮、千層塔各9g。水煎服。

（3）**心煩失眠**：合歡皮9g，夜交藤15g。水煎服。

【**臨床新用**】合歡皮還可用於心煩失眠、神經官能症、腮腺炎、跌打瘀腫作痛、肺癰、瘡腫等病症。

【**附藥**】合歡花

為合歡樹的花或花蕾。本品味甘，性平。歸心、肝經。具有解鬱安神作用，主要用於虛煩不眠，憂鬱不舒，健忘多夢。煎服，5～10g。

## 213.金櫻子　附：金櫻花

【**原文**】金櫻子甘，夢遺精滑，禁止遺尿，寸白蟲殺。霜後紅熟，去核。

【**註釋**】**夢遺**：指因夢交而精液遺泄的病症。

**精滑**：即滑精。指不在性交時精液自行泄出。

**遺尿**：指因腎虛，睡中小便自遺，清醒時小便自出不知及小便頻數而尿出難以自製等情況。

**寸白蟲**：即絛蟲。

【**白話解**】金櫻子味甘，專於收澀，善治下焦不固的遺精滑精、遺尿尿頻；並有殺蟲作用，治絛蟲病。入藥以霜降後紅熟者為佳。使用時除去核。

**今按**　金櫻子為薔薇科植物金櫻子 *Rosa laevigata* Michx. 的成熟果實。本品味酸、澀，性平。歸腎、膀胱、大腸經。具有固精縮尿止帶，澀腸止瀉功效。主要用於①遺精滑精，遺尿尿頻，帶下；②久瀉，久痢。

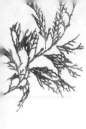

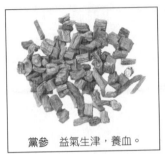

黨參　益氣生津，養血。

**用量用法**：煎服，6～12g。

**【廉便驗方】**

（1）**男子遺精**：金櫻子90g，黃精、鮮豬精肉各120g。加水燉，去渣，取湯及肉，分2次服，每日服1劑。

（2）**子宮下垂**：金櫻子、生黃蓍、黨參各12g，升麻6g。水煎服。

（3）**心煩多夢**：金櫻子15g，南五味子、鐵掃帚、葉下珠各9g。水煎服。

**【臨床新用】**金櫻子還可用於上呼吸道感染、直腸脫垂、婦女帶下症、老年慢性腎炎、蛋白尿、糖尿病腎病、子宮脫垂等病症。

**【附藥】金櫻花**

為金櫻子的花。本品味酸、澀，性平。歸肺、腎、大腸經。具有澀腸、固精、縮尿、止帶、殺蟲作用，主要用於久瀉久痢、遺精、滑精、尿頻、遺尿、絛蟲、蛔蟲、蟯蟲症、鬚髮早白。煎服，3～9g。

## 214. 楮　實

**【原文】**楮實味甘，壯筋明目，益氣補虛，陰痿當服。

**【註釋】壯筋**：指具有治療腎虛筋骨痿軟無力的作用。

**陰痿**：又稱陽痿。指因陰莖痿軟，舉而不堅，不能進行正常性生活為主要表現的病症。

**【白話解】**楮實子味甘，專於補益肝腎，治療腎虛筋骨痿軟無力，兩目昏暗，陽痿等。

今按 楮實子為桑科植物構樹 *Broussonetia papyrifera*（L.）Vent. 的乾燥成熟果實。本品味甘，性寒。歸肝、腎經。具有滋腎，清肝，明目，利尿功效。主要用於①腰膝酸軟，虛勞骨蒸，頭暈目昏；②目翳昏花；③水腫脹滿。

**用量用法**：煎服，6～9g。或入丸、散。外用搗敷。

**【廉便驗方】**

（1）**目昏**：楮實、荊芥穗、地骨皮各等分。上藥為細末，煉蜜為丸，梧桐子大。每服20丸，米湯下。

（2）**水腫**：楮實子6g，大腹皮9g。水煎服。

**【臨床新用】**楮實還可用於老年癡呆、慢性肝炎、肝腫大、遷延性肝炎、慢性腎炎、眼底出血、缺血性視乳頭病變、不孕不育、斑禿、乾燥綜合徵等病症。

## 215. 鬱李仁

**【原文】**鬱李仁酸，破血潤燥，消腫利便，關格通導。破核取仁，湯泡去皮，研碎。

**【註釋】關格**：病名，症狀為食入即吐，大便不通或大小便都不通。

**【白話解】**鬱李仁味酸，有潤燥滑腸，利水消腫作用，並能破血，可治大便燥結不通和小便不利、水腫脹滿等症，可以使關格通利。使用時應將果核砸開，取出種仁，浸泡後除去皮，研碎。

今按 鬱李仁為薔薇科植物歐李 *Prunus humilis*

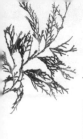
Bge.、鬱李 *P. japonica* Thunb. 或長柄扁桃 *P. peduncula-ta* Maxim. 的乾燥成熟種子。本品味辛、苦、甘，性平。歸脾、大腸、小腸經。具有潤腸通便，利水消腫功效。主要用於①腸燥便秘；②水腫脹滿及腳氣水腫。

**用量用法**：煎服，6～12g。

**【廉便驗方】**（1）水氣，四肢水腫，喘急，大小便不通：鬱李仁、苦杏仁、薏苡仁各50g。上為末，米糊丸，如梧桐子大，每服40丸，不拘時。

（2）風熱氣秘：鬱李仁、陳皮、三棱各50g。搗羅為散，每服30g，空腹煎熟水調下。

（3）血汗：鬱李仁研細。每服10g，研梨汁調下。

**【臨床新用】**鬱李仁還可用於腸燥便秘、習慣性便秘、幽門梗阻、支氣管哮喘、急性闌尾炎、偏頭痛、水腫等病症。

## 216. 沒食子

**【原文】**沒食子苦，益血生精，染須最妙，禁痢極靈。即無食子。

**【註釋】**禁痢：即止痢。

**【白話解】**沒食子味苦，補益腎精，治腎虛鬚髮早白；收澀止痢，治久瀉久痢。本品又名無食子。

　　**今按**　沒食子為沒食子蜂科昆蟲沒食子蜂的幼蟲寄生於殼斗科植物沒食子樹 *Quercus infectoria* Oliv. 幼枝上所產生的蟲癭。本品味苦，性溫。歸肺、脾、腎

經。具有澀腸，固精，止咳，止血，斂瘡功效。主要用於①久瀉久痢；②遺精，盜汗；③咳嗽；④咯血，便血，痔血，創傷出血；⑤瘡瘍久不收口。

**用量用法**：煎服，6～12g。

**【廉便驗方】**（1）**痔瘡潰瘍，或內痔出血**：沒食子、地榆皮各15g，槐花10g。水500mL，煎至200mL，去渣濾過，待溫，用灌腸器灌入肛門中，每次60～100mL。

（2）**肉刺**：沒食子3g，皂莢1g。上藥燒令煙盡，細研，以陳醋於砂盆內，別磨皂莢如糊，和末敷之，立效。

（3）**牙齒疼痛**：沒食子不拘多少，搗羅為散。以綿紗裹10g，當痛處咬之即定，有涎吐之。

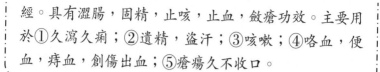

皂莢　通竅祛痰，祛風殺蟲。用於止痰喘、開竅等。外用可治皮癬、烏髮。內服劑量過大可引起嘔吐、腹瀉。

**【臨床新用】**沒食子還可用於小兒頑固性盜汗、陰部瘙癢等病症。

## 217. 空　青

**【原文】**空青氣寒，治眼通靈，青盲赤腫，去暗回明。

**【註釋】赤腫**：指目赤腫痛。

**去暗回明**：指使失明者再得光明。

**【白話解】**空青性寒，有明目退翳作用，可治目赤腫痛，翳膜遮睛，青盲等。

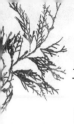
> 　　**今按**　　空青為碳酸鹽類孔雀石族礦物藍銅礦呈球形或中空者。本品味甘、酸，性寒。有小毒。歸肝經。具有涼肝清熱，明目去翳，活血利竅功效。主要用於①目赤腫痛，青盲，雀盲，翳膜內障；②中風口䫌，手臂不仁，頭風，耳聾。

　　**用量用法**：入丸、散，每次 0.3～1.0g；外用適量。

　　**【廉便驗方】**

　　（1）**小兒眼中生翳遮睛或生丁翳、痘翳**：空青、曾青、爐甘石各 5g，龍腦 2.5g。上研極細，燈心點眼中。

　　（2）**膚翳昏暗**：空青 10g，蕤仁 50g，片腦 15g。細研日點。

　　（3）**腦中風，手臂不仁，口喎癖**：空青末一豆許，著口中，漸入咽即癒。

　　**【臨床新用】**空青還可用於角膜雲翳、斑翳、白斑等病症。

## 218. 密陀僧

　　**【原文】**密陀僧鹹，止痢醫痔，能除白癜，諸瘡可醫。

　　**【白話解】**密陀僧味鹹，有燥濕收斂作用，外用治痔瘡、白癜風、濕疹、癰腫；內服可治久痢。

> 　　**今按**　　密陀僧為硫化物類方鉛礦族礦物方鉛礦提煉銀、鉛時沉澱的爐底，或為鉛熔融後的加工製成品。本品味鹹、辛，性平。有毒。歸肝、脾經。具有燥濕，殺蟲，解毒，收斂，防腐功效。主要用於①瘡

瘡潰爛久不收斂，口瘡；②濕疹，疥癬，狐臭，汗斑，酒渣鼻，燒燙傷。

**用量用法**：入丸、散，每次0.2～0.5g；外用適量，研末撒或調塗，或製成膏藥、軟膏、油劑等。

【**廉便驗方**】（1）**贅疣**：密陀僧、桑白皮各等分。上研細末，新汲水調塗。

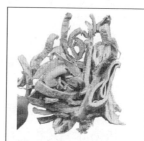

桑白皮　瀉肺平喘，利水消腫。瀉肺利水、平肝清火用生品；肺虛久咳用蜜炙品。

（2）**口瘡不已**：密陀僧、黃柏、青黛各等分。上為細末，乾摻瘡上。

（3）**腎囊濕疹**：密陀僧、乾薑、滑石為末，摻上。

【**臨床新用**】密陀僧還可用於神經性皮炎、燒傷等病症。

## 219. 伏龍肝

【**原文**】伏龍肝溫，治疫安胎，吐血咳逆，心煩妙哉。取年深色變褐者佳。

【**註釋**】咳逆：指咳嗽見氣上逆的疾患。

【**白話解**】灶心土性溫，有溫中止血、安胎作用，治脾氣虛寒、不能統血的吐血、衄血、子宮出血和中焦虛寒而胃失和降的嘔吐、妊娠惡阻等。還可治流行性瘟疫病。本品又名灶心土，以年深色變褐色者為佳。

**今按**　灶心土為燒木柴或雜草的土灶內底部中心的

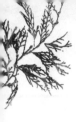

焦黃土塊。本品味辛，性溫。歸脾、胃經。具有溫中止血，止嘔，止瀉功效。主要用於①脾氣虛寒，不能統血之出血；②胃寒嘔吐；③脾虛久瀉。

　　**用量用法**：15～30g，布包，先煎；或60～120g，煎湯代水。亦可入丸、散。外用適量。

**【廉便驗方】**

　　（1）**乳癰**：大黃、茜草、灶心土、生薑各2份。先以前3味搗篩，又和生薑搗，以醋和塗，乳癰則止。

　　（2）**婦人血露**：灶心土25g，蠶沙、阿膠各50g。同為末，溫酒調，空腹服15g。

　　（3）**瀉痢後脫肛不收**：灶心土、赤石脂各等分。上末之，敷腸頭上或以槐花炒末陳米湯調下。

**【臨床新用】**灶心土還可用於嘔吐、克隆氏病等病症。

## 220.石　灰

　　**【原文】**石灰味辛，性烈有毒，辟蟲立死，墮胎甚速。

　　**【註釋】辟蟲**：治諸物被蟲用莽草燒煙燻之，則蠹蟲皆去盡。

　　**【白話解】**石灰味辛，作用峻猛而有毒。用之殺蟲，可使蟲立即死亡；用於墮胎，作用迅猛。

　　　**今按**　石灰為石灰岩經加熱煅燒而成的生石灰及其水化產物熟石灰。本品味辛、苦、澀，性溫。有毒。歸肝、脾經。具有解毒蝕腐，斂瘡止血，殺蟲止癢功效。主要用於①癰疽疔瘡，丹毒，瘰癧痰核，贅

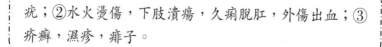

疣；②水火燙傷，下肢潰瘍，久痢脫肛，外傷出血；③疥癬，濕疹，痱子。

**用量用法：** 入丸、散，或加水溶解取澄清液服，1～3g。外用適量。

**【廉便驗方】**

（1）**去痣：** 石灰 50g，斑蝥 7 個。蘸麻油少許搗和令勻，入陳醋少許攪和，先用刀剔破痣頭，入藥於內塗之。

（2）**疔腫：** 石灰 1.5g，馬齒莧 1g。上藥搗爛，以雞子白和敷之。

（3）**痔疾，肛門腫硬癢痛：** 石灰 150g，芫花 2g，灶土黑煤 100g。共為末，分成 2 份，於銚子內點醋炒熱，以帛裹熨之，冷則換之。

**【臨床新用】** 石灰還可用於淋巴結結核、尋常疣、帶狀皰疹、黃水瘡等病症。

## 221. 穿山甲

**【原文】** 穿山甲毒，痔癬惡瘡，吹奶腫痛，鬼魅潛藏。用甲，銼碎，土炒成珠。

**【註釋】吹奶：** 古人認為哺乳時小兒含乳頭入睡，將氣吹入乳房，因而引起乳房結塊，導致乳汁瘀滯，又感染而引起，相當於急性乳腺炎。

**鬼魅：** 古人認為未知的致病因素。

**【白話解】** 穿山甲有毒，性善走竄，有消腫、排膿、下乳汁作用，可治痔瘡腫痛，癥瘕痞塊，吹奶引起的乳房腫痛生癰。用甲片，銼成碎末，加砂土炒成珠。

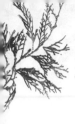

今按　穿山甲為鯪鯉科動物鯪鯉 *Manis pentadactyia Linnaeus* 的鱗甲。本品味鹹，性微寒。歸肝、胃經。具有活血消癥，通經，下乳，消腫排膿功效。主要用於①癥瘕，經閉；②風濕痹痛，中風癱瘓；③產後乳汁不下；④癰腫瘡毒，瘰癧。

**用量用法**：煎服，3～10g。研末吞服，每次1～1.5g。

**【廉便驗方】**

（1）**吹奶疼痛不可忍**：穿山甲、木通各50g，自然銅25g。上藥搗為散，每服10g，溫酒調下，不拘時。

（2）**毒蛇咬傷**：穿山甲、木香各9g。研細末，熱酒調下。

（3）**疝氣膀胱疼痛**：穿山甲15g，小茴香10g。研細末，每服10g，水酒調下。

**【臨床新用】** 穿山甲還可用於前列腺增生症、慢性咽炎、狹窄性腱鞘炎、乳腺囊性增生病、泌尿系結石等病症。

## 222. 蚯　蚓

**【原文】**蚯蚓氣寒，傷寒溫病，大熱狂言，投之立應。

**【註釋】**溫病：多指溫熱病之泛稱。大致包括風溫、春溫、暑溫、秋溫、冬溫、秋燥、溫毒、伏氣溫病、溫瘧、晚發。

**【白話解】**地龍性寒，能清熱，息風止痙，善治傷寒病和溫熱病引起的壯熱、驚狂亂語和小兒驚風抽搐等，療效甚好。

　　**今按**　蚯蚓為巨蚓科動物參環毛蚓 *Pheretima as-pergillum*（E. Perrier）、通俗環毛蚓 *Pheretima vulgaris* Chen、威廉環毛蚓 *Pheretima guillelmi*（Michaelsen）或櫛盲環毛蚓 *Pheretima pectinifera* Michaelsen 的乾燥體。本品味鹹，性寒。歸肝、脾、膀胱經。具有清熱定驚，通絡，平喘，利尿功效。主要用於①熱極生風所致的神昏譫語、痙攣抽搐及小兒驚風，或癲癇、癲狂；②中風後氣虛血滯，經絡不利，半身不遂，口眼喎斜；③關節紅腫疼痛、屈伸不利之熱痺；④肺熱哮喘；⑤熱結膀胱，小便不通。

　　**用量用法**：煎服，4.5～9g。鮮品10～20g。研末吞服，每次1～2g。外用適量。

　　**【廉便驗方】**

　　（1）**齒痛**：地龍、延胡索、蓽茇各等分，搗為散。如左牙痛，用藥入左耳中；右牙痛，入右耳中。

　　（2）**乳癰**：地龍2條。入生薑於乳鉢中，研如泥，塗四旁，紙花貼之。

　　（3）**鼻中息肉**：蚯蚓1條，皂莢1g。上藥納於瓷瓶中，燒熟，研細。先洗鼻，以蜜塗之，塗藥少許在內。

　　**【臨床新用】**地龍還可用於精神分裂症、慢性支氣管炎、支氣管哮喘、百日咳、高血壓病、腦血管意外引起的偏癱、消化性潰瘍、中耳炎、燒傷、帶狀疱疹、慢性蕁麻疹、感染性褥瘡、皮膚皸裂、類風濕性關節炎、小兒鵝口瘡、急性結膜炎等病症。

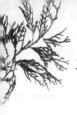

## 223. 蜘　蛛

【原文】蜘蛛氣寒，狐疝偏痛，蛇虺咬塗，疔瘡敷用。腹大黑色者佳。

【註釋】狐疝：俗稱「小腸氣」。指有物入陰囊，時上時下的病症。多因寒氣凝結厥陰肝經所致。

【白話解】蜘蛛性寒，有消腫解毒作用，可治狐疝偏痛；外敷治毒蛇咬傷，療瘡。入藥以腹大色黑者為佳。

> **今按**　蜘蛛為圓蛛科動物大腹圓蛛*Aranea ventricosa*（L. Koch）的全體。本品味苦，性寒。有毒。歸肝經。具有祛風，消腫，解毒，散結功效。主要用於①中風口喎，小兒慢驚，口噤；②狐疝偏墜，疳積；③喉風腫閉，牙疳，聤耳，癰腫疔毒；④瘰癧，惡瘡，痔漏，脫肛，蛇蟲咬傷。

**用量用法**：研末，0.3～1g；浸酒或入丸、散。不入湯劑。外用適量。

【廉便驗方】（1）**鼻息肉**：蜘蛛、紅糖各適量。共搗爛，塗鼻息肉上。

（2）**吹乳乳癰**：蜘蛛3個，大棗3枚（去核）。取棗1枚，蜘蛛1個，夾於內炒熟。口嚼之，燒酒送下。未成者立消，已成者立潰。

（3）**痔瘡**：大蜘蛛不拘多少（製乾研末），冰片0.3g。共研，收藏瓷器，敷患處。雖臭爛而膿血淋漓者，半日結痂，1日痊癒。

【臨床新用】蜘蛛還可用於小兒腹股溝斜疝、小兒口瘡、癤腫、尋常疣等病症。

## 224. 蟾蜍　附：蟾酥

【原文】蟾蜍氣涼，殺疳蝕癖，瘟疫能治，瘡毒可祛。

【白話解】蟾蜍性涼，有消積殺蟲，解毒消腫作用，可治蟲積腹痛、疳積腹脹、癥瘕痞塊等；又可辟穢，治瘟疫病。

> **今按**　蟾蜍為蟾蜍科動物中華大蟾蜍 *Bufo bufo gargarizans* Cantor 或黑眶蟾蜍 *B. melan osticus* Schneider 的全體。本品味辛，性涼。有毒。歸心、肝、脾、肺經。具有解毒散結，消積利水，殺蟲消疳功效。主要用於①癰疽，疔瘡，發背，瘰癧，惡瘡；②癥瘕痞積，臌脹，水腫；③小兒疳積，破傷風，慢性咳喘。

**用量用法**：煎湯1隻，或入丸、散，1～3g。外用適量。

【廉便驗方】（1）**水腫腹水**：蟾蜍粉1g。日服1次，連服2～10天。體虛者酌減，服時注意血壓變化。

（2）**丘疹性蕁麻疹**：活蟾蜍3～4隻，去內臟，洗淨後，放在藥罐內煮爛，用布濾去渣，留湯外用。皮疹多，每日用藥湯淋洗1次；皮疹少，用棉花蘸藥湯外搽，每日3～4次。

（3）**脈管炎**：乾蟾蜍1隻，白花蛇1條，金銀花90g，牛膝60g，附子30g。酒1000mL，浸3日，水浴加熱一個半小時，放冷過濾。每次服1小盅，每日2次。

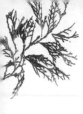
　　【臨床新用】蟾蜍還可用於慢性氣管炎、小兒百日咳、炭疽病、小兒疳積、遺尿、惡性腫瘤、白血病等病症。

　　【附藥】蟾酥

　　為蟾蜍科中華大蟾蜍或黑眶蟾蜍等近緣種的耳後腺分泌的白色漿汁加工而成。本品味辛，性溫。有毒。歸心經。功能有消腫止痛，解毒辟穢作用，主要用於癰疽疔毒瘡，咽喉腫痛，風蟲牙痛，牙齦腫爛，痧症腹痛。入丸散，每次0.015～0.03g。外用適量。

## 225. 刺猬皮

　　【原文】刺猬皮苦，主醫五痔，陰腫疝痛，能開胃氣。

　　【註釋】陰腫：指婦女陰部腫痛的病症。多由於陰戶破損，感染毒氣，或肝脾二經濕熱下注所致。

　　【白話解】刺猬皮味苦，主治各種痔瘡腫痛、外陰腫痛、睾丸腫痛連及少腹的疝氣痛。並有開胃氣作用，治胃氣痛。

　　　　**今按**　刺猬皮為刺蝟科動物刺猬 *Erinaceus europaeus* L. 或短刺猬 *Hemiechinus dauuricus* Sundevall 的皮。本品味苦、澀，性平。歸腎、胃、大腸經。具有固精縮尿，收斂止血，化瘀止痛功效。主要用於①遺精滑精，遺尿尿頻；②便血，痔血；③胃痛，嘔吐。

　　**用量用法**：1隻煎湯，或入丸、散，1～3g。外用適量。

　　【廉便驗方】（1）痔疾：刺猬皮、穿山甲各等分。燒存性，入肉豆蔻一半，研末，空腹熱米飲調10g服。

（2）**肛門脫出不收**：刺猬皮1枚，磁石200g，肉桂30g。上藥研末，飲服20g，日服1次。

（3）**虛勞吐血**：刺猬皮50g，硫黃0.5g。研末，空腹溫酒調下5g。

【**臨床新用**】刺猬皮還可用於燙傷等病症。

## 226. 蛤　蚧

【**原文**】蛤蚧味鹹，肺痿血咯，傳屍勞瘵，邪魅可卻。

【**註釋**】**傳屍勞瘵**：指因勞傷正氣，正不勝邪，復感勞蟲所致的惡寒、潮熱、咳嗽、咯血、飲食減少、肌肉消瘦、疲乏無力、自汗、盜汗等症。可見於肺結核病。

**邪魅**：古人認為未知的致病因素。

【**白話解**】蛤蚧味鹹，主治肺痿氣喘咳嗽和痰中帶血等症，尤善治肺腎兩虛、腎不納氣的虛喘有效，治療肺結核病，療效較好。

> **今按**　蛤蚧為脊椎動物壁虎科動物蛤蚧 *Gekko gecko* L. 除去內臟的乾燥體。本品味鹹，性平。歸肺、腎經。具有補肺益腎，納氣平喘，助陽益精功效。主要用於①肺虛咳嗽，腎虛作喘，虛勞喘咳；②腎虛陽痿。

**用量用法**：煎服，5～10g；研末每次1～2g，日服3次；浸酒服用1～2對。

【**廉便驗方**】

（1）**咳嗽，面腫，四肢水腫**：蛤蚧1對，人參1株。上藥搗羅為末，熔蠟4兩，濾去渣，和藥末，做六個餅子。

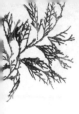

空腹，用糯米做薄粥一盞，投藥一餅，趁熱細細呷之。

（2）**產後氣喘，氣血兩脫**：人參、熟地黃各100g，麥冬30g，肉桂5g，蛤蚧10g。水煎服。

（3）**肺臟氣壅，面目四肢水腫，喘促咳嗽，胸膈滿悶煩熱**：防己、商陸、麻黃、赤芍、葶藶、苦杏仁各50g，桑根白皮75g，蛤蚧1對。上為末，煉蜜為丸，如梧桐子大。每服20丸，以生薑湯送下，粥飲下亦得，不拘時。

【**臨床新用**】蛤蚧還可用於哮喘病、無精子症、陽痿、蕁麻疹等病症。

## 227. 螻　蛄

【**原文**】螻蛄味鹹，治十水腫，上下左右，效不旋踵。

【**註釋**】**上下左右**：古人將螻蛄分成上下左右四截，上部腫用上部，下部腫用下部，左邊腫用左部，右邊腫用右部。

**效不旋踵**：形容立即生效。

【**白話解**】螻蛄味鹹，能治小便不利的水腫證，古人將螻蛄分成上下左右四截，上部腫用上部，下部腫用下部，左邊腫用左部，右邊腫用右部，立即生效。

**今按**　螻蛄為螻蛄科昆蟲華北螻蛄（北方螻蛄）*Gryllotalpa unispina* Saussure 和非洲螻蛄（南方螻蛄）*G. africana* Palisot et Besurois. 的蟲體。本品味鹹，性寒。歸膀胱、大腸、小腸經。具有利水消腫，通淋功效。主要用於①水腫證；②淋證。

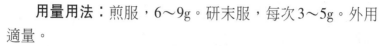

**用量用法**：煎服，6～9g。研末服，每次3～5g。外用適量。

**【廉便驗方】**（1）尿閉不通：乾螻蛄20～30隻，去翅、足；蟋蟀20～30隻，去翅、足；生甘草20g。共研粉。每服1g，日2～3次，溫水送服。

（2）頸項瘰癧：帶殼螻蛄7枚，生去肉，入丁香7粒，於殼內燒過，與肉同研。用紙花貼之。

（3）小兒臍風汁出：甘草、螻蛄各等分。搗為散，摻敷患處。

**【臨床新用】**螻蛄還可用於水腫、產後尿瀦留、淋巴結結核、泌尿系結石等病症。

## 228.蝸　牛

**【原文】**蝸牛味鹹，口眼喎斜，驚癇拘攣，脫肛咸治。

**【白話解】**蝸牛味鹹，口眼喎斜，因驚嚇而致的癇病，肢體拘攣、脫肛均可治療。

---

**今按**　蝸牛為蝸牛科動物同型巴蝸牛 *Bradybaena similaris*（Ferussde）、華蝸牛 *Cathaica fasciola*（Draparnaud）及其同科近緣種的全體。本品味鹹，性寒。有小毒。歸膀胱、胃、大腸經。具有清熱解毒，鎮驚，消腫功效。主要用於①消渴，喉痹，瘰癧，癰腫丹毒，痔瘡，脫肛，蜈蚣咬傷；②風熱驚癇，小兒臍風。

---

**用量用法**：煎服，30～60g。研末服，每次1～3g。外用適量。

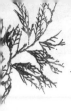

【廉便驗方】（1）脫肛：蝸牛30g，訶子15g。焙乾，研細末，用豬油調勻，敷患處。

（2）小便不通：鮮蝸牛20個，鮮馬齒莧30g。搗泥糊狀，敷臍處，至排尿後為止。

（3）消渴引飲不止：蝸牛25g，蛤粉、龍膽、桑白皮各9g。研末，每服10g，楮葉湯調下。

【臨床新用】蝸牛還可用於避孕、血栓閉塞性脈管炎、毒蟲傷、脫肛等病症。

## 229. 桑螵蛸

【原文】桑螵蛸鹹，淋濁精泄，除疝腰疼，虛損莫缺。

【註釋】淋濁：小便頻數而痛，尿出混濁，或尿道流出膿樣濁物的病證。多因濕熱痰濁下注，滲入膀胱所致。

精泄：即遺精，因腎失封藏所致，以不因性交而精液自行遺泄，1月4次以上為主要表現的病證。

【白話解】桑螵蛸味鹹，可補腎助陽，固精縮尿，治腎虛引起的小便頻數、淋濁、疝氣腰痛。是治療腎虛不可或缺的藥物。

> **今按**　桑螵蛸為螳螂科昆蟲大刀螂 *Tenodera sinensis* Saussure 小刀螂 *Statilia maculata*（Thunberg）或巨斧螳螂 *Hierodula patellifera*（Serville）的卵鞘。本品味甘、鹹，性平。歸肝、腎經。具有固精縮尿，補腎助陽功效。主要用於①遺精滑精，遺尿尿頻，白濁；②陽痿。

用量用法：煎服，6～10g。

**【廉便驗方】**

（1）精泄不禁：桑螵蛸150g，龍骨100 g，茯苓50g。研末，米糊和丸如梧桐子大。每服50丸。食前服。

（2）產後小便不禁：桑螵蛸25g，龍骨50g。研細末，食前服10g。

（3）內臁：桑螵蛸50g，枯礬2.5g。共為末，以椒、茶、鹽水洗淨敷之。

**【臨床新用】**桑螵蛸還可用於帶狀疱疹、小兒遺尿症、精神緊張性尿頻等病症。

## 230. 田 螺

**【原文】**田螺性冷，利大小便，消腫除熱，醒酒立見。濁酒煮熟，挑肉食之。

**【註釋】醒酒立見：**指酒醉不醒者服之能立刻清醒。

**【白話解】**田螺性寒，可清熱，通利大小便，可治熱結小便不利，大便不通，水腫，瘡瘍腫毒。還可用於酒醉不醒。使用時用濁酒煮熟，挑肉食之。

　　**今按**　田螺為田螺科動物中國圓田螺和中華圓田螺的全體。本品味甘、鹹，性寒。歸肝、脾、膀胱經。具有清熱，利水，止渴，解毒功效。主要用於①小便赤澀，目赤腫痛，黃疸，腳氣，水腫；②消渴；③痔瘡，疔瘡腫毒。

　　**用量用法：**內服適量，煎湯；取涎；或燒存性研末，外用適量。

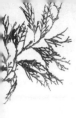

【廉便驗方】（1）**大腸脫肛，脫下三五寸**：大田螺2～3隻，去泥；黃連研細末，待化成水。以濃茶洗淨肛門，將雞翎蘸掃之，以軟帛托上。

（2）**水氣水腫**：田螺、大蒜、車前草。上研為膏，做大餅覆腹中，水從便即出。

（3）**黃疸病**：田螺肉100g，茵陳20g，萆薢15g。燉湯服。

【臨床新用】田螺還可用於痔瘡、嵌頓性內痔、宮頸癌放療後壞死等病症。

## 231. 象　牙

【原文】象牙氣平，雜物刺喉，能通小便，諸瘡可療。

【白話解】象牙性平，可使刺喉的外物排出；又利小便，療瘡，治小便不利，瘡瘍。

> **今按**　象牙為象科動物亞洲象 *Elephas maximus* Linnaeus 的牙齒。本品味甘，性寒。歸心、腎經。具有清熱鎮驚，解毒生肌功效。主要用於①癲癇，驚風，骨蒸勞熱；②癰腫瘡毒，咽喉腫痛，痔漏。

**用量用法**：研末，1～3g；或磨汁；或入丸、散服。外用適量。

【廉便驗方】（1）**小便過多**：象牙燒灰，飲服之。

（2）**楊梅瘡成漏**：象牙15g，鱉甲、刺猬皮各1個。上為末，棗肉丸櫻桃大。每次1丸，服7日後，仍3味為末，豬膽汁調敷。

（3）**魚骨鯁：** 象牙50g搗為末，砂糖丸如黃豆大，每含化1丸，蔥酒調下。

## 232. 水　蛭

【**原文**】水蛭味鹹，除積瘀堅，通經墮產，折傷可痊。即螞蝗蜞。

【**註釋**】堅：指堅硬的結塊。

痊：指恢復健康。

【**白話解**】水蛭味鹹，有破瘀血，通經作用，適用於瘀血結聚，癥瘕結塊，月經不通，並能墮胎；跌打損傷，瘀血作痛亦可應用。又名螞蝗蜞。

> **今按**　水蛭為水蛭科動物螞蟥 *Whitemania pigra* Whitman、水蛭 *Hirudo nipponia* Whitman 及柳葉螞蟥 *W. acranulata* Whitman 的乾燥體。本品味鹹、苦，性平。有小毒。歸肝經。具有破血通經，逐瘀消癥功效。主要用於①血瘀經閉，癥瘕積聚；②跌打損傷，心腹疼痛。

**用量用法**：煎服，1.5～3g；研末服，0.3～0.5g。以入丸、散或研末服為宜。或以鮮活者放置於瘀腫局部吸血消瘀。

【**廉便驗方**】（1）**月經不行，或產後惡露，臍腹作痛：** 熟地黃150g，虻蟲、水蛭、桃仁各50個。上研細末，煉蜜丸梧桐子大，空腹溫酒服5丸，可加至7丸。

（2）**小兒丹毒：** 水蛭數條，放於紅腫處，令吸出毒血。

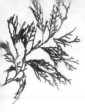

（3）婦女閉經：水蛭、虻蟲各30個，桃仁20個，大黃150g。上研末，水煎服。

【臨床新用】水蛭還可用於高血脂症、血小板聚集率升高的心腦血管病、腦血管意外、肺心病、急性結膜炎、前列腺肥大、早期肝硬化、慢性腎小球腎炎、腎病綜合徵、子宮肌瘤、輸卵管和卵巢腫塊、流行性腮腺炎等病症。

## 233.貝　子

【原文】貝子味鹹，解肌散結，利水消腫，目翳清潔。

【白話解】紫貝齒味鹹，有解肌、利水、明目作用，治外感表證水腫，目生翳膜。

> **今按**　紫貝齒為寶貝科動物蛇首眼球貝 *Erosaria caputserpentis*（L.）、山貓寶貝 *Cypraea lynx*（L.）或綬貝 *Mauritia arabica*（L.）等的貝殼。本品味鹹，性平。歸肝經。具有平肝潛陽，鎮驚安神，清肝明目功效。主要用於①肝陽上亢，頭暈目眩；②驚悸失眠；③目赤翳障，目昏眼花。

**用量用法**：煎服，10～15g；宜打碎先煎，或研末入丸、散劑。

【廉便驗方】（1）鼻淵出血：貝子50g，燒研，每酒服10g，日服3次。

（2）翳膜遮睛：貝子、空青、礬石各50g。共為末，取黍米大小注翳上，每日2次。

（3）婦女尿血，如小豆汁，排尿痛：貝子50g，冬葵

子150g，石燕、滑石各100g。搗為末，食前以蔥白湯調下5g。

【臨床新用】紫貝齒還可用於潰瘍型頸部淋巴結結核等病症。

## 234. 蛤 蜊

【原文】蛤蜊肉冷，能止消渴，酒毒堪除，開胃頓豁。

【註釋】消渴：指以多飲、多食、多尿症狀為特點的病症。

【白話解】蛤蜊肉性寒，可治消渴，解酒毒，幫助消化，增進食慾。

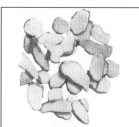

山藥　益氣養陰，補脾肺腎，固精止帶。補陰生津宜生用，健脾止瀉炒用。

---

**今按**　蛤蜊為蛤蜊科動物四角蛤蜊 *Mactra veneriformis* Reeve 等的肉。本品味鹹，性寒。歸胃、肝、膀胱經。具有滋陰，利水，化痰，軟堅功效。主要用於①消渴；②水腫；③痰積；④癥塊，癭瘤，崩漏，痔瘡。

---

**用量用法**：內服，煮食，50～100g。

【廉便驗方】

（1）**黃疸、甲狀腺腺瘤**：蛤蜊肉煮熟。常食有效。

（2）**肺結核**：蛤蜊肉同韭菜煮食；或蛤蜊肉、百合、玉竹、山藥共煮湯服食。

（3）**糖尿病**：蛤蜊肉常燉常食。

【臨床新用】蛤蜊還可用於貧血、慢性肝炎、水腫、肺結核、糖尿病、地方性甲狀腺腫等病症。

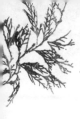

## 235. 海　粉

【原文】海粉味鹹，大治頑痰，婦人白帶，咸能軟堅。即海石，火煅研，如無，以蛤粉代之。

【註釋】**海粉**：海浮石經火煅燒，碾碎而得。

**頑痰**：指經久難癒的痰證。

**白帶**：此處指病名。帶下量多，綿綿不斷，在色、質、氣味方面發生異常的一類疾病。

【白話解】海粉味鹹，能化痰軟堅散結，治頑痰膠結，咳嗽、癭瘤、瘰癧；又可治婦女帶下。本品又名海石，火煅後研末用。如無海石，常以海蛤殼粉代替。

---

**今按**　海粉為海兔科動物藍斑背肛海兔的卵群帶。本品味甘、鹹，性寒。歸肺、腎經。具有清熱養陰，軟堅消痰功效。主要用於①肺燥喘咳，鼻衄；②癭瘤，瘰癧。

---

**用量用法**：煎服，30～60g；或入丸、散。

【廉便驗方】

（1）**心痛**：海粉加香附末，同薑汁服。

（2）**疳積壞眼**：穀精草、小青草、青黛、海粉、刺蒺藜、使君子各50g。上為末，早用羊肝7片，拌藥15g，蒸熟食。

## 236. 石　蟹

【原文】石蟹味鹹，點目腫翳，解蠱脹毒，催生落地。

【白話解】石蟹味鹹，能清熱明目，治目赤腫痛，翳膜遮睛；殺蟲除脹滿，治因蠱毒引起腹部脹大，四肢水腫，形體消瘦；又能催產下胎。

> **今按** 石蟹為古生代節肢動物弓蟹科石蟹 *Macrophtalmus latreilli* Edw.；*Telphusa sp.* 及其近緣動物的化石。本品味鹹，性寒。歸肝、膽、腎經。具有清熱利濕，消腫解毒，去翳明目功效。主要用於①濕熱淋濁，帶下；②喉痹，癰腫，漆瘡；③青盲，目赤，翳膜遮睛。

**用量用法**：用水磨汁，6～9g；或入丸、散劑。外用適量，研細點眼；或以醋磨塗。

【廉便驗方】

（1）產難，血暈：用石蟹，熱水磨服。

（2）癰未潰及癰腫，金石毒：石蟹，醋磨，敷癰腫。

### 237. 海螵蛸

【原文】海螵蛸鹹，漏下赤白，癥瘕疝氣，陰腫可得。一名烏賊魚骨。

【註釋】漏下：是指非月經期下血，淋瀝不斷。

漏下赤白：指陰道漏下之血中，赤白色相雜，淋瀝不斷。

【白話解】海螵蛸味鹹，鹹入血分，收斂止血，治婦女崩漏下血；又通血脈，祛寒濕，治腹中癥瘕，疝氣疼痛及陰部腫痛等。本品又名烏賊魚骨。

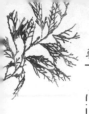

今按　海螵蛸為烏賊科動物無針烏賊 *Sepiella main-droni de* Rochebrune 或金烏賊 *Sepia esculenta* Hoyle 的內殼。本品味鹹、澀，性微溫。歸肝、腎經。具有固精止帶，收斂止血，制酸止痛，收濕斂瘡功效。主要用於①遺精，帶下；②崩漏，吐血，便血及外傷出血；③胃痛吐酸；④濕瘡，濕疹，潰瘍不斂。

**用量用法**：煎服，6～12g。散劑酌減。外用適量。

**【廉便驗方】**（1）**陰囊濕癢**：海螵蛸、蒲黃，撲之。

（2）**鼻血不止**：海螵蛸、槐花各等分。半生半炒，為末吹鼻。

（3）**婦人崩漏**：海螵蛸、當歸各100g，鹿茸、阿膠各150g，蒲黃50g。研末，空腹酒服20g，日服3次，夜再服1次。

**【臨床新用】**海螵蛸還可用於胃及十二指腸潰瘍及出血、鼻衄、淺表潰瘍期褥瘡、下肢潰瘍、潰瘍性結腸炎、瘧疾、骨刺、沙眼等病症。

## 238. 無名異

**【原文】**無名異甘，金瘡折損，去瘀止痛，生肌有準。

**【白話解】**無名異味甘，有祛瘀止痛，止血生肌之效，治金瘡出血，跌打損傷，潰瘍等。

今按　無名異為氧化物類金紅石族礦物軟錳礦。本品味甘，性平。歸肝、腎經。具有祛瘀止血，消腫止痛，生肌斂瘡功效。主要用於①跌打損傷，金瘡出

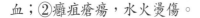

血；②癰疽瘡瘍，水火燙傷。

**用量用法**：研末，每次2.5～4.5g；或入丸、散，1.5～3g。外用適量。

**【廉便驗方】**（1）**一切腫毒**：無名異、苦杖、白芷。上藥各等分，為細末，用新汲水調敷之。

（2）**湯火傷**：無名異、輕粉各等分，研粉。麻油調敷，破者乾摻之。

（3）**腳氣**：無名異末，化牛皮膠調勻，貼痛處。

**【臨床新用】**無名異還可用於甲溝炎、骨質疏鬆、骨折等病症。

## 239. 青礞石

**【原文】**青礞石寒，硝煅金色，墜痰消食，神妙莫測。用焰硝同入鍋內，火煅如金色者佳。

**【註釋】硝煅金色**：指青礞石與火硝混合同煅呈金黃色。

**【白話解】**青礞石性寒，應用時與火硝混合同煅呈金黃色，有下痰消食，平肝鎮驚作用，治實熱頑痰引起的驚風，癲癇等；亦可治食積不消。使用本品應與火硝同入鍋中，煅至金黃色者為佳。

**今按** 青礞石為綠泥石片岩的石塊或碎粒。本品味鹹，性平。歸肺、肝經。具有墜痰下氣，平肝鎮驚功效。主要用於①氣逆咳喘；②癲狂，驚癇。

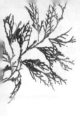

**用量用法**：煎服，6～10g，宜打碎布包先煎。入丸、散1.5～3g。

**【廉便驗方】**（1）百日咳：青礞石27g，白礬9g，芒硝18g。共研末，分30份，每次1份，每日3次。

（2）**痰證**：大黃、黃芩各400g，沉香25g，青礞石50g。上為細末，水丸，如梧桐子大。每次服10丸，日服3次。

（3）**小兒脾胃挾傷，大吐不止**：青礞石20g，水銀、硫黃各15g，乾漆10g，鐵粉、木香各5g。上為細末，熔黃蠟50g，入麻油少許，為丸如麻子大。每次服5丸。

**【臨床新用】**青礞石還可用於食管、賁門癌梗阻等病症。

## 240. 磁　石

**【原文】**磁石味鹹，專殺鐵毒，若誤吞針，繫線即出。

**【註釋】**誤吞針，繫線即出：古人認為用磁石來吸出誤吞的金屬針。

**【白話解】**磁石味鹹，能吸鐵，所以能殺鐵毒；古人認為用磁石來吸出誤吞的金屬針，但實際是辦不到的。

> **今按**　磁石氧化物類礦物尖晶石族磁鐵礦的礦石。本品味鹹，性寒。歸心、肝、腎經。具有鎮驚安神，平肝潛陽，聰耳明目，納氣平喘功效。主要用於①心神不寧，驚悸，失眠，癲癇；②頭暈目眩；③耳鳴耳聾，視物昏花；④腎虛氣喘。

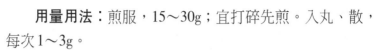

　　**用量用法**：煎服，15～30g；宜打碎先煎。入丸、散，每次1～3g。

　　【**廉便驗方**】（1）**明目，益眼力**：神麴200g，磁石100g，光明砂50g。研末，煉蜜為丸，如梧桐子大，每次服30丸，日3次。

　　（2）**久患耳聾**：磁石500g，豬腎1對。用磁石煮豬腎，調和以蔥、豉、薑、椒作羹，空腹食之。

　　（3）**小兒脾胃挾傷，大吐不止**：青礞石20g，水銀、硫黄各15g，乾漆10g，鐵粉、木香各5g。上為細末，熔黃蠟50g，入麻油少許，為丸如麻子大，每次服5丸。

　　【**臨床新用**】磁石還可用於失眠、漿液性耳軟骨膜炎、輸尿管結石、血管性頭痛、幻聽、耳鳴、慢性膽囊炎、膽結石等病症。

## 241. 花蕊石

　　【**原文**】花蕊石寒，善止諸血，金瘡血流，產後血湧。火煅研。

　　【**白話解**】花蕊石性寒，善於治療金瘡外傷出血，婦女產後大出血等各種出血性病症。

---

　　　**今按**　花蕊石為變質岩類岩石蛇紋大理岩 *Ophicalcite.* 的石塊。本品味酸、澀，性平。歸肝經。具有化瘀止血、收斂止血的功效。主要用於吐血、衄血、便血、外傷出血以及崩漏、產婦血暈、死胎、胞衣不下等兼有瘀滯的各種出血證。

---

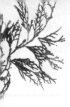

**用量用法**：煎服，10～15g；研末吞服，每次1～1.5g，包煎。外用適量，研末外摻或調敷。

【**廉便驗方**】（1）**外傷，跌打損傷，患處瘀血**：花蕊石60g，硫黃120g。上藥研末，每次服3g，童便調下。

（2）**咯血、吐血、衄血、二便下血**：煅花蕊石9g，三七6g，血餘炭3g。上研末，分2次沖服。

【**臨床新用**】花蕊石還可用於抗驚厥。

## 242. 代赭石

【**原文**】代赭石寒，下胎崩帶，兒疳瀉痢，驚癇鬼怪。

【**註釋**】下胎：指具有治療難產胞衣不下的功效。

【**白話解**】代赭石性寒，能夠治療婦女難產胞衣不下、崩漏、帶下以及小兒疳病所引起的瀉痢，又能治療驚癇、癲狂等神智神經系統疾病。

> **今按**　代赭石為氧化物類礦物剛玉族赤鐵礦 *Haematitum* 的礦石。主含三氧化二鐵（$Fe_2O_3$）。本品味苦，性寒。歸肝、心經。具有平肝潛陽，重鎮降逆，涼血止血的功效。主要用於①肝陽上亢，症見頭痛眩暈，目赤耳鳴等，以及小兒急慢驚風；②胃氣上逆之嘔吐，呃逆，噯氣不止；③肺氣上逆之咳喘；④血熱吐衄，崩漏。

**用量用法**：煎服，10～30g；宜打碎先煎。入丸、散，每次1～3g。外用適量。降逆、平肝宜生用，止血宜煅用。

【**廉便驗方**】（1）**肝陽上亢之眩暈耳鳴**：代赭石30g

（先煎），牛膝10～15g。水煎服。

（2）**氣虛難產**：代赭石、黨參各30g。水煎服。

（3）**宿食內結便秘**：生赭石60g，朴硝15g，乾薑6g，甘遂4.5g。輾細，藥汁沖服。

（4）**青年早老性脫髮病**：每日早晚各服生代赭石麵3g，白開水送下，連服2～3個月。

【臨床新用】代赭石還可作為Ｘ光胃腸造影劑，可用於癲癇、幽門痙攣症、青年早老性脫髮等病症。

## 243. 黑　鉛

【原文】黑鉛味甘，止嘔反胃，鬼疰瘰瘤，安神定志。

【註釋】反胃：又稱「胃反」，指進食一段時間後食物未能消化而吐出，可出現朝食暮吐，暮食朝吐。

【白話解】黑鉛味甘，能治療嘔吐反胃，鬼疰瘰瘤等，又可安定心神，治療心神不寧。

> **今按**　黑鉛為一種灰白色的金屬，主要由方鉛礦的礦石中煉出。本品味甘，性寒。有毒。歸肝、腎經。具有鎮逆墜痰，殺蟲解毒的功效。主要用於①嘔吐，胃反，氣短喘息等；②痰蒙清竅之痰癇，癲狂等；③外用治瘡癰腫毒，瘰瘤，瘰癧；④濕疹，濕瘡等皮膚病。

**用量用法**：煎服，1.5～3g；或煅透研末，入丸、散，每日少於2mg，用藥時間不宜超過2個星期。外用適量，煅末調敷。

【廉便驗方】（1）**中砒霜毒**：黑鉛1g，磨水灌之。

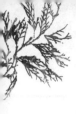

（2）**治胃反吐食，水入則吐**：黑鉛、水銀各 1g，丁香 9g，肉桂 3g，硫黃 15g。每次服 9g，空腹用小黃米湯及生薑自然汁調下。

（3）**治梅毒**：土茯苓 3000g，花椒 6g，黑鉛 3g，甘草、青藤各 9g。將藥用袋盛，以酒煮服。

【臨床新用】因鉛可引起蓄積性中毒，故現代臨床很少應用。

## 244. 銀　屑

【原文】銀屑味辛，譫語恍惚，定志養神，鎮心明目。

【註釋】譫語：指神志不清，胡言亂語的症狀。

【白話解】銀屑味辛，能安定神智，補養心神，明目，治療譫語恍惚。

> **今按**　銀屑《名醫別錄》收載，唐代後多用銀箔入藥。為自然元素類銅族礦物自然銀的碎末。本品味辛，性平。歸心、肝、肺經。具有鎮驚，安神，定癇功效。主要用於①驚癇癲狂；②心悸恍惚；③夜不安寐。

**用量用法**：內服：多作為丸藥掛衣。

## 245. 金　屑

【原文】金屑味甘，善安魂魄，癲狂驚癇，調和血脈。

【註釋】癲狂：病名，指精神錯亂的一類疾病。癲屬陰，多偏於虛，患者多靜默；狂屬陽，多偏於實，患者多躁動。二者可相互轉化，故常並稱。

【白話解】金屑味甘，善於安定神智，和血通脈，治療癲狂、驚癇一類的疾病。

> **今按** 金屑《名醫別錄》收載，唐代後多用金箔入藥。為自然元素類銅族礦物自然金的碎末。本品味辛、苦，性平。歸心、肝經。具有鎮心，平肝，安神，解毒功效。主要用於①驚癇，癲狂；②心悸；③瘡毒。

**用量用法：** 內服：入丸、散，多作丸藥掛衣。外用：適量，研末撒敷。

## 246. 狗　脊

【原文】狗脊味甘，酒蒸入劑，腰背膝疼，風寒濕痹。根類金毛狗脊。

【註釋】酒蒸入劑：指狗脊用酒蒸這種炮製方法炮製後入藥。

【白話解】狗脊味甘，用酒蒸過之後入藥，治療腰、背、膝部疼痛和風寒濕痹證。根類似於金毛狗脊。

> **今按** 狗脊為蚌殼蕨科植物金毛狗脊 *Cibotium barometz*（L.）J. Sm. 的乾燥根莖。本品味苦、甘，性溫。歸肝、腎經。具有袪風濕，補肝腎，強腰膝功效。主要用於①風濕痹證，兼有肝腎不足，症見腰痛脊強，不能俯仰者；②肝腎虧虛之腰膝酸軟，下肢無力；③腎虛之尿頻、遺尿，衝任虛寒之帶下過多清稀。

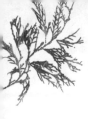

**用量用法**：煎服，6～12g。

**使用注意**：腎虛有熱，小便不利，或短澀黃赤者慎服。

**【廉便驗方】**（1）**腎虛腰痛**：狗脊、萆薢各60g，菟絲子30g。製丸每服30丸，空腹及晚食前服，以新萆薢漬酒14日，取此酒下藥。

（2）**腰肌勞損，扭傷，或腎炎、泌尿系感染**：狗脊、杜仲各15g。水煎，溫服。

**【臨床新用】**狗脊還可用於風濕性關節炎、坐骨神經痛、小兒遺尿、骨質疏鬆症、頸椎病、脊髓空洞症等病症。

## 247.骨碎補

**【原文】**骨碎補溫，折傷骨節，風血積疼，最能破血。去毛，即胡孫頁薑。

**【白話解】**骨碎補性溫，具有較強的活血化瘀功效，能治療跌打損傷，筋斷骨折，瘀腫疼痛。去除表面絨毛，便是胡孫良薑。

> **今按**　骨碎補為水龍骨科植物槲蕨 *Drynaria fortunei*（Kunze）J. Sm 或中華槲蕨 *D. baronii*（Chrise）的根莖。本品味苦，性溫。歸肝、腎經。具有活血續傷，補腎強骨功效。主要用於①跌打損傷，筋斷骨折，瘀滯腫痛；②腎虛所致之腰痛腳弱，耳鳴耳聾，牙痛，久泄；③斑禿、白癜風等病症。

**用量用法**：煎服，10～15g。外用適量，研末調敷或鮮品搗敷，亦可浸酒擦患處。

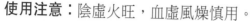

**使用注意**：陰虛火旺，血虛風燥慎用。

【**廉便驗方**】（1）**腎虛肝熱之牙痛**：刺蒺藜、骨碎補各10g。各水煎，溫服。

（2）**治耳鳴，亦能止諸雜痛**：骨碎補去毛細切後，用生蜜拌，蒸，曬乾，搗末，用炮豬腎空腹吃。

（3）**治筋斷骨折**：骨碎補120g，浸酒300mL，分10次內服，每日2次；另曬乾，研末外敷。

【**臨床新用**】骨碎補還可用於腎虛牙痛，雞眼，傳染性軟疣，退行性骨關節病及防治鏈黴素反應等。

## 248. 茜　草

【**原文**】茜草味苦，蠱毒吐血，經帶崩漏，損傷虛熱。

【**白話解**】茜草味苦，能夠治療因蠱毒所引起的吐血，婦女月經不調、崩漏、帶下，以及勞損引起的虛性發熱。

---

**今按**　茜草為茜草科植物茜草 *Rubia cordifolia* L. 的乾燥根及根莖。本品味苦，性寒。歸肝經。具有涼血化瘀止血，通經功效。主要用於①血熱妄行、血瘀脈絡以及血熱夾瘀的各種出血證；②血瘀經閉，跌打損傷，風濕痹痛。

---

**用量用法**：煎服，10～15g，大劑量可用至30g。亦入丸、散。止血炒炭用，活血通經生用或酒炒用。

【**廉便驗方**】（1）**咳嗽，咳痰，咯血**：紫菀12g，茜草15g。水煎，溫服。

（2）**月經過多、崩漏及血虛精虧、血枯經閉**：烏賊骨

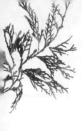 

20g，茜草10g。水煎，溫服。

（3）**吐血後，虛熱燥渴**：茜草、雄黑豆、炙甘草各等分。每服1丸，溫水化下，不拘時。

【臨床新用】茜草還可用於軟組織損傷、末梢神經炎、脊椎骨質增生、支氣管念珠菌病、防治白細胞減少等。

## 249. 預知子

【原文】預知子貴，綴衣領中，遇毒聲作，誅蠱殺蟲。

【註釋】遇毒聲作：傳說取預知子2枚，綴衣領上，若遇有蠱毒，就會聽到其有聲，可預先知道。

【白話解】預知子貴重，可以綴在衣領中，如果遇到蠱毒可發聲示警，能夠誅殺蠱蟲。

> **今按**　預知子為木通科植物木通 *Akebia quinata*（Thunb.）Decne、三葉木通 *A. trifoliata*（Thunb.）Koidz. var. *australis*（Dies）。Rehd. 的成熟果實。本品味微苦，性平。歸肝、胃、膀胱經。具有疏肝和胃，活血止痛，軟堅散結，利小便功效。主要用於①肝胃氣滯所致之脘腹、脅助脹痛，飲食不消，下痢便泄；②氣滯血瘀所致之疝氣疼痛，腰痛，經閉痛經；③癭瘤瘰癧，癥瘕積聚。

**用量用法**：煎服，9～15g；大劑量可用 30～60g；或浸酒。

【廉便驗方】（1）治淋巴結結核：預知子、金櫻子、海金沙各12g，天葵子24g。水煎服。

（2）**皮膚生瘡，眉鬢落**：乳香90g，雄黃、預知子各60g。研末，每日3g，空腹以溫酒調下。

**【臨床新用】**預知子還可用於乳腺癌、胃癌、睪丸腫痛、子宮脫垂等病症。

## 250. 王不留行

**【原文】**王不留行，調經催產，除風痺痙，乳癰當啖。即剪金子花，取酒蒸，或焙乾。

**【註釋】痙**：指以四肢抽搐，角弓反張，項背強急，口噤不開為主要症狀的疾病。

**【白話解】**王不留行能夠調經催產，治療風痺、痙病及乳癰。本品即剪金子花，酒蒸或者焙乾後入藥。

---

**今按**　王不留行為石竹科植物麥藍菜 *Vaccaria segetalis*（Neck.）Garcke 的成熟種子。本品味苦，性平。歸肝、胃經。具有活血通經，下乳消癰，利尿通淋功效。主要用於①血瘀經閉，痛經，難產；②產後乳汁不下，乳癰腫痛；③熱淋、血淋、石淋等諸淋證。

---

**用量用法**：煎服，5～10g。外用適量。

**使用注意**：孕婦慎用。

**【廉便驗方】**

（1）**帶狀疱疹**：王不留行焙黃研粉，用溫開水調成糊狀，外敷病變部位，每日2次，重症3～4次。

（2）**血淋不止**：王不留行30g，當歸、續斷、白芍、丹參各6g。分成2劑，水煎服。

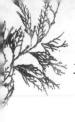

（3）婦人產後乳少，乳汁不下：穿山甲12g，王不留行5g。水煎服。

【臨床新用】王不留行還可用於乳腺炎、子宮肌瘤、帶狀疱疹、產後缺乳、心血管疾病、青少年近視、單純性肥胖症、小兒反覆呼吸道感染等。

## 251. 狼　毒

【原文】狼毒味辛，破積瘕癥，惡瘡鼠瘻，殺毒鬼精。

【註釋】鼠瘻：指瘰癧日久，成膿潰破並形成瘻管的疾病。

殺毒鬼精：古人認為狼毒能治療未知的致病因素。

> 今按　狼毒為瑞香科植物瑞香狼毒*Stellera chamae-jasme* L. 的根。本品味苦、辛，性平。有毒。歸肺經。具有瀉水逐飲，破積殺蟲功效。主要用於①水腫腹脹；②痰食蟲積；③瘀血所致心腹疼痛，癥瘕積聚；④結核，疥癬。

【白話解】狼毒味辛，可以治療癥瘕積聚，惡瘡鼠瘻，對未知的致病因素也具有治療作用。

用量用法：煎服，1～3g；或入丸、散。外用適量，研末調敷；或醋磨汁塗；或取鮮根去皮搗爛敷。

使用注意：本品有毒，內服宜慎；體弱及孕婦忌服。

【廉便驗方】（1）腫瘤：取狼毒3g，放入200mL水中煮後撈出，再打入雞蛋2枚煮熟，只吃蛋喝湯。

（2）慢性氣管炎：狼毒製成煎劑或丸劑，每次0.5g，

日服3次，飯後服。

【臨床新用】狼毒還可用於銀屑病、腫瘤、肺結核、慢性支氣管炎、皮膚結核、滴蟲性陰道炎等。

## 252. 藜 蘆

【原文】藜蘆味辛，最能發吐，腸澼瀉痢，殺蟲消蠱。反芍藥、細辛、人參、沙參、玄參、丹參、苦參，勿同用。

【註釋】腸澼：古病名，一指痢疾，「澼」指垢膩黏滑似涕似膿的液體，因自腸排出，故稱腸澼；二指便血。

【白話解】藜蘆味辛，特別善於引發嘔吐，能夠治療痢疾，消殺蠱蟲。本藥反芍藥、細辛、人參、沙參、玄參、丹參、苦參，不能同時使用。

> **今按** 藜蘆為百合科植物藜蘆 *Veratrum nigrum* L.、牯嶺藜蘆 *V. cavaleriei* Loes. f.、毛穗藜蘆 *V. mandschuricum* Loes. f.、興安藜蘆 *V. album* L. var. *dahuricum* Turcz. 及毛葉藜蘆 *V. puberulum* Loes. f. 的根及根莖。本品味苦、辛，性寒。有毒。歸肺、胃、肝經。具有湧吐風痰，殺蟲功效。主要用於①風痰內動，上蒙清竅之中風痰壅，癲癇；②瘧疾；③疥癬，惡瘡。

**用量用法**：入丸、散，0.3～0.6g。外用適量，研末，油或水調塗。

**使用注意**：體虛氣弱及孕婦忌服。

【廉便驗方】（1）**諸風痰飲**：藜蘆3g，鬱金0.3g。上為

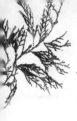
末，每次0.3g，溫水送服，探吐。

（2）頭痛鼻塞腦悶：藜蘆15g，黃連1g。上藥研末，每用少許，入鼻中。

【臨床新用】藜蘆還可用於躁狂症、精神分裂症、骨折等病症。

## 253. 蓖麻子

【原文】蓖麻子辛，吸出滯物，塗頂腸收，塗足胎出。去殼取仁。

【註釋】**吸出滯物**：指蓖麻子搗爛外敷患處，能使入肉的異物外出；外敷瘡腫，有拔毒排膿的作用。

**塗頂腸收**：指蓖麻子研爛塗頭頂（百會穴），可使脫肛、子宮下垂、胃下垂等脫垂症上收。

**塗足胎出**：指蓖麻子研爛敷貼足底（湧泉穴），有催產及促使胎盤娩出的作用，可用於難產，即胎盤難下。

【白話解】蓖麻子味辛，外敷可以促使刺入皮膚的異物及瘡癰膿毒排出，塗於腦頂可收斂滑脫體外之腸，塗於足底可促使胎兒娩出。去除外殼取仁入藥。

> **今按**　蓖麻子為大戟科植物蓖麻 *Ricinus communis* L. 的種子。本品味甘、辛，性平。有小毒。歸大腸、肺、脾、肝經。具有消腫拔毒，瀉下導滯，通絡利竅功效。主要用於①癰疽腫毒，瘰癧，乳癰，喉痹，疥癩癬瘡，燙傷等皮膚科疾病；②水腫脹滿，大便燥結；③口眼喎斜，跌打損傷。

**用量用法**：入丸劑，1～5g；生研或炒食。外用適量，搗敷或調敷。

**使用注意**：孕婦及便滑者忌服。

**【廉便驗方】**（1）**顏面神經麻痺**：取蓖麻子去殼搗成泥狀，敷於患側下頜關節及口角部（厚約0.3cm），外加紗布繃帶固定。每日換藥1次。

（2）**燒燙傷**：蓖麻子、蛤粉各5g。研膏，燙傷用油調塗，燒傷用水調塗。

**【臨床新用】**蓖麻子還可用於皮膚癌、關節炎、宮頸癌、面神經麻痺、胃下垂、脫肛等病症。

## 254. 蓽 茇

**【原文】**蓽茇味辛，溫中下氣，痃癖陰疝，霍亂瀉痢。

**【註釋】陰疝**：指厥疝。多因寒氣積於腹中上逆所致，症見臍周絞痛，脅痛，噁心，吐冷涎，手足厥冷，脈大而虛等。

**【白話解】**蓽茇味辛，具有溫中下氣的作用，能夠治療痃癖，陰疝，霍亂，瀉痢。

---

**今按** 蓽茇為胡椒科植物蓽茇 *Piper longum* L。的乾燥近成熟或成熟果穗。本品味辛，性熱。歸胃、大腸經。具有溫中散寒，下氣止痛功效。主要用於①胃寒腹痛；②脾胃有寒之嘔吐，呃逆，泄瀉；③填塞齲齒孔中，可治齲齒疼痛。

---

**用量用法**：煎服，1.5～3g。外用適量。

【廉便驗方】

（1）婦女月經不調：蓽茇、蒲黃各等分。上為末，煉蜜和丸，梧桐子大，每服30丸，空腹溫酒吞下，如不能飲，米湯調下。

（2）治矢氣不止：牛乳250g，蓽茇15g。同煎，取汁一半空腹喝下，日飲1次。

【臨床新用】蓽茇還可用於三叉神經痛、牙本質過敏、胃脘痛、心絞痛、乳腺炎、齲齒痛等病症。

## 255. 百　部

【原文】百部味甘，骨蒸勞瘵，殺疳蚘蟲，久嗽功大。

【註釋】勞瘵：病名，又名勞極、屍注、鬼注，指具有傳染性的癆病。

【白話解】百部味甘，能夠治療骨蒸勞瘵，又驅殺蚘蟲，治療蟲疳，對於長時間的咳嗽具有良好的治療作用。

> **今按**　百部為百部科植物直立百部 *Stemona sessili-folia*（Miq.）Miq.、蔓生百部 *S. japonica*（BL.）Miq. 或對葉百部 *S. tuberosa* Lour. 的塊根。本品味甘、苦，性微溫。歸肺經。具有潤肺止咳，殺蟲滅虱功效。主要用於①咳嗽，無論外感、內傷、暴咳、久嗽，皆可用之。如百日咳，肺癆咳嗽；②蟯蟲、陰道滴蟲，頭蝨及疥癬等。

**用量用法**：煎服，5～15g。外用適量。久咳虛嗽宜蜜炙用。

**【廉便驗方】**

（1）**肺寒壅嗽，微有痰**：百部15g，麻黃12g，苦杏仁10g。水煎服。

（2）**滴蟲性陰道炎**：百部60g，加水1000mL，煎成600mL，沖洗陰道，而後用雄黃粉均勻地噴入陰道皺襞，每日1次。

（3）**癬症**：百部20g，浸入50%酒精100mL中48小時，過濾後再加酒精至100mL，患處洗淨後即以棉籤蘸藥液塗擦。

**【臨床新用】**百部還可用於慢性支氣管炎、百日咳、肺結核、蟯蟲病、蕁麻疹、神經性皮炎、風濕性心肌炎、手足癬、疥瘡、酒渣鼻等病症。

## 256. 京　墨

**【原文】**京墨味辛，吐衄下血，產後崩中，止血甚捷。

**【白話解】**京墨味辛，可以治療吐血、衄血、便血、尿血、產後大出血等多種出血性疾病，具有良好的止血作用。

---

**今按**　京墨為松煙和入膠汁、香料等加工製成。本品味辛，性平。歸心、肝、腎經。具有止血，消腫功效。主要用於①吐血，衄血，崩中漏下，血痢等出血證；②癰腫發背。

---

**用量用法：**內服：磨汁，3～9g；或入丸、散。外用：磨汁塗。

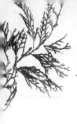

**【廉便驗方】**

（1）**大吐血**：京墨6g，阿膠5g，上藥化湯後混合，頓服。

（2）**赤白痢**：乾薑、京墨各150g。篩，以醋漿和丸，梧桐子大。服30丸，米飲送下。

## 257. 黃荊子

**【原文】**黃荊子苦，善治咳逆，骨節寒熱，能下肺氣。又名京實。

**【白話解】**黃荊子味苦，善於治療咳嗽氣逆，骨節寒熱，具有降下肺氣的功效。本品又名京實。

> **今按**　黃荊子為馬鞭草科植物黃荊 *Vitex negundo* L. 的果實。本品味辛、苦，性溫。歸肺、胃、肝經。具有祛風解表，止咳平喘，理氣消食，止痛的功效。主要用於①外感風寒表證；②肺氣上逆之咳嗽，哮喘；③肝胃不和之胃痛吞酸，消化不良，食積瀉痢；④膽囊炎，膽結石，疝氣等。

**用量用法**：煎服，5～10g；或入丸、散。

**使用注意**：凡濕熱燥渴無氣滯者忌用。

**【廉便驗方】**

（1）**哮喘**：黃荊子15g，研粉加白糖適量，1日服2次，水沖服。

（2）**傷寒發熱而咳逆者**：黃荊子10g，炒，水煎服。

**【臨床新用】**黃荊子還可用於急性細菌性痢疾、慢性

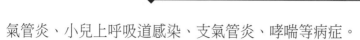

氣管炎、小兒上呼吸道感染、支氣管炎、哮喘等病症。

## 258. 女貞子

【原文】女貞實苦，黑髮烏鬚，強筋壯力，去風補虛。一名冬青子。

【註釋】黑髮烏鬚：使頭髮和鬍鬚變黑。

【白話解】女貞子味苦，能夠使頭髮和鬍鬚變黑，強壯筋骨，增加體力，祛風補虛。本品又名冬青子。

> **今按** 女貞子為木犀科植物女貞 *Ligustrum lucidum* Ait. 的成熟果實。本品味甘、苦，性涼。歸肝、腎經。具有滋補肝腎，烏鬚明目功效。主要用於①肝腎陰虛所致的目暗不明，視力減退，鬚髮早白，眩暈耳鳴，失眠多夢，腰膝酸軟，遺精；②陰虛內熱之潮熱，心煩，消渴等。

**用量用法**：煎服，6～12g。因主要成分齊墩果酸不易溶於水，故以入丸劑為佳。本品以黃酒拌後蒸製，可增強滋補肝腎作用，並使苦寒之性減弱，避免滑腸。

【廉便驗方】

（1）**視神經炎**：女貞子、決明子、青葙子各30g。水煎服。

（2）**瘰癧，結核性潮熱等**：夏枯草、女貞子各9g，地骨皮6g，青蒿4.5g。水煎，每日3次分服。

（3）**肝腎陰虛，眩暈耳鳴，月經量多**：女貞子、墨旱蓮各500g。煉蜜為丸，每次服9g，每日2次。

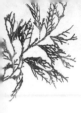
【臨床新用】女貞子還用於高脂血症、心律失常、急性黃疸型肝炎、冠心病、糖尿病、視神經萎縮、呼吸道感染、急性細菌性痢疾等病症。

## 259. 瓜　蒂

【原文】瓜蒂苦寒，善能吐痰，消身腫脹，並治黃疸。即北方甜瓜蒂也。一名苦丁香，散用即吐，丸用則瀉。

【白話解】瓜蒂味苦，性寒，善於湧吐痰涎，消除身體水腫和腹部脹滿，並且可治療黃疸。本品又名苦丁香，入散劑可催吐，入丸劑則有瀉下作用。

> **今按**　瓜蒂為葫蘆科植物甜瓜 *Cucumis melo* L. 的果蒂。本品味苦，性寒。有毒。歸胃經。具有湧吐痰食，祛濕退黃功效。主要用於①風痰、宿食停滯及食物中毒諸證；②濕熱黃疸。

**用量用法**：煎服，2.5～5g；入丸、散服，每次0.3～1g。外用適量；研末吹鼻，待鼻中流出黃水即可停藥。

**使用注意**：體虛、吐血、咯血、胃弱、孕婦及上部無實邪者忌用。

【廉便驗方】

（1）風涎暴作，氣塞倒臥：瓜蒂0.5g。溫水送服。

（2）黃疸目黃不除：瓜丁細末如一大豆許，內鼻中，令病人深吸取入，鼻中黃水出。

【臨床新用】瓜蒂還可用於病毒性肝炎、原發性肝癌、慢性鼻炎等病症。

## 260.粟　殼

**【原文】**粟殼性澀，瀉痢嗽怯，劫病如神，殺人如劍。
不可輕用，蜜水炒。

**【註釋】劫病：**指迅速祛除病邪。

**殺人如劍：**因本品收斂力強，如果咳嗽、瀉痢初起，
邪氣盛實者勿用，會使外邪滯留不解，危害極大，甚至不
治。所說「殺人如劍」，是想引人注意。

**【白話解】**粟殼即罌粟殼，味澀，治療瀉痢、咳嗽效
果顯著，若使用不當則會增重病情，危害極大。本品不可
輕易使用，蜜水炒過後入藥。

> **今按**　罌粟殼為罌粟科植物罌粟 *Papaver som-niferum* L. 成熟蒴果的外殼。本品味酸、澀，性平。有
> 毒。歸肺、大腸、腎經。具有澀腸止瀉，斂肺止咳，止
> 痛功效。主要用於①久瀉、久痢而無邪滯者；②肺虛久
> 咳；③胃痛，腹痛，筋骨疼痛。

**用量用法：**煎服，3～6g。止咳蜜炙用，止血止痛醋炒用。

**使用注意：**本品過量或持續服用易成癮。咳嗽或瀉痢
初起邪實者忌用。

**【廉便驗方】（1）久嗽不止：**罌粟殼蜜炙為末，每服
1.5g，蜜湯調下。

**（2）小兒久新吐瀉，不思乳食，或成白痢：**罌粟殼、
陳皮、訶子各30g，砂仁、甘草各60g。研末，每次服
1.5g，飯前米湯送服。

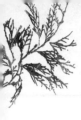

【臨床新用】罌粟殼還可用於急性細菌性痢疾，提取物嗎啡、可待因等多用於止痛。

## 261. 巴　豆

【原文】巴豆辛熱，除胃寒積，破癥消痰，大能通痢。一名江子，一名巴椒，反牽牛，去殼，看症製用。

【註釋】寒積：指寒邪食積，結聚於體內。

【白話解】巴豆味辛，性熱，能夠瀉下胃中寒邪食積，破除癥痕，消除痰水，又可治療痢疾。本品又名江子、巴椒，反牽牛，去殼入藥，隨症炮製使用。

今按　巴豆為大戟科植物巴豆 *Croton tiglium* L. 的乾燥成熟果實。本品味辛，性熱。有大毒。歸胃、大腸經。具有峻下冷積，逐水退腫，祛痰利咽，外用蝕瘡功效。主要用於①寒積便秘；②腹水臌脹；③巴豆霜吹入喉部治療喉痹痰阻；④外用治療癰腫未潰，疥癬惡瘡。

用量用法：入丸、散服，每次 0.1～0.3g。大多數製成巴豆霜用，以減低毒性。外用適量。

使用注意：孕婦及體弱者忌用。不宜與牽牛子同用。

【廉便驗方】（1）寒食冷積，心腹脹滿痛：巴豆 3g，乾薑、大黃各 60g。研末，和蜜為丸，如小豆大，每服 3～4 丸，溫水或苦酒調下。

（2）小兒急驚，大人口眼喎斜：巴豆 3g，朴硝 15g，大黃 30g。先把大黃為末，後入巴豆霜、朴硝一起細研。用油黏起，每服 1.5g，熟茶調下，大人 1.5g，小兒 0.3g。

（3）白喉及麻疹後喉炎引起的喉梗阻：生熟巴豆散0.15～0.2g，用噴粉器吹入咽部。

【臨床新用】巴豆還可用於腸梗阻、闌尾炎、面神經麻痹、骨髓炎、骨質疏鬆症、淋巴結結核、支氣管哮喘、慢性非特異性潰瘍性結腸炎、結核病、乳腺炎、瘧疾、小兒鵝口瘡等病症。

## 262. 夜明砂

【原文】夜明砂糞，能下死胎，小兒無辜，瘰癧堪裁。一名伏翼糞，一名蝙蝠屎。

【註釋】小兒無辜：即無辜疳。指小兒疳疾伴發頸項瘰癧者；舊時認為本病多為小兒誤穿污穢衣物，蟲入皮毛而致，因其起於無辜，故名。

【白話解】夜明砂是糞便入藥，能夠引下死胎，治療小兒無辜疳，瘰癧。又名伏翼糞、蝙蝠屎。

**今按** 夜明砂為蝙蝠科動物蝙蝠 *Vespertilio superans* Thomas、大管鼻蝠 *Murina leucogaster* Milne-Edwards、普通伏翼 *Pipistrellus abramus* Temminck、大耳蝠 *Plecotus auritus* Linnaeus、華南大棕蝠 *Eptesicus andersoni*（Dobson）、蹄蝠科動物大馬蹄蝠 *Hipposideros armiger* Hodgson 及菊頭蝠科動物馬鐵菊頭蝠 *Phinolophus ferrumequinum* Schreber 等的糞便。本品味辛，性寒。歸肝經。具有清肝明目，散瘀消積功效。主要用於①肝火上炎之青盲，雀目，目赤腫痛，白睛溢血，內外翳障；②小兒疳積；③瘀滯痰阻之瘰癧；④瘧疾。

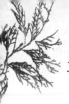

**用量用法**：煎服，3～10g，布包；或研末，每次1～3g。外用適量，研末調塗。

**使用注意**：目疾無瘀滯者及孕婦慎服。

【**廉便驗方**】（1）**青盲**：側柏葉、夜明砂各30g。上研末，用牛膽汁拌和，丸如梧桐子大，睡前用竹葉湯送服20丸，凌晨3時再用粥送服20丸。

（2）**瘰癧日久不癒**：夜明砂6g，白蛤殼15g。用米飯糊丸，每晚6g，溫開水送服。

（3）**瘡瘍膿成不潰**：夜明砂30g，肉桂15g，乳香0.3g。研末，入砂糖15g，清水調敷。

【**臨床新用**】夜明砂還可用於青光眼、夜盲症等病症。

## 263. 斑 蝥

【**原文**】斑蝥有毒，破血通經，諸瘡瘰癧，水道能行。去頭翅足，米炒熟用。

【**白話解**】斑蝥有毒，具有破血通經的作用，治療瘰癧及多種瘡瘍，且能使小便通暢。去掉頭、翅、足，用米炒熟後入藥。

> **今按**　斑蝥為芫青科昆蟲南方大斑蝥 *Mylabris phalerata* Pallas 或黃黑小斑蝥 *M. cichorii* Linnaeus 的全體。本品味辛，性熱，有大毒。歸肝、腎、胃經。具有破血逐瘀，散結消癥，攻毒蝕瘡功效。主要用於①瘀血阻滯之癥瘕、經閉；②癰疽惡瘡，頑癬，瘰癧；③可用發泡療法治面癱、風濕痹痛等。

**用量用法**：內服多入丸、散，0.03～0.06g。外用適量，研末敷貼，或酒、醋浸塗，或作發泡用。內服需以糯米同炒，或配青黛、丹參以緩其毒。

**使用注意**：本品有大毒，內服宜慎，應嚴格掌握劑量，體弱忌用，孕婦禁用。外用對皮膚、黏膜有很強的刺激作用，能引起皮膚發紅、灼熱、起泡，甚至腐爛，故不宜久敷和大面積使用。

**【廉便驗方】**（1）瘰癧，痛生於項上，結腫有膿：斑蝥10枚，珍珠15g，製刺猬皮45g，雄黃0.3g。上為細末，每服1.5g，空腹酒調下。

（2）**面神經麻痺**：取斑蝥粉0.2g，置於藥油攤得較薄的膏藥中心處，然後貼在病側的太陽穴上（嘴歪向左側，貼在右側；歪向右側，貼在左側）。1晝夜後局部發泡，刺破後揩乾滲液（防止流入眼內及附近皮膚上），隔2～3日再貼，直至痊癒。

（3）**婦女經閉不通**：斑蝥3隻，桃仁49個，大黃15g，共為細末，酒糊為丸，如梧桐子大，空腹酒下5丸，甚者10丸。如血枯經閉者，用四物湯送下。

**【臨床新用】**斑蝥還可用於肝癌、風濕痛、神經痛、急慢性扁桃體炎、慢性咽喉炎、白癜風、神經性皮炎、陰部白斑、淺表性真菌病、皮膚疣、斑禿、囊蟲病等病症。

## 264. 蠶　沙

**【原文】**蠶沙性溫，濕痹癮疹，癱風腸鳴，消渴可飲。

**【註釋】**癱風：指中風引起的癱瘓。

**【白話解】**蠶沙性溫，可用於風濕痹證，癮疹，中風

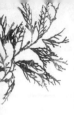

癱瘓，腸鳴泄瀉，以及消渴。

> **今按**　蠶沙為蠶蛾科昆蟲家蠶*Bombyx mori* L.幼蟲的糞便。本品味甘、辛，性溫。歸肝、脾、胃經。具有祛風除濕，和胃化濕功效。主要用於①風濕痹證，筋脈拘攣；②濕濁中阻而致的腹痛吐瀉轉筋；③風疹，濕疹，瘙癢。

**用量用法**：煎服，5～15g；宜布包入煎。外用適量。

【**廉便驗方**】（1）風濕痛或麻木不仁：蠶沙30g。煎湯，日服3次，臨服時和入熱黃酒半杯同服。

（2）迎風流淚：蠶沙120g，巴戟天、馬藺花各90g。上為細末，每服6g，黃酒送服。

（3）遺精白濁，有濕熱者：蠶沙30g，黃柏3g。同研末，每次9g，空腹溫開水送服。

【**臨床新用**】蠶沙還可用於蕁麻疹、白細胞減少症、功能性子宮出血、閉經、關節炎、急性胃腸炎、食物中毒等病症。

## 265. 胡黃連

【**原文**】胡黃連苦，治勞骨蒸，小兒疳痢，盜汗虛驚。拆段一線煙者佳，忌豬肉。

【**註釋**】疳痢：指疳疾合併痢疾者。

【**白話解**】胡黃連味苦，治療虛勞骨蒸，小兒疳疾痢疾，以及盜汗和驚癇。本品拆成段，如一線香大小者質量好，不宜與豬肉同時服用。

> **今按** 胡黃連為玄參科植物胡黃連 *Picrorhiza se-rophulariiflora* Pennell 的乾燥根莖。本品味苦,性寒。歸肝、胃、大腸經。具有退虛熱,除疳熱,清濕熱功效。主要用於①骨蒸潮熱;②小兒疳熱;③濕熱瀉痢;④痔瘡腫痛,痔漏成管。

**用量用法**:煎服,1.5～9g。

**使用注意**:脾胃虛寒者慎用。

**【廉便驗方】**

(1)痢血:胡黃連、烏梅、灶心土各等分。上為末,臘茶清調下,空腹溫服。

(2)小兒肥疳熱:黃連、胡黃連各15g,朱砂3g(另研)。上藥為細末,都填入豬膽內,用淡漿煮,以杖於銚子上線釣之,勿著底,候一炊久取出,研入蘆薈、麝香各0.3g,飯和丸如麻子大,每服5～20丸,米飲下,食後服。

**【臨床新用】** 胡黃連還可用於虹膜睫狀體炎、肝炎、尿路感染、小兒厭食、盜汗等病症。

## 266. 使君子

**【原文】** 使君甘溫,消疳消濁,瀉痢諸蟲,總能除卻。微火煨去殼,取仁。

**【白話解】** 使君味甘,性溫,能殺多種腸道寄生蟲,可治療因蟲積引起的疳疾和瀉痢,且可用於小便混濁如米泔水的尿濁證。本品微火煨後去殼,取仁入藥。

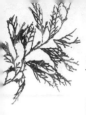

> **今按**　使君子為使君子科植物使君子 *Quisqualis indica* L. 的乾燥成熟果實。本品味甘，性溫。歸脾、胃經。具有殺蟲消積功效。主要用於①蛔蟲病，蟯蟲病，尤宜於小兒；②小兒疳積症見面色萎黃，形瘦腹大，不進飲食。

**用量用法**：煎服，9～12g，搗碎；取仁炒香嚼服，6～9g。小兒每歲1～1.5粒，一日總量不超過20粒。空腹服用，每日1次，連用3天。

**【廉便驗方】**

（1）**小兒五疳，心腹膨脹，腹痛，漸至羸瘦**：使君子30g，厚朴、陳皮、川芎各0.3g。上為細末，煉蜜為丸，如皂角子大，3歲以下0.5粒，3歲以上1粒，陳米飲化下。

（2）**小兒蛔疳**：使君子10個，甘草、白蕪荑各0.3 g，苦楝子5個。上為末，每服3g，水煎服。

**【臨床新用】**使君子還可用於蛔蟲病、蟯蟲病、腸道滴蟲病、中耳炎、小兒脫肛等病症。

## 267. 赤石脂

**【原文】**赤石脂溫，保固腸胃，潰瘍生肌，澀精瀉痢。形赤黏舌為良，火煅醋淬，研。

**【白話解】**赤石脂性溫，能夠固澀腸胃而止瀉痢，收斂破潰的瘡瘍而生肌，又能澀精止遺。藥材以色赤、黏舌者質量好，火煅醋淬後，研末入藥。

> **今按**　赤石脂為矽酸鹽類礦物多水高嶺石族多水高嶺石，主含含水矽酸鋁〔$Al_4(Si_4O_{10})(OH)_8 \cdot 4H_2O$〕。本品味甘、澀，性溫。歸大腸、胃經。具有澀腸止瀉，收斂止血，斂瘡生肌功效。主要用於①久瀉久痢，下痢膿血，脫肛；②崩漏，便血，赤白帶下；③瘡瘍久潰不斂。

**用量用法**：煎服，10～20g。外用適量。研細末撒患處或調敷。

**使用注意**：濕熱積滯瀉痢者忌服。孕婦慎用。畏官桂。

**【廉便驗方】**（1）**赤白痢，不問冷熱**：赤石脂、龍骨、乾薑、黃連各90g。上為末，日服4g。

（2）**痱子磨破成瘡**：赤石脂、黃柏、臘茶末各15g，白麵60g，冰片（另研）1.5g。上為細末，綿撲患處。

（3）**赤白帶下日久不癒**：赤石脂、白芍、乾薑各30g。上藥研末，飯前用稀粥送服6g。

**【臨床新用】**赤石脂還可用於慢性泄瀉、胃及十二指腸潰瘍等病症。

## 268. 青　黛

**【原文】**青黛鹹寒，能平肝木，驚癇疳痢，兼除熱毒。即靛花。

**【註釋】**熱毒：指火熱病邪鬱結成毒。

**【白話解】**青黛味鹹，性

青黛　能平肝木，驚癇疳痢，兼除熱毒。

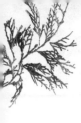

寒，能清肝平肝，瀉火解毒，治療驚風。本品又名靛花。

> **今按**　青黛為爵床科植物馬藍*Baphicacanthus cusia*（Nees）Bremek、蓼科植物蓼藍*Polygonum tinctorium* Ait. 或十字花科植物菘藍*Isatis indigotica* Fort.的葉或莖葉經加工製得的乾燥粉末或團塊。本品味鹹，性寒。歸肝、肺經。具有清熱解毒，涼血消斑，清肝瀉火，定驚功效。主要用於①溫毒發斑，血熱吐衄；②咽痛口瘡，火毒瘡瘍；③肝火犯肺或肺熱壅盛之咽痛口瘡，火毒瘡瘍；④暑熱驚癇，驚風抽搐。

**用量用法**：內服1.5～3g，本品難溶於水，一般作散劑沖服，或入丸劑服用。外用適量。

**使用注意**：胃寒者慎用。

**【廉便驗方】**

（1）**熱毒瘡瘍**：青黛、寒水石各30g。上為細末，用香油調搽。

（2）**胸有頑痰鬱熱**：青黛、貝母、知母、天花粉、甘草各6g。水煎，每日1劑，日服2次。

（3）**腮腺炎，慢性濕疹，接觸性皮炎**：滑石30g，青黛、黃柏各60g，煅石膏120g。研成細末，用冷開水調成糊狀外敷。

**【臨床新用】**青黛還可用於急性腮腺炎、黴菌性陰道炎、小兒口瘡、傳染性肝炎、銀屑病、間接膽紅素增高症、惡性腫瘤、胰腺癌、慢性粒細胞性白血病等病症。

## 269. 阿　膠

【原文】阿膠甘溫，止咳膿血，吐血胎崩，虛羸可啜。要金井眷佳，蛤粉炒成珠。

【註釋】虛羸：指身體虛弱羸瘦。

啜（彳ㄨㄛˋ）：指飲，喝。

【白話解】阿膠味甘，性溫，治療咳嗽，吐血，妊娠下血，崩漏等多種出血證。又可補虛，用於身體虛弱羸瘦。本品用金井（阿膠井）水製作者質量好，蛤粉炒成珠入藥。

> **今按**　阿膠為馬科動物驢 *Equus asinus* L. 的皮，經漂泡去毛後熬製而成的膠塊。本品味甘，性平。歸肺、肝、腎經。具有補血，滋陰，潤肺，止血功效。主要用於①血虛證，尤以治療出血而致血虛為佳；②出血證，如妊娠尿血、血熱吐衄，血虛血寒婦人崩漏下血等；③肺陰虛燥咳；④熱病傷陰之心煩失眠及陰虛風動，手足瘈瘲等。

用量用法：5～15g。入湯劑宜烊化沖服。

使用注意：本品黏膩，有礙消化。脾胃虛弱者慎用。

【廉便驗方】（1）妊娠胎動，下血不止：阿膠、熟地各60g。每次10g，與酒同煎，溫服。

（2）肺損嘔血：阿膠9g，水香3g，糯米50g。和勻，每服3g，開水沖下。日服1次。

（3）咳嗽日久不癒：阿膠、人參各60g，研細末，每取9g，加豉湯1碗、蔥白少許，煎服。日服3次。

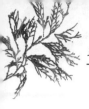

【臨床新用】阿膠還可用於特發性血小板減少性紫癜、月經過多性貧血、先兆流產、不孕症、陽痿、流行性出血熱、再生障礙性貧血、手足抽搐、小兒缺鐵性貧血、破潰性頸淋巴結等病症。

## 270. 白　礬

【原文】白礬味酸，化痰解毒，治症多能，難以盡述。火煅過，名枯礬。

【白話解】白礬味酸，具有化痰解毒的作用，能治療多種疾病，難以詳盡敘述。用火煅過之後，稱為枯礬。

> **今按**　白礬為硫酸鹽類礦物明礬石經加工提煉製成，主含含水硫酸鋁鉀〔$KAl(SO_4)_2 \cdot 12H_2O$〕。本品味酸、澀，性寒。歸肺、脾、肝、大腸經。具有外用解毒殺蟲，燥濕止癢；內服止血，止瀉，化痰功效。主要用於①便血，吐衄，崩漏；②久瀉久痢；③痰厥癲狂，癇證；④濕熱黃疸；⑤外用治濕疹瘙癢，瘡瘍疥癬。

**用量用法**：內服 0.6～1.5g，入丸、散服；外用適量，研末撒布、調敷或化水洗患處。

**使用注意**：體虛胃弱及無濕熱痰火者忌服。

【廉便驗方】

（1）**中風痰厥，四肢不收，氣閉膈塞者**：白礬 30g，皂莢 15g。上藥為末，每服 3g，溫水調下，吐痰為度。

（2）**喉痹、乳蛾、喉風**：明礬 60g，膽礬 15g。上藥研為極細，吹患處。

（3）**老人久瀉不止**：訶黎勒 10g，白礬 30g。上藥研末，每次 6g，以稀粥送服。

【臨床新用】白礬還可用於痔瘡、脫肛、子宮脫垂、燒燙傷、慢性中耳炎、頭癬、睪丸鞘膜水腫、傳染性肝炎、慢性細菌性痢疾、肺結核咯血、胃及十二指腸潰瘍、狂躁型精神病、癲癇、口腔潰瘍、慢性肥厚型鼻炎，並可預防稻田性皮炎等病症。

## 271. 五倍子

【原文】五倍苦酸，療齒疳䘌，痔癩瘡膿，兼除風熱。一名文蛤，一名百蟲倉，百藥煎即此造成。

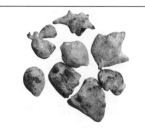

五倍子　斂肺，止瀉，固精止遺，斂汗止血。有濕熱瀉痢者忌用。

【註釋】**齒疳䘌**：是齒齦腐爛發癢的牙病。

**百藥煎**：為五倍子同茶葉等經發酵製成的塊狀物，入藥具有潤肺化痰，生津止渴功效。

【白話解】五倍味苦、酸，能治療齒齦腐爛發癢的牙病，瘡瘍膿腫，痔瘡腫痛，且能去除風熱。別名文蛤、百蟲倉，用本藥可以加工成百藥煎。

> **今按**　五倍子為漆樹科植物鹽膚木 *Rhus chinensis* Mill.、青麩楊 *Rhus potaninii* Maxim. 或紅麩楊 *Rhus punjabensis* Stew. Valr. Sinica（Diels）Rchd. et Wils. 葉上的蟲癭，主要由五倍子蚜 *Melaphis chinensis*（Bell）Baker 寄生而形成。本品味酸、澀，性寒。歸肺、大腸、

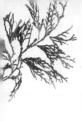

腎經。具有斂肺降火，止咳止汗，澀腸止瀉，固精止遺，收斂止血，收濕斂瘡功效。主要用於①久咳，肺熱咳嗽以及熱灼肺絡咯血；②自汗，盜汗；③久瀉，久痢；④腎虛精關不固之遺精，滑精；⑤崩漏，便血，痔血；⑥濕瘡，腫毒。

**用量用法**：煎服，3～9g；入丸、散服，每次1～1.5g。外用適量。研末外敷或煎湯薰洗。

**使用注意**：濕熱瀉痢者忌用。

【廉便驗方】

（1）**走馬牙疳**：五倍子（用六安茶泡汁溫浸，濾去茶汁，再用糟坊白藥丸為末拌匀，放瓷器內密封，放暖處候生白毛為度，曬乾，篩淨白毛）300g，兒茶、甘草各60g，薄荷、烏梅各30g。上為末，梨汁為丸，龍眼核大，每服1丸；另茶水調末敷患處。

（2）**遺精**：五倍子、茯苓各60g，每次6g，空腹鹽湯送服，每日2次。

（3）**血崩，帶下**：艾葉30g，五倍子60g，烏梅、川芎各15g。空腹米湯送服，每次6g，每日2次。

【臨床新用】五倍子還可用於結核病盜汗、口瘡、上消化道出血、痔瘡、糖尿病、小兒遺尿、外傷瘀腫、痢疾腹瀉、皮膚感染性潰瘍、晚期賁門癌、食道癌、甲狀腺腫、睾丸鞘膜積液、牙周炎、蜂窩織炎、足癬等病症。

## 272. 玄明粉

【原文】玄明粉辛，能蠲宿垢，化積消痰，諸熱可療。

同朴硝,以蘿蔔同製過者是。

【註釋】宿垢:指飲食積滯胃腸,日久不化,變為垢濁秘結之物。

【白話解】玄明粉味辛,能夠祛除胃腸中日久不化的積滯,消除痰滯,且可清熱瀉火。與朴硝類似,為朴硝與蘿蔔煮過之後的精製品。

---

**今按** 玄明粉為含硫酸鈉的天然礦物精製而成的結晶體的芒硝經風化失去結晶水而成白色粉末,主含硫酸鈉($Na_2SO_4$)。本品味鹹、苦,性寒。歸胃、大腸經。具有瀉下攻積,潤燥軟堅,清熱消腫功效。主要用於①積滯便秘,對實熱積滯,大便燥結者尤為適宜;②外用治咽痛、口瘡、目赤及癰瘡腫痛。

---

**用量用法**:10~15g,沖入藥汁內或開水溶化後服。外用適量。

**使用注意**:孕婦及哺乳期婦女忌用或慎用。

【廉便驗方】

(1)**食物過飽不消,遂成痞膈**:芒硝30 g,吳茱萸60g。煎取吳茱萸,納入芒硝,趁熱服,若不效,更進1服。

(2)**小兒赤游火丹**:芒硝納湯中,取濃汁以拭患處。

(3)**關格大小便不通,脹滿欲死**:芒硝90g,紙裹3~4層,炭火燒之,溶於500mL溫水中,服用。

【臨床新用】玄明粉還可用於新生兒腹脹、急性尿瀦留、角膜翳等病症。

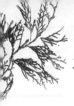

## 273. 通　草

【原文】通草味甘，善治膀胱，消癰散腫，能醫乳房。

【白話解】通草味甘，善於治療膀胱疾患（如小便不利、短赤澀痛的淋病、水腫等），又可消散癰腫，治療乳房疾病。

> **今按**　通草為五加科植物通脫木 *Tetrapanax papyriferus*（Hook.）K. Koch 的乾燥莖髓。本品味甘、淡，性微寒。歸肺、胃經。具有利尿通淋，通氣下乳功效。主要用於①淋證，尤宜於熱淋之小便不利，淋瀝澀痛以及水腫；②產後乳汁不下。

**用量用法**：煎服，6～12g。

**使用注意**：孕婦慎用。

【廉便驗方】

（1）**產後乳少**：通草6g，製山甲、王不留行各9g。水煎服。

（2）**熱氣淋澀，小便色赤**：通草、冬葵子各10g，滑石12g，石韋6g。水煎服，每日3次。

（3）**鼻癰，氣息不通，不聞香臭，並有息肉**：通草、細辛、附子各等分。上為末，以蜜和丸。用紗布裹少許，納鼻中。

【臨床新用】通草還可用於產後尿瀦留、產後缺乳、口瘡及發熱性疾病等病症。

## 274. 枸杞子

【原文】枸杞甘溫，添精補髓，明目祛風，陰興陽起。紫熟味甘糕潤者佳，去梗蒂。

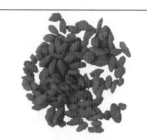

枸杞子　補肝腎，明目。是一味抗衰老、保肝、降血糖的常用補益中藥。

【註釋】陰興陽起：指本品能滋補肝腎，補精壯陽，增強性功能。

【白話解】枸杞子味甘，性溫，能夠補肝腎，益精添髓，精血充足而陽氣壯盛。又養肝明目，且能祛風。外表紫色成熟，味道甘甜，質地柔潤者質優，去除梗和蒂入藥。

---

今按　枸杞子為茄科植物寧夏枸杞 *Lycium barbarum* L. 的成熟果實。本品味甘，性平。歸肝、腎經。具有滋補肝腎，益精明目功效。主要用於①肝腎陰虛，精血不足所致的視力減退、內障目昏、頭暈目眩、腰膝酸軟、遺精滑泄、耳聾、牙齒鬆動、鬚髮早白、失眠多夢；②肝腎陰虛，虛火內盛之潮熱盜汗、消渴等。

---

用量用法：煎服，6～12g。

【廉便驗方】（1）鬚髮早白：枸杞子64g，黃酒1000g，生地黃12g。先將枸杞子與酒同盛於瓷器內浸21日，開封，加入生地黃汁攪勻，密封其口，至立春前30日啟用，每飲1杯，溫服。

（2）虛羸，黃瘦，不能食：生地黃90g，大麻子、枸杞子各150g。將大麻子蒸熟，3味藥放入酒中浸泡，春、

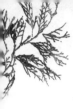

夏5日，秋、冬7日。

【臨床新用】枸杞子還可用於慢性肝臟疾病（肝硬化、慢性肝炎、中毒性肝炎或代謝性肝病及膽道疾患引起的肝功能障礙）、高血脂症、男性不育症、肥胖病、慢性萎縮性胃炎、妊娠嘔吐、斑禿、濕疹、神經性皮炎等病症。

# 275.黃　精

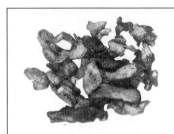

黃精　滋陰潤肺，補脾益氣。是一味抗衰老、增強免疫力的良藥。

【原文】黃精味甘，能安臟腑，五勞七傷，此藥大補。與鉤吻略同，切勿誤用。洗淨，九蒸九曬。

【註釋】**五勞**：一指病證名，即肺勞、肝勞、心勞、脾勞、腎勞五種虛勞病證；二指勞傷病因，即久視、久臥、久坐、久立、久行五種過勞病因；三指情志勞傷，即志勞、思勞、心勞、憂勞、瘦勞。

**七傷**：一指食傷、憂傷、飲傷、房室傷、饑傷、勞傷、經絡營衛氣傷七種損傷；二指陰寒、陰痿、裏急、精連連（滑精）、精少陰下濕、精清（精氣清冷且精液稀薄）、小便苦數臨事不卒（小便頻數而淋瀝不清或尿中斷）7種病證；三指大飽傷脾，大怒氣逆傷肝，強力舉重，久坐濕地傷腎，形寒、寒飲傷肺，憂愁思慮傷心，風雨寒暑傷形，大恐懼不節傷志7種勞傷病因。

【白話解】黃精味甘，能夠大補，補益臟腑之不足，治療臟腑虛損的五勞七傷病證。外形與鉤吻相似，不可混淆使用。洗淨，經過九蒸九曬之後入藥。

> **今按** 黃精為百合科植物黃精 *Polygonatum sibiricum* Red.、滇黃精 *P. kingianum* Coll. et Hemsl. 或多花黃精 *P. cyrtonema* Hua 的根莖。本品味甘,性平。歸脾、肺、腎經。具有補氣養陰,健脾,潤肺,益腎功效。主要用於①陰虛肺燥,乾咳少痰及肺腎陰虛的勞咳久咳;②脾臟氣陰兩虛之面色萎黃,困倦乏力,口乾食少,大便乾燥;③腎精虧虛所致頭暈,腰膝酸軟,鬚髮早白等證。

**用量用法**:煎服,9～15g。

**【廉便驗方】**(1)**胃熱口渴**:黃精18g,熟地黃、山藥各15g,天花粉、麥冬各12g。水煎服。

(2)**脾胃虛弱,體倦無力**:黃精、黨參、山藥各30g,蒸雞食。

(3)**肺癆咯血,赤白帶**:鮮黃精60g,冰糖30g。開水燉服。

**【臨床新用】**黃精還可用於高血脂症、糖尿病、缺血性腦血管病、冠心病、病態竇房結綜合徵、肺結核、流行性出血熱、慢性支氣管炎、白細胞減少症、呼吸道繼發黴菌感染、藥物中毒性耳聾、近視、足癬等病症。

## 276. 何首烏

**【原文】**何首烏甘,添精種子,黑髮悅顏,長生不

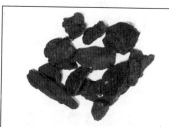

何首烏 生首烏截瘧解毒,潤腸通便。製首烏(生首烏以黑豆汁蒸製而成)補益精血,固腎烏鬚。

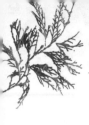

死。赤白兼用，泔浸過一宿，搗碎。

【註釋】添精種子：指本品具有補腎益精，增強生殖能力的作用。

黑髮悅顏：指本品具有使鬚髮變黑和使皮膚滋潤光澤的功能。

長生不死：指本品能補腎益精，增強體質，延長壽命。

【白話解】何首烏味甘，能夠補腎益精，增強生殖能力，使鬚髮變黑、肌膚潤澤，增強體質，延長壽命。本品有紅色和白色之分，用米泔水浸泡一夜後，搗碎入藥。

---

**今按**　何首烏為蓼科植物何首烏 *Polygonum multi-florum* Thunb. 的塊根。本品味苦、甘、澀，性微溫。歸肝、腎經。具有製用：補益精血；生用：解毒，截瘧，潤腸通便功效。主要用於①製用治精血虧虛之頭暈眼花，鬚髮早白，腰膝酸軟，遺精，崩帶等；②生用治久瘧，癰疽，瘰癧，腸燥便秘等。

---

用量用法：煎服，10～30g。

使用注意：大便溏泄及濕痰較重者不宜用。

【廉便驗方】（1）疥癬滿身：何首烏、艾葉各等分。研末，隨瘡面大小用藥，用水濃煎，外洗患處。

（2）大腸風毒，瀉血不止：何首烏60g研末，飯前用熱稀粥送服6g。

（3）血虛體弱，腰膝酸軟，頭昏眼花，鬚髮早白，或遺精、帶下等症狀者，尤其適用於虛不受補者：何首烏15g，菟絲子、當歸、牛膝、補骨脂各9g。研末，煉蜜為

丸,每服9g,淡鹽湯送下。

【臨床新用】何首烏還可用於高脂血症、瘧疾、百日咳、精神分裂症、失眠症、小兒遺尿、脫髮、頭髮早白、肛裂等病症。

## 277. 五味子

【原文】五味酸溫,生津止渴,久嗽虛勞,金水枯竭。風寒咳嗽用南,虛損勞傷用北,去梗。

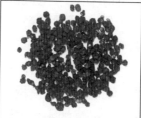

五味子　宜肺腎,澀精止瀉,寧心安神。凡有實熱、咳嗽等患者不宜用。

【註釋】金水:分別指肺和腎兩臟。

【白話解】五味子味酸,性溫,能夠生津止渴,治療肺腎兩虛,咳嗽日久不癒,虛勞損傷。風寒所致咳嗽用南五味子,虛勞損傷用北五味子,都要去梗使用。

> **今按**　五味子為木蘭科植物五味子 *Schisandra chinesis*（Turcz.）Baill 或華中五味子 *Schisandra sphenanthera* Rehd. et Wils. 的成熟果實。本品味甘,性微溫。歸脾、肺經。具有收斂固澀,益氣生津,補腎寧心,功效。主要用於①肺虛久咳及肺腎兩虛喘咳;②自汗,盜汗;③腎虛精關不固遺精,滑精;④久瀉不止;⑤津傷口渴,消渴;⑥陰血虧損,心神失養或心腎不交之虛煩心悸,失眠多夢。

**用量用法**:煎服,3～6g;研末服,1～3g。

**使用注意**:凡表邪未解,內有實熱,咳嗽初起,麻疹

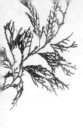

初期，均不宜用。

【廉便驗方】

（1）**外邪犯肺，聲音嘶啞**：甘草5g，五味子6g，苦杏仁15g，桂枝、生薑各10g。水煎，日服2次，溫服。

（2）**腎虛遺精**：五味子500g，蜂蜜1000g。炭火慢熬成膏，待數日後，略去火性。每次10g，用開水沖服。

（3）**氣陰不足，體倦自汗，短氣懶言，口渴咽乾；或久咳傷肺，氣陰兩傷，乾咳短氣**：人參10g，麥冬15g，五味子6g。加水煎湯服。

【臨床新用】五味子還可用於各型肝炎、神經衰弱、精神分裂症、梅尼埃病、潛在型克山病、視力減退、肝膽管泥沙樣結石、預防支氣管哮喘發作等病症。

# 278. 山茱萸

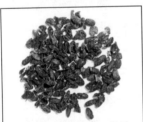

山茱萸　補益肝腎，收斂固澀。有濕熱、小便淋澀者不宜用。

【原文】山茱性溫，澀精益髓，腎虛耳鳴，腰膝痛止。酒蒸去核取肉，其核勿用，滑精難治。

【註釋】耳鳴：指耳中自覺有各種聲響。

【白話解】山茱萸性溫，能夠固澀陰精，補腎益髓，治療腎虛所致耳鳴，腰膝疼痛。用酒蒸後，去除果核，取肉入藥。果核不可使用，因其能導致精滑不固。

今按　山茱萸為山茱萸科植物山茱萸 *Cornus officinalis* Sieb. et Zucc. 的成熟果肉。本品味酸、澀，性微

溫。歸肝、腎經。具有補益肝腎，收斂固澀功效。主要用於①肝腎陰虛，頭暈目眩、腰酸耳鳴者，或命門火衰，腰膝冷痛，小便不利及陽痿；②腎虛精關不固之遺精、滑精及腎虛膀胱失約之遺尿、尿頻；③肝腎虧損或脾氣虛弱，衝任不固之崩漏及月經過多；④大汗不止，體虛欲脫；⑤消渴。

**用量用法**：煎服，5～10g，急救固脫20～30g。

**使用注意**：素有濕熱而致小便淋澀者，不宜應用。

**【廉便驗方】**（1）**汗出不止**：山茱萸、白朮各15g，煆龍骨、煆牡蠣各30g。水煎服。

（2）**老人尿頻失禁**：山茱萸9g，五味子、益智仁各6g。水煎服。

（3）**腎陰不足，虛火上炎，口燥盜汗，腰酸腿軟**：熟地黃30g，枸杞子6g，山藥12g，茯苓9g，山茱萸、炙甘草各3g。水煎服。

**【臨床新用】**山茱萸還可用於慢性腎炎蛋白尿、慢性腎功能衰竭、糖尿病等病症。

## 279. 石　斛

**【原文】**石斛味甘，卻驚定志，壯骨補虛，善驅冷痺。去根，如黃色者佳。

**【註釋】冷痺**：即痛痺，以寒邪為主所導致的風濕痺證，症見腳膝酸疼，行履艱難，身體俱疼，甚則有一身不隨者。

**【白話解】**石斛味甘，能夠鎮驚，安定神智，強壯筋

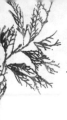

骨，補虛不足，善於治療寒痹證。去根入藥，顏色黃者質量好。

> **今按**　石斛為蘭科植物環草石斛 *Dendrobium loddigesii* Rolfe.、馬鞭石斛 *D. fimbriatum* Hook. var. *oculatum* Hook.、黃草石斛 *D. Chrysanthum* Wall.、鐵皮石斛 *D. candidum* Wall. ex Lindl. 或金釵石斛 *D. nobile* Lindl. 的莖。本品味甘，性微寒。歸胃、腎經。具有益胃生津，滋陰清熱功效。主要用於①胃陰虛及熱病傷津證；②腎陰虧虛之目暗不明、筋骨痿軟及陰虛火旺，骨蒸勞熱等證。

**用量用法**：煎服，6～12g。鮮用，15～30g。

【**廉便驗方**】

（1）**陰虛胃熱，嘔逆少食，咽乾口渴**：石斛、麥冬、穀芽各10g。沸水浸泡，代茶飲。

（2）**肝腎陰虛，目昏眼花**：石斛、枸杞子、女貞子各15g，菊花10g。煎湯飲。

【**臨床新用**】石斛還可用於慢性萎縮性胃炎等病症。

## 280. 破故紙

【**原文**】破故紙溫，腰膝酸痛，興陽固精，鹽酒炒用。一名補骨脂，鹽酒洗炒。

【**註釋**】興陽固精：指本品具有補助陽氣而固澀精氣的作用。適用於腎陽不足，腎氣不固之滑精、遺精、遺尿、小便頻數等症。

【白話解】破故紙性溫，可以補腎助陽，固澀精氣，治療腰膝酸疼，但要用鹽或酒一起炒後使用。本品又名補骨脂，洗淨後，用鹽或酒一起炒後入藥。

---

**今按** 補骨脂為豆科植物補骨脂 *Psoralea corylifolia* L. 的成熟果實。本品味苦、辛，性溫。歸腎、脾經。具有補腎壯陽，固精縮尿，溫脾止瀉，納氣平喘功效。主要用於①腎虛陽痿，腰膝冷痛；②腎虛遺精，遺尿，尿頻；③脾腎陽虛五更泄瀉；④腎不納氣，虛寒喘咳。

---

**用量用法**：煎服，5～15g。

**使用注意**：本品性質溫燥，能傷陰助火，故陰虛火旺及大便秘結者忌服。

【廉便驗方】

（1）**五更瀉**：補骨脂 120g，肉豆蔻 60 g，五味子 90g，吳茱萸 15g。上藥為末，用大棗 40 枚，生薑 120g，同煮糜爛，去薑棗核皮，研膏入藥末為丸，鹽湯調下，每服 6～9g，每日 2 次。

（2）**脾虛腹瀉，完穀不化及小便頻數，遺尿**：單味微炒，研末內服。

（3）**白癜風，牛皮癬**：單味浸入 95% 酒精中，1 週後即可用浸液外搽患處。

【臨床新用】補骨脂還可用於遺尿、白癜風、銀屑病、子宮出血、外陰白斑、慢性濕疹、尋常疣、白細胞減少症、慢性原發性血小板減少性紫癜、雞眼、陰道滴蟲等病症。

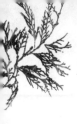

## 281. 薯蕷

【原文】薯蕷甘溫，理脾止瀉，益腎補中，諸虛可治。一名山藥，一名山芋，懷慶者佳。

【註釋】中：即中焦脾胃。

懷慶：指地名，屬河南省，大致相當於今焦作市。

【白話解】薯蕷味甘，性溫，能補脾而止泄瀉，又可益腎，對於各種虛證都可治療。本品又名山藥、山芋，以產於河南懷慶的質量優良。

> **今按**　山藥為薯蕷科植物薯蕷 *Dioscorea opposita* Thunb. 的根莖。本品味甘，性平。歸脾、肺、腎經。具有補脾養胃，生津益肺，補腎澀精功效。主要用於①脾虛證，症見脾氣虛弱或氣陰兩虛，消瘦乏力，食少，便溏，或脾虛不運，濕濁下注之婦女帶下；②肺虛咳喘；③腎氣虛之腰膝酸軟，夜尿頻多或遺尿，滑精早洩，女子帶下清稀及腎陰虛之形體消瘦，腰膝酸軟，遺精等症；④消渴氣陰兩虛證。

用量用法：煎服，15～30g。麩炒可增強補脾止瀉作用。

【廉便驗方】（1）脾胃虛弱，飲食減少，消化不良以及營血虛虧：山藥60g，大棗30g，粳米適量，加水煮成稀粥。用糖調味服食。

（2）小便數多：山藥、茯苓各等分。上為末，每服6g，溫水送服。

（3）濕熱虛泄：山藥、蒼朮各等分。飯丸，米飲服。

【臨床新用】山藥還可用於糖尿病、神經衰弱、彌漫性系統性硬皮病、肺結核、內耳眩暈、慢性潰瘍性結腸炎、嬰幼兒消化不良和秋季腹瀉、潰瘍性口腔炎等病症。

## 282. 蓯 蓉

【原文】蓯蓉味甘，峻補精血，若驟用之，更動便滑。
酒洗，去鱗用，除心內膜筋。

【註釋】驟：指屢次，頻繁。

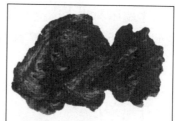

肉蓯蓉　峻補精血，滋腎壯陽。

【白話解】肉蓯蓉味甘，具有較強的補益精血的作用，但如果頻繁地使用，則可導致腹瀉。用酒洗淨，去除鱗葉，除去裏面的筋膜入藥。

> **今按**　肉蓯蓉為列當科植物肉蓯蓉 *Cistanche deserticola* Y. C. Ma. 的帶鱗葉的肉質莖。本品味甘、鹹，性溫。歸腎、大腸經。具有補腎助陽，潤腸通便功效。主要用於①腎陽虧虛，精血不足之陽痿早洩、宮冷不孕、腰膝酸痛、痿軟無力；②腸燥津枯便秘。

**用量用法**：煎服，10～15g。

**使用注意**：本品能助陽、滑腸，故陰虛火旺及大便泄瀉者不宜服。腸胃實熱、大便秘結亦不宜服。

【廉便驗方】（1）**腎虛精血不足，陽痿，早洩，婦女宮寒不孕，腰膝酸痛**：肉蓯蓉 30g，鹿角膠 5g，羊肉 100g，粳米 150g。肉蓯蓉煎水取汁，羊肉切小塊，與米同

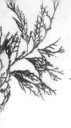

煮粥，臨熟時下鹿角膠煮至粥熟。

（2）**津枯腸燥，便秘腹脹**：肉蓯蓉15g，火麻仁30g，沉香6g（後下）。一同煎取濃汁，加入等量的煉蜜，攪勻，煎沸收膏。每次食1～2匙。

【**臨床新用**】肉蓯蓉還可用於習慣性便秘、老年性多尿症、功能性子宮出血等病症。

## 283. 菟絲子

【**原文**】菟絲甘平，夢遺滑精，腰痛膝冷，添髓壯筋。水洗淨，熱酒炒，罐燉爛，搗餅曬乾，藥同磨末為丸，不堪作湯。

【**白話解**】菟絲子味甘，性平，可治療夢遺滑精，腰膝冷痛，又可益精添髓而強壯筋骨。入藥用水洗淨，熱酒炒，放入罐子內微火燉爛，取出後搗成餅狀曬乾，與其他藥共同研末入丸劑，不可入湯劑。

> **今按**　菟絲子為旋花科植物菟絲子 *Cuscuta chinensis* Lam. 的成熟種子。本品味辛、甘，性平。歸腎、肝、脾經。具有補腎益精，養肝明目，止瀉，安胎功效。主要用於①腎虛腰痛，陽痿遺精，尿頻及宮冷不孕；②肝腎不足，目暗不明；③脾腎陽虛，便溏泄瀉；④用於腎虛胎動不安；⑤腎虛消渴。

**用量用法**：煎服，10～20g。
**使用注意**：本品為平補之藥，但偏補陽，陰虛火旺，大便燥結、小便短赤者不宜服。

【廉便驗方】（1）肝腎不足，脾氣虛弱，體倦乏力，眩暈耳鳴：菟絲子150g，蓮子、山藥各100g，茯苓30g。共研為細末，每次約15g，溫水沖服。

（2）肝血虛，或肝腎不足，視物昏花：菟絲子60g，酒浸3日，曬乾，空腹溫酒送服10g。

【臨床新用】菟絲子還可用於帶狀疱疹、痤瘡、陽痿、精子畸形、慢性前列腺炎、先兆流產、慢性支氣管炎等病症。

## 284. 牛　膝

【原文】牛膝味苦，除濕痹痿，腰膝酸疼，小便淋瀝。懷慶者佳，去蘆酒洗。

【註釋】痿：指肢體筋脈遲緩、軟弱無力，重者肌肉萎縮，不能隨意運動的病證；尤以下肢痿弱，足不能行者多見。

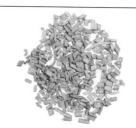

牛膝　活血通經，補肝腎，利水通淋。是一味補腎壯骨的良藥。活血通經宜生用；補腎宜酒製後用。

【白話解】牛膝味苦，可去除濕邪而治痹證和痿證因濕邪侵襲所致者，又可治療腰膝酸痛，小便淋瀝等。本品以河南懷慶出產的質量優良，用時去掉蘆頭，酒洗後入藥。

---

**今按**　牛膝為莧科植物牛膝（懷牛膝）*Achyranthes bidentata* Blume. 和川牛膝（甜牛膝）*Cyathula officinalis* Kuan 的根。本品味苦、甘、酸，性平。歸肝、腎經。具有活血通經，補肝腎，強筋骨，利水通淋，引火（血）下行功效。主要用於①瘀血阻滯之經閉、痛經、

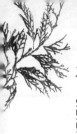

經行腹痛、胞衣不下及跌撲傷痛；②肝腎虧虛或痹痛日久之腰膝酸痛，及濕熱成痿，足膝痿軟；③淋證、水腫、小便不利；④火熱上炎，陰虛火旺之頭痛、眩暈、齒痛、口舌生瘡、吐血、衄血。

**用量用法**：煎服，6～15g。活血通經、利水通淋、引火（血）下行宜生用；補肝腎、強筋骨宜酒製用。

**使用注意**：本品為動血之品，性專下行，孕婦及月經過多者忌服。中氣下陷，脾虛泄瀉，下元不固，多夢遺精者慎用。

**【廉便驗方】**（1）經來小便痛如刀割：牛膝30g，麝香0.3g，乳香3g。先煎牛膝，納入麝香和乳香末，空腹服。

（2）血瘀小便不通：牛膝、當歸9g，黃芩5g。水煎，溫服。

（3）痹證腰腳不遂，攣急疼痛：牛膝120g，白朮、萆薢各240g，丹參60g，製川烏10g。上為末，煉蜜為丸，每次9g，每日2次，飯前服用。

**【臨床新用】**牛膝還可用於膝關節創傷性滑膜炎、宮頸擴張困難、中期妊娠引產等病症。

## 285. 巴戟天

**【原文】**巴戟辛甘，大補虛損，精滑夢遺，強筋固本。肉厚連珠者佳，酒浸過宿，迨去骨，曬乾，俗名二蔓草。

**【白話解】**巴戟天味辛、甘，有很好的補虛作用，治療滑精、夢遺等，又可強壯筋骨，固本培元。肉厚形似連珠者質量優良，用酒浸泡一夜後，曬乾入藥，俗稱二蔓草。

> **今按** 巴戟天為茜草科植物巴戟天 *Morinda offici-nalis* How. 的根。本品味辛、甘，性微溫。歸腎、肝經。具有補腎助陽，祛風除濕功效。主要用於①腎陽虛陽痿，宮冷不孕，小便頻數；②風濕腰膝疼痛及腎虛腰膝酸軟無力。

**用量用法**：水煎服，5～15g。

**使用注意**：陰虛火旺及有熱者不宜服。

**【廉便驗方】**（1）**虛羸陽道不舉，五勞七傷**：巴戟天、牛膝各150g。以酒1.5L浸之，服酒。

（2）**膀胱氣塊入腹或下墜，滿悶疼痛**：巴戟天15g，小茴香、核桃仁各30g。每次6g，飯前溫酒送服。

**【臨床新用】**巴戟天還可用於百日咳、長期服用氫化可的松呈典型庫欣綜合徵的兒童腎病綜合徵、蛋白尿等病症。

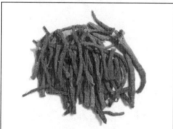

仙茅 溫腎補陽，強筋骨，祛寒濕。是治療陽痿、遺尿的良藥。

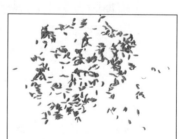

小茴香 除疝氣，腹痛腰疼，調中暖胃。

## 286. 仙 茅

**【原文】**仙茅味辛，腰足攣痹，虛損勞傷，陽道興起。咀，忌鐵器，製米泔，十斤乳石不及一斤仙茅。

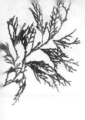

【註釋】陽道興起：指本品具有補腎壯陽，增強性功能的作用。

【白話解】仙茅味辛，可治療腰足痙攣、痹證，虛損勞傷，又能增強性功能。切碎，不要與鐵製品放在一起，用米泔水炮製。5kg鐘乳石的療效不如0.5kg仙茅。

---

**今按**　仙茅為石蒜科植物仙茅 *Curculigo orchioides* Gaertn.的根莖。本品味辛，性熱。有毒。歸腎、肝經。具有溫腎壯陽，袪寒除濕功效。主要用於①腎陽不足，命門火衰之陽痿精冷、小便頻數；②腰膝冷痛，筋骨痿軟無力；③肝腎虧虛，鬚髮早白，目昏目暗。

---

**用量用法**：煎服，5～15g。或酒浸服，亦入丸、散。

**使用注意**：陰虛火旺者忌服。燥烈有毒，不宜久服。

【廉便驗方】（1）陽痿、耳鳴：仙茅、金櫻子根及果實各15g，燉肉吃。

（2）老年遺尿：仙茅30g。泡酒服。

（3）喘：仙茅15g，團參0.3g，阿膠30g，雞胞45g。上為末，每服6g，糯米飲調，空腹服。

【臨床新用】仙茅還可用於男性不能射精、女性幼小子宮等病症。

## 287. 牡　蠣

【原文】牡蠣微寒，澀精止汗，崩帶脅痛，老痰袪散。左顧大者佳，火煅紅，研。

【註釋】老痰：病證名，指堅結膠固，不易咳出，歲

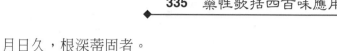

月日久，根深蒂固者。

【白話解】牡蠣性微寒，能夠澀精止汗，並治療崩漏、帶下、脅肋疼痛等，又可祛除老痰凝結。左側大者質量優良，火煅炮製後，研末入藥。

> **今按** 牡蠣為牡蠣科動物長牡蠣 *Ostrea gigas* Thunberg、大連灣牡蠣 *Ostrea talienwhanensis* Crosse 或近江牡蠣 *Ostrea rivularis* Gould 的貝殼。本品味鹹，性微寒。歸肝、膽、腎經。具有重鎮安神，潛陽補陰，軟堅散結，收斂固澀，煅用制酸止痛功效。主要用於①心神不安，驚悸失眠；②肝陽上亢，頭暈目眩；③痰核，瘰癧，癭瘤，癥瘕積聚；④滑脫諸證，如自汗，盜汗，遺精，滑精，尿頻，遺尿，崩漏，帶下等；⑤胃痛泛酸。

**用量用法**：煎服，9～30g；宜打碎先煎。外用適量。收斂固澀宜煅用，其他宜生用。

【**廉便驗方**】（1）**汗出少氣**：牡蠣10g，白朮27g，防風30g。上為散，以酒服1g，每日3服。

（2）**遺尿**：牡蠣、鹿茸各6g，阿膠3g。水煎，每日1劑，分2次服。

（3）**體虛自汗**：牡蠣、黃耆、麻黃根各30g。上為粉末，每用9g，浮小麥15g同煎，去渣，每日2次，溫服。

【**臨床新用**】牡蠣還可用於心律失常、冠心病、急慢性膽囊炎、小兒支氣管炎、絕經後骨質疏鬆症、男性乳房發育症、甲狀腺功能亢進症、慢性腎功能衰竭、過敏性紫癜等病症。

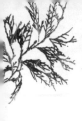

## 288. 川楝子

【原文】楝子苦寒，膀胱疝氣，中濕傷寒，利水之劑。
即金鈴子，酒浸蒸去皮核。

【白話解】川楝子味苦，性寒，除膀胱濕熱，通利小
便，治療疝氣。本品即金鈴子，酒浸泡後，蒸，去除外皮
和果核。

---

**今按**　川楝子為楝科植物川楝樹 *Melia toosendan*
Sieb. et Zucc.的乾燥成熟果實。本品味苦，性寒。有小
毒。歸肝、胃、小腸、膀胱經。具有行氣止痛，殺蟲療
癬功效。主要用於①肝鬱氣滯或肝鬱化火胸腹諸痛；②
蟲積腹痛；③頭癬，禿瘡。

---

**用量用法**：煎服，4.5～9g。外用適量。炒用寒性減低。

**使用注意**：本品有毒，不宜過量或持續服用，以免中
毒。又因性寒，脾胃虛寒者慎用。

【廉便驗方】

（1）**熱厥心痛，或發或止，久不癒者**：金鈴子、延胡
索各30g。上為細末，每服9g，酒調下，溫湯亦可。

（2）**寒疝**：川楝子9g，小茴香1.5g，木香、吳茱萸各
3g。水煎服。

（3）**小兒五疳**：川楝子、川芎各等分。上為末，豬
膽汁糊丸。米湯送服。

【臨床新用】川楝子還可用於甲癬、頭癬、急性乳腺
炎等病症。

## 289. 萆 薢

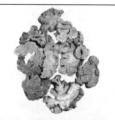

川芎　活血行氣，祛風失痛。凡陰虛火旺、多汗及月經過多者應慎用。

【原文】萆薢甘苦，風寒濕痹，腰背冷痛，添精益氣。白者為勝，酒浸切片。

【白話解】萆薢味甘、苦，可治療風寒濕痹證，腰背冷痛，又可補益精氣。色白者質量好，酒浸泡後切片入藥。

**用量用法**：煎服，10～15g。

今按　萆薢為薯蕷科植物綿萆薢 *Dioscorea septem-loba* Thunb.、福州薯蕷 *D. futschauensis* Uline ex R. Kunth 或粉背薯蕷 *D. hypoglauca* Palibin 的乾燥根莖。本品味苦，性平。歸腎、胃經。具有利濕去濁，祛風除痹功效，主要用於①膏淋，白濁；②風濕痹痛，腰膝痹痛，筋脈屈伸不利。

**使用注意**：腎陰虧虛遺精滑泄者慎用。

【廉便驗方】（1）**小腸虛冷，小便頻數**：牛膝、續斷、川芎各15g，萆薢60g。上藥研細末，煉蜜和丸，如梧桐子大。空腹鹽湯送服40丸。

（2）**小便混濁**：鮮萆薢根頭刮去皮鬚，每次60g，水煎服。

（3）**風寒濕痹，腰骨強痛**：萆薢15g，豬脊骨250g合燉。

【臨床新用】萆薢還可用於慢性前列腺炎、精液不液

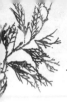

化症、風濕性關節炎、類風濕性關節炎、骨關節炎、骨質
疏鬆症等病症。

# 290. 寄　生

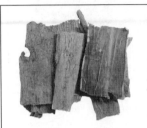

杜仲　補肝腎，強筋骨，安
胎。有較可靠的降壓作用。

【原文】寄生甘苦，腰痛頑
麻，續筋壯骨，風濕尤佳。要桑
寄生。

【白話解】寄生味甘、苦，
治療腰痛、肢體麻木日久不癒，
續筋壯骨，尤善於治療風濕痹
證。本品須桑寄生入藥。

> **今按**　桑寄生為桑寄生科植物桑寄生 *Taxillus chi-nensis*（DC.）Danser 的乾燥帶葉莖枝。本品味苦、甘，性平。歸肝、腎經。具有祛風濕，補肝腎，強筋骨，安胎功效。主要用於①風濕痹證日久，傷及肝腎，腰膝酸軟，筋骨無力者；②肝腎虧虛，月經過多，崩漏，妊娠下血，胎動不安者。

**用量用法**：煎服，9～15g。

【**廉便驗方**】（1）**風濕痹證日久，肝腎虧虛**：桑寄
生、五加皮、杜仲各等分。用約10倍的白酒浸泡。每次飲
1～2小杯。

（2）**妊娠下血，胎動不安，或習慣性流產**：桑寄生、
杜仲各10g，阿膠5g，雞蛋2枚。桑寄生、杜仲加水煎取
濃汁，阿膠烊化；雞蛋敲破，傾入碗中，加入前藥，攪

匀，蒸熟食。

【**臨床新用**】桑寄生還可用於先兆性流產、習慣性流產、高血壓、心律失常、高血脂症、缺血性中風、風濕性關節炎、類風濕性關節炎、強直性脊柱炎、慢性 B 型肝炎、腰椎間盤突出症、腎病蛋白尿及尿毒癥等病症。

## 291. 續　斷

【**原文**】續斷味辛，接骨續筋，跌撲折損，且固遺精。酒洗切片，如雞腳者佳。

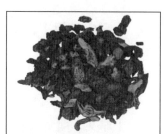

續斷　接骨續筋，跌撲折損，且固遺精。

【**白話解**】續斷味辛，可以接續骨骼和筋脈的斷折，治療跌打損傷，且能治療遺精。酒洗後切片，外形類似雞腳者質量優良。

> **今按**　續斷為川續斷科植物川續斷 *Dipsacus aspercides* C. Y. Cheng et T. M. Ai. 的乾燥根。本品味苦、辛，性微溫。歸肝、腎經。具有補益肝腎，強筋健骨，止血安胎，療傷續折功效。主要用於①腎陽不足，下元虛冷，陽痿不舉，遺精滑泄，遺尿尿頻等症；②肝腎不足或兼寒濕痹痛，腰膝酸痛；③肝腎不足之崩漏下血，胎動不安；④跌打損傷，筋傷骨折；⑤癰腫瘡瘍，血瘀腫痛。

**用量用法**：煎服，9～15g，或入丸、散。外用適量研末敷。崩漏下血宜炒用。

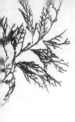

【廉便驗方】（1）老人風冷，轉筋骨痛：續斷、牛膝各等分。上研末，每次6g，飯前溫黃酒送服。

（2）習慣性流產：續斷、杜仲各60g。上研末，與大棗同煮，糊丸。每次9g，米湯送服。

（3）乳癰：續斷240g，蒲公英120g。每次9g，每日2次，溫水送服。

【臨床新用】續斷還可用於先兆流產、習慣性流產、腰椎增生等病症。

## 292. 龍　骨

【原文】龍骨味甘，夢遺精泄，崩帶腸癰，驚癇風熱。火煅。

【白話解】龍骨味甘，可治療夢遺、滑精、崩漏、帶下等，以及腸癰、風熱所導致的驚癇。火煅後入藥。

> **今按**　龍骨為古代大型哺乳類動物象類、三趾馬類、犀類、鹿類、牛類等骨骼的化石。本品味甘、澀，性平。歸心、肝、腎經。具有鎮驚安神，平肝潛陽，收斂固澀功效。主要用於①心神不寧，心悸失眠，驚癇癲狂；②肝陰不足，肝陽上亢所致的頭暈目眩，煩躁易怒等；③遺精、滑精、尿頻、遺尿、崩漏、帶下、自汗、盜汗等多種正虛滑脫之證；④外用治濕瘡癢疹，瘡瘍久潰不斂。

用量用法：煎服，15～30g；宜先煎。外用適量。鎮靜安神，平肝潛陽多生用；收斂固澀宜煅用。

【廉便驗方】（1）小便遺精，白濁滑數及盜汗：龍骨、牡蠣各30g，鹿角霜60g。上為細末，以滑石為衣糊丸，每次10g，空腹鹽湯送服。

（2）肛門脫出：龍骨、訶子各75g，沒石子2枚，罌粟殼、赤石脂各6g。上為末，每服3g，米湯送服。

【臨床新用】龍骨還可用於頑固性失眠、老年骨質疏鬆症、急慢性支氣管炎、小兒虛汗、胃及十二指腸潰瘍、痔瘡等病症。

## 293. 人　髮

【原文】人之頭髮，補陰甚捷，吐衄血暈，風驚癇熱。一名血餘。

【白話解】人的頭髮，補陰作用非常迅速，治療吐血、衄血，以及出血過多引起的昏厥，又可治療風熱引起的驚癇。又稱為血餘。

> 　　**今按**　血餘為人髮製成的炭化物。本品味苦，性平。歸肝、胃經。具有收斂止血，化瘀利尿功效。主要用於①出血證，如咯血、衄血、吐血、血淋、尿血等；②小便不利。

用量用法：煎服，6～10g；研末服1.5～3g。外用適量。

【廉便驗方】（1）鼻衄不止：血餘炭3g，人中白15g，麝香1.5g。同研勻，每用一小豆粒大小，吹入鼻中。

（2）瘡潰難斂：亂髮、露蜂房、蛇蛻皮各燒灰存性。每味取2g，酒調服。

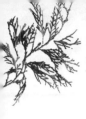 

（3）燙傷：取血餘炭研細和適量凡士林調勻塗於創面。頭面部每天塗1次，其他部位每隔2～3天塗1次。

【臨床新用】血餘炭還可用於潰瘍病出血症、帶狀疱疹、上消化道出血、慢性聲帶炎、聲帶黏膜下出血、便血、尿血、陰道出血等病症。

## 294. 天靈蓋

【原文】天靈蓋鹹，傳屍勞瘵，溫瘧血崩，投之立瘥。即人腦蓋，枯也，燒存性。

【註釋】傳屍勞瘵：病名。傳屍和勞瘵指同一種疾病，為一種傳染性慢性消耗性疾病。又稱「肺癆」。

【白話解】天靈蓋鹹，可治療傳屍勞瘵，溫瘧血崩，療效非常突出。即人腦的頭蓋骨，乾枯，燒至存性用。

## 295. 雀　卵

【原文】雀卵氣溫，善扶陽痿，可致堅強，常能固閉。

【註釋】堅強：指男性性功能增強。

【白話解】雀卵性溫，善於治療陽痿，增強男性的性功能，又具有固攝收澀之功。

今按　雀卵為文鳥科動物麻雀 *Passer montanus*（Linnaeus）的卵。本品味甘、酸，性溫。歸腎經。具有補腎陽，益精血，調衝任功效。主要用於①腎陽虧虛，下元虛冷之男子陽痿，疝氣；②精血不足，衝任不固之女子血枯，崩漏，帶下。

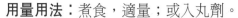

用量用法：煮食，適量；或入丸劑。

【廉便驗方】（1）**男子遺精：**菟絲子500g，雀卵100枚（去黃，用白），與菟絲子末煉蜜糊丸，如梧桐子大，空腹溫酒送服70丸。

（2）**男子陽痿：**雀卵白和天雄末、菟絲子末為丸，每次10g，空腹溫酒送服。

## 296. 鹿 茸

【原文】鹿茸甘溫，益氣滋陰，泄精尿血，崩帶堪任。燎去毛，或酒或酥製令脆。

【註釋】燎：挨近火而燒焦。

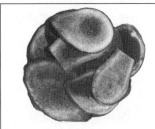

鹿茸 壯腎陽，益精血，強筋骨，調經。

【白話解】鹿茸味甘，性溫，具有益氣養陰的功效，可以治療遺精，尿血，崩漏，帶下等。用火燒去表面茸毛，用酒浸潤切片，或放油中製鬆脆研末用。

> 今按 鹿茸為脊椎動物鹿科梅花鹿 *Cervus nippon* Temminck 或馬鹿 *Crvus elaphus* L.等雄鹿頭上尚未骨化而帶茸毛的幼角。本品味甘、鹹，性溫。歸腎、肝經。具有補腎陽，益精血，強筋骨，調衝任，托瘡毒功效。主要用於①腎陽虛衰，精血不足證，症見畏寒肢冷，陽痿早洩，宮冷不孕，小便頻數，腰膝酸痛，頭暈耳鳴，精神疲乏等；②腎虛骨弱，腰膝無力或小兒五遲；③婦女衝任虛寒，崩漏帶下；④瘡瘍久潰不斂，陰疽瘡腫內陷不起。

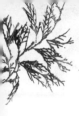

用量用法：研末吞服，1～2g，或入丸、散。

使用注意：服用本品宜從小量開始，緩緩增加，不可驟用大量，以免陽升風動，頭暈目赤，或傷陰動血。凡發熱者均當忌服。

【廉便驗方】（1）**精血耗竭，面色暗黑，耳聾目昏，腰痛腳弱**：鹿茸、當歸各等分，為細末，煮烏梅膏子為丸，如梧桐子大。每服50丸，空腹米湯送服。

（2）**眩暈**：鹿茸15g，黃酒煎煮，入麝香少許服用。

（3）**腎陽虛，陽痿遺精，小便頻數，腰膝酸軟**：鹿茸10g，山藥30g。以白酒500g浸漬。每次飲50mL。

【臨床新用】鹿茸還可用於血小板減少症、白細胞減少症、原發性高血壓、慢性胃炎、甲狀腺功能低下、高血脂症、內臟神經官能症、風濕性關節炎、更年期綜合徵、陽痿、再生障礙性貧血等病症。

## 297. 鹿角膠

【原文】鹿角膠溫，吐衄虛羸，跌撲傷損，崩帶安胎。

【白話解】鹿角膠性溫，可治療吐血、衄血，身體虛弱羸瘦，跌打損傷，婦科崩漏帶下，胎動不安等。

> **今按**　鹿角膠為脊椎動物鹿科梅花鹿 *Cervus nippon* Temminck 或馬鹿 *Crvus elaphus* L. 等雄鹿頭上的角煎熬濃縮而成的膠狀物。本品味甘、鹹，性溫。歸肝、腎經。具有補肝腎，益精血功效。主要用於①腎陽不足，精血虧虛，虛勞羸瘦，吐衄便血、崩漏之偏於虛寒者；②陰疽內陷。

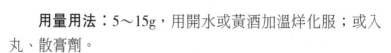

**用量用法**：5～15g，用開水或黃酒加溫烊化服；或入丸、散膏劑。

**使用注意**：陰虛火旺者忌服。

**【廉便驗方】**（1）**虛勞夢泄**：鹿角膠、覆盆子、車前子各30g。研細末，每次6g，飯前溫酒送服。

（2）**吐血不止**：鹿角膠30g，生地黃汁500mL。令鹿角膠烊化，與生地黃汁混合，分2次，溫服。

（3）**妊娠胎動，漏血不止**：鹿角膠30g，人參、白茯苓各15g。上研末，每次3g，開水沖服。

**【臨床新用】**鹿角膠還可用於血小板減少症、白細胞減少症、再生障礙性貧血等病症。

## 298. 膃肭臍

**【原文】**膃肭臍熱，補益元陽，驅邪辟鬼，痃癖勞傷。酒浸，微火製令香。

**【註釋】驅邪辟鬼**：指本品能驅除古人認為未知的致病因素。

**【白話解】**膃肭臍（海狗腎）性熱，能夠補益元陽，驅除穢濁邪氣，治療腹中有塊的痃癖和虛損勞傷病。用酒浸泡後，微火製，令聞到香氣為度。

> **今按** 海狗腎為海狗科動物海狗 *Callorhinus ursins* Linnaeus 或海豹科動物海豹 *Phoca vitulina* Linnaeus 的雄性外生殖器。本品味鹹，性熱。歸腎經。具有暖腎壯陽，益精補髓功效。主要用於①陽痿精冷，精少不育；②腎陽衰微，心腹冷痛。

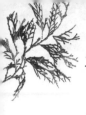
用量用法：研末服，每次1～3g，每日2～3次；入丸、散或泡酒服。

使用注意：陰虛火旺及骨蒸勞嗽等忌用。

【廉便驗方】（1）脘腹冷痛：膃肭臍、吳茱萸、甘松、陳皮、高良薑各等分。上為末，每次服6g，每日3次。

【臨床新用】海狗腎還可用於陽痿、遺精、性慾減退等病症。

## 299. 紫河車

【原文】紫河車甘，療諸虛損，勞瘵骨蒸，滋培根本。一名混沌皮，一名混元衣，即包衣也。長流水淨洗，或新瓦烘乾，或甑蒸爛，忌鐵器。

【註釋】滋培根本：指補氣血、益腎精之功。

【白話解】紫河車味甘，可治療各種虛損所致的疾病，如勞瘵、骨蒸等，因其有補氣血，益腎精，培本固元之功。又稱混沌皮、混元衣，即胎盤。用長流水洗淨，或用新的瓦片烘乾，或用瓦罐蒸爛入藥，不宜與鐵器同用。

用量用法：研末裝膠囊服，1.5～3g，也可入丸、散。如用鮮胎盤，每次半個至1個，水煮服食。

> **今按**　紫河車為健康產婦的胎盤。本品味甘、鹹，性溫。歸肺、肝、腎經。具有補腎益精，養血益氣功效。主要用於①腎陽不足，精血衰少之陽痿遺精、腰酸頭暈、耳鳴；②氣血不足諸證，如產後乳汁缺少，面色萎黃，消瘦，體倦乏力等；③肺腎兩虛之咳喘。

**使用注意**：陰虛火旺不宜單獨應用。

**【廉便驗方】**（1）**腎陽虛，腎精不足，婚後久不受孕**：紫河車粉6g，肉蓯蓉、菟絲子、淫羊藿、當歸各10g，枸杞子15g。除紫河車粉外，其餘均煎水取汁，加紅糖煮沸。分3次飲，每次送服胎盤粉2g。

（2）**乳汁不足**：紫河車1具，去膜洗淨，慢火炒焦，研末，每日晚飯後服1.5～3g。

（3）**勞瘵虛損，骨蒸**：紫河車1個，茯苓15g，人參30g，山藥60g。上為末，糊丸梧桐子大。每服30～50丸，空腹米湯送服。

**【臨床新用】**紫河車還可用於不孕症、缺鐵性貧血、營養不良性貧血、肺結核盜汗、慢性氣管炎、支氣管哮喘、皮膚潰瘍、席漢氏綜合徵等病症。

## 300. 楓香脂

**【原文】**楓香味辛，外科要藥，瘙瘡癮疹，齒痛亦可。一名白膠香。

**【白話解】**楓香脂味辛，是治療外科疾病非常重要的藥物，可用於癮疹、疥瘡皮膚瘙癢，用治牙痛亦有效。又稱白膠香。

---

**今按** 楓香脂為金縷梅科植物楓香樹 *Liquidambar formosana* Hance 的樹脂。本品味辛、苦，性平。歸肺、脾經。具有活血止痛，止血，解毒，生肌功效。主要用於①風濕痹痛，跌打損傷；②血熱吐衄；③瘰癧、癰疽腫痛初起或已潰；④臁瘡不癒。

---

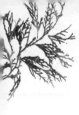

　　**用量用法**：煎服，3～6g；一般入丸、散劑。外用適量，研末撒布或調敷或製膏攤貼，亦可製成薰煙藥。

　　**使用注意**：孕婦禁服。

　　**【廉便驗方】**（1）**瘡漬不斂**：楓香脂、輕粉各3g，豬油調和外塗。

　　（2）**小兒癬雜瘡**：楓香脂、黃柏、輕粉各等分。上藥為細末，羊骨髓調塗癬上。

　　（3）**吐血不止**：楓香脂細研為散，每服6g，溫水送服。

　　**【臨床新用】**楓香脂還可用於心肌梗塞、腦血栓等缺血性心腦血管疾病等病症。

## 301. 檀　香

　　**【原文】**檀香味辛，開胃進食，霍亂腹痛，中惡鬼氣。

　　**【註釋】中惡鬼氣**：指感受穢濁不正之氣。

　　**【白話解】**檀香味辛，能開胃促進食慾，治療霍亂吐瀉、胸腹脹痛，驅除穢濁惡氣。

> 　　**今按**　檀香為檀香科植物檀香 *Santalum album* L.的木質心材。本品味辛，性溫。歸脾、胃、心、肺經。具有行氣止痛，散寒調中功效。主要用於胸腹寒凝氣滯證。

　　**用量用法**：煎服，2～5g，宜後下；入丸、散，1～3g。

　　**使用注意**：陰虛火旺，實熱吐衄者慎用。

　　**【廉便驗方】**（1）**胃有停飲，或傷冷食，胸痞脘痛，**

**嘔吐黃水**：檀香 1.5g，薑半夏、茯苓各 9g，砂仁 2.5g，炒陳皮 6g，炙甘草 1.5g。水煎服。

（2）**噎膈飲食不入**：檀香 4.5g，茯苓、陳皮各 6g。為極細末，人參湯調下。

（3）**惡毒風腫**：檀香、沉香各 0.3g，檳榔 1 個。水煎，分 3 次服。

【臨床新用】檀香還可用於心腹痛、噎膈飲水不入，膀胱炎、情緒焦慮症、支氣管炎、乾性濕疹等病症。

## 302. 安息香

【原文】安息香辛，辟邪驅惡，逐鬼消蠱，鬼胎能落。黑黃色，燒香，鬼懼神散。

【註釋】**辟邪驅惡**：驅除穢濁惡氣。

**逐鬼**：古人認為本品能驅除未知的致病因素。

**鬼胎**：指死胎。

【白話解】安息香味辛，能驅除穢濁惡氣，及未知致病因素，墮下死胎。顏色黑黃，燃燒後的香氣，可驅散穢濁邪氣。

> **今按** 安息香為安息香科植物安息香 *Styrax benzoin* Dryand 和越南安息香 *Styrax tonkinensis*（Pierre）Craib ex Hartw. 的樹脂。本品味辛、苦，性平。歸心、肝、脾經。具有開竅醒神，豁痰辟穢，行氣活血，止痛功效。主要用於①痰蒙竅閉神昏之中風痰厥，驚癇昏迷，以及產後血暈；②氣滯血瘀，心腹疼痛；③風痹肢節痛。

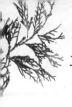

**用量用法**：研末，0.3～1.5g；或入丸、散。

**使用注意**：陰虛火旺者慎服。

【廉便驗方】（1）**腹中冷痛**：安息香、補骨脂各30g，阿魏6g。上為細末，醋研飯為丸。每次3g，空腹以粥送服。

（2）**婦人產後血暈、血脹，口噤垂死者**：安息香3g，五靈脂15g。上藥研末，每次3g，炒薑湯送服。

（3）**猝然心痛，或經年頻發**：安息香研末，每次1.5g，開水沖服。

【臨床新用】安息香還可用於心絞痛、冠心病、抑鬱症、植物神經功能紊亂等病症。

## 303. 蘇合香

【原文】蘇和香甘，誅惡殺鬼，蠱毒癇痙，夢魘能起。

【註釋】痙：「痙」的誤字，作強直解。

夢魘：指睡眠中做一種感到壓抑而呼吸困難的夢，多由疲勞過度、消化不良或大腦皮層過度緊張所致。

【白話解】蘇合香味甘，能驅除穢惡邪氣，治療蟲蠱之毒，又治癲癇痙攣，強直不舒以及噩夢怕驚等。

> **今按**　蘇合香為金縷梅科植物蘇合香樹 *Liquidambar orientalis* Mill.的樹幹滲出的香樹樹脂。本品味辛，性溫。歸心、脾經。具有開竅醒神，辟穢，止痛功效。主要用於①寒閉神昏，症見面青、身涼、苔白、脈遲，以及中風痰厥、驚癇等屬於寒邪、痰濁內閉者；②痰濁、血瘀或寒凝氣滯之胸脘痞滿、冷痛等；③凍瘡。

用量用法：入丸、散，0.3～1g。外用適量，不入煎劑。

【廉便驗方】（1）**心膽氣虛，多夢**：蘇合香0.3g，人參1.5g，生薑3g。睡前泡服。

（2）**溫虐寒熱**：蘇合香3g，紫蘇15g，川芎9g，陳皮6g。研末，每次1.5g，薑湯送服。

（3）**凍瘡**：蘇合香溶於乙醇中，外塗。

【臨床新用】蘇合香還可用於冠心病、心絞痛、膽道蛔蟲病、疥瘡、濕疹、瘙癢、銀屑病及各種痛證等病症。

## 304. 熊　膽

【原文】熊膽味苦，熱蒸黃疸，惡瘡蟲痔，五疳驚癇。

【註釋】**熱蒸黃疸**：指濕熱蘊蒸的黃疸病。

**五疳**：泛指五種疳疾，即心疳、肝疳、脾疳、肺疳、腎疳。

【白話解】熊膽味苦，可治濕熱蘊蒸所致的黃疸，以及熱毒瘡瘍、痔瘡腫痛。又可用於小兒疳疾、驚風、癲癇。

> **今按**　熊膽為脊椎動物熊科棕熊 *Ursus arctos* Linnaeus、黑熊 *Selenarctos thibetanus* Cuvier 的乾燥膽汁。本品味苦，性寒。歸肝、膽、心經。具有清熱解毒，息風止痙，清肝明目功效。主要用於①熱極生風，驚癇抽搐；②熱毒蘊結所致之瘡瘍癤疽、痔瘡腫痛、咽喉腫痛等；③肝熱目赤腫痛、羞明流淚及目生翳障等症。

用量用法：內服，0.25～0.5g，入丸、散，由於本品有腥苦味，口服易引起嘔吐，故宜用膠囊。外用適量，調塗

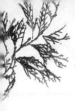

患處。

使用注意：脾胃虛寒者忌服。虛寒證當禁用。

【廉便驗方】（1）小兒疳證羸瘦：熊膽、使君子仁各等分。研細，糊丸。每次5g，米湯送服，不拘時。

（2）目赤障翳：熊膽少許，化開，入冰片1～2片，點眼。

【臨床新用】熊膽還可用於百日咳、頭面部帶狀疱疹、潰瘍型病毒性角膜炎、急性結膜炎等病症。

## 305. 硇　砂

【原文】硇砂有毒，潰癰爛肉，除翳生肌，破癥消毒。水飛去土石，生用爛肉，火煅可用。

【白話解】硇砂有毒，可以使癰腫破潰，腐蝕爛肉，消除眼中的翳膜，又能生肌解毒，行血消癥。用水飛進行炮製，去除土石。生用有腐蝕性，只可外用；火煅後可內服。

> **今按**　硇砂為鹵化物類礦物硇砂的晶體。本品味鹹、苦、辛，性溫。有毒。歸肝、脾、胃、肺經。具有消積軟堅，破瘀散結，化腐生肌，祛痰，利尿功效。主要用於①癥瘕痃癖，噎膈反胃，經閉；②目翳，贅疣息肉，瘰癧，惡瘡；③痰飲，喉痹。

用量用法：內服：入丸、散，0.3～0.9g。外用：研末點、撒或調敷，或入膏藥中貼，或化水點塗。

使用注意：體虛無實邪積聚及孕婦忌服。

【廉便驗方】（1）鼻生息肉：硇砂3g，冰片0.5g，輕

粉、雄黃各1g。上共為末，勤點息肉上，日用5次。

（2）喉痹咽塞熱痛：沙參、朱砂、硇砂、人參、玄參、丹參。上藥各等分，搗研為末，煉蜜為丸，每丸9g。飯後睡前含服1丸。

（3）婦人閉經：硇砂60g，乾漆、肉桂、沒藥、琥珀各30g。上藥研細末，用糯米糊丸，如梧桐子大。飯前以溫酒送服20丸。

【臨床新用】硇砂還可用於鼻咽和鼻腔惡性腫瘤、食管癌、賁門癌等病症。

## 306. 硼　砂

【原文】硼砂味辛，療喉腫痛，膈上熱痰，噙化立中。大塊光瑩者佳。

【註釋】噙化：即將藥物含在口內溶化的服藥方法。

【白話解】硼砂味辛，治療咽喉腫痛，清除胸膈以上的熱痰，放在口中含化，能很快見效。塊大，色澤光瑩者品質好。

---

**今按**　硼砂為天然礦物硼砂的礦石，經提煉精製而成的結晶體。本品味甘、鹹，性涼。歸肺、胃經。具有外用清熱解毒，內服清肺化痰功效。主要用於①咽喉腫痛，口舌生瘡，目赤瞖障；②痰熱咳嗽。

---

**用量用法**：外用適量，研極細末乾撒或調敷患處或化水含漱。內服，1.5～3g，入丸、散用。

**使用注意**：本品以外用為主，內服宜慎。

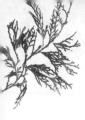

【廉便驗方】（1）**喉中潰爛**：硼砂、玄明粉各15g，朱砂1.8g，冰片1.5g。上為細末，吹喉。

（2）**眼生翳膜**：硇砂1.5g，硼砂、青鹽各0.3g。上為細末，點眼。

（3）**口瘡**：硼砂、黃柏、薄荷葉各等分。上為末，生蜜為丸，如龍眼大。每服1丸，津液噙化。

【臨床新用】硼砂還可用於尿瀦留、癲癇、脂溢性皮炎、百日咳、皮膚汗斑、黴菌性陰道炎、腰部扭傷及腰痛、復發性口瘡等病症。

# 307. 朱　砂

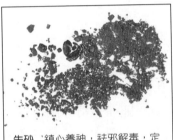

朱砂　鎮心養神，祛邪解毒，定魄安魂。

【原文】朱砂味甘，鎮心養神，祛邪殺鬼，定魄安魂。生即無害，煉服殺人。

【註釋】**鎮心**：本品屬金石類藥物，質重能鎮心安神，適用於癲狂、煩躁、心悸、失眠等症。

【白話解】朱砂味甘，質重鎮心安神，治療心神不寧等症，安定神志。生用沒有害處，火煉後服用毒性增大，可導致死亡。

> **今按**　朱砂為硫化物類礦物辰砂族辰砂，主含硫化汞（HgS）。本品味甘，性微寒。有毒。歸心經。具有清心鎮驚，安神解毒功效。主要用於①心火亢盛，內擾神明之心神不寧、驚悸怔忡、煩躁不眠；②驚風，癲

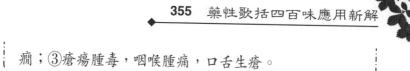

癇；③瘡瘍腫毒，咽喉腫痛，口舌生瘡。

**用量用法：**內服，只宜入丸、散服，每次0.1～0.5g；不宜入煎劑。外用適量。

**使用注意：**本品有毒，內服不可過量或持續服用，孕婦及肝功能不全者禁服。入藥只宜生用，忌火煅。

**【廉便驗方】**（1）**虛性頭痛，服諸藥不效而愈甚：**朱砂15g，鹿茸30g。上為細末，糊丸如梧桐子大，每服40丸，炒酸棗仁煎湯送下，睡前服。

（2）**諸瘡及疔毒腐爛：**磁石35g，朱砂18g，雄黃9g，冰片、麝香各1g。研細末，敷患處。

（3）**驚悸善忘：**白石英、朱砂各30g。研末，每次1.5g，飯後睡前溫水送服。

**【臨床新用】**朱砂還可用於癲癇、失眠、小兒急驚風、面神經炎、肺結核盜汗、牙痛、夜遊症等病症。

## 308. 硫 黃

**【原文】**硫黃性熱，掃除疥瘡，壯陽逐冷，寒邪敢當。

**【白話解】**硫黃性熱，外用治療疥瘡，內服補火壯陽，祛寒逐冷。

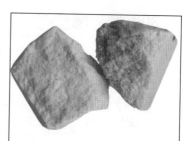

硫黃　掃除疥瘡，壯陽逐冷，寒邪敢當。

**今按**　硫黃為自然元素類礦物硫族自然硫。本品味酸，性溫。有毒。歸腎、大腸經。具有外用解毒，

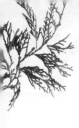

殺蟲，療瘡；內服補火助陽通便功效。主要用於①外用治疥癬，濕疹，陰疽瘡瘍；②內服治陽痿，虛喘冷哮，虛寒便秘。

**用量用法**：外用適量，研末敷或加油調敷患處。內服1.5～3g。炮製後入丸、散服。

**使用注意**：陰虛火旺及孕婦忌服。

**【廉便驗方】**（1）**小兒泄瀉注水，腸鳴肚疼**：黃連、硫黃各等分。上為末，麵糊為丸，如小豆大，3歲服10丸，飯前米湯送下。

（2）**遍身疥癩**：雄黃、生白礬、花椒、硫黃各等分。上為末，雞蛋黃炒油調搽。

**【臨床新用】**硫黃還可用於疥瘡、慢性腹瀉、蟯蟲病、紅皮病、陰囊或陰唇濕癢、小兒遺尿、高血壓、慢性支氣管炎、脂溢性皮炎、頭部黃水瘡、嬰兒濕疹等病症。

### 309. 龍　腦

**【原文】**龍腦味辛，目痛頭痹，狂躁妄語，真為良劑。即冰片。

**【註釋】頭痹**：疑作「喉痹」，亦有改為「竅閉」者，可作參考。

**【白話解】**龍腦味辛，可治療眼目疼痛，驚癇癲狂，胡言亂語等，療效均比較好。本品即冰片。

　　**今按**　冰片為龍腦香科植物龍腦香 *Dryobalanops aromatica* Gaertn. f. 樹脂加工品，或龍腦香樹的樹幹、

樹枝切碎，經蒸餾冷卻而得的結晶，稱「龍腦冰片」，亦稱「梅片」。由菊科植物艾納香（大艾）*Blumea balsamifera* DC. 葉的昇華物經加工劈削而成，稱「艾片」。現多用松節油、樟腦等，經化學方法合成，稱「機製冰片」。本品味辛、苦，性微寒。歸心、脾、肺經。具有開竅醒神，清熱止痛功效。主要用於①閉證神昏；②目赤腫痛，喉痺口瘡；③瘡瘍腫痛，瘡潰不斂，水火燙傷。

**用量用法**：入丸、散，每次0.15～0.3g。外用適量，研粉點敷患處。不宜入煎劑。

**使用注意**：孕婦慎用。

**【廉便驗方】**（1）**急中風目瞑牙噤，不能下藥**：天南星、冰片各等分。上研末，點眼、揩齒。

（2）**頭腦疼痛**：冰片3g，紙捲做撚，燒煙燻鼻，吐出痰涎即癒。

（3）**內外痔瘡**：冰片0.5g，蔥汁化搽之。

**【臨床新用】**冰片還可用於冠心病、風濕性心瓣膜病引起的心絞痛、慢性氣管炎、帶狀疱疹、外科感染未形成膿腫或表皮未破潰，竇道、瘻管、潰瘍、褥瘡等病症。

## 310. 蘆 薈

**【原文】**蘆薈氣寒，殺蟲消疳，癲癇驚搐，服之立安。俗名象膽。

**【白話解】**蘆薈性寒，能夠殺死寄生蟲，治療小兒蟲積疳疾，又能用於癲癇、驚風抽搐等，服用本品，功效顯

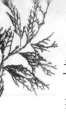

著。本品俗名叫做象膽。

> **今按**　蘆薈為百合科植物庫拉索蘆薈 *Aloe bar-badensis* Miller 及好望角蘆薈 *A. ferox* Miller 的液質經濃縮的乾燥物。本品味苦，性寒。歸肝、胃、大腸經。具有瀉下通便，清肝，殺蟲功效。主要用於①熱結便秘；②肝經火盛的便秘溲赤，頭暈頭痛，煩躁易怒，驚癇抽搐等；③小兒疳積；④癬瘡。

**用量用法**：入丸、散服，每次1～2g。外用適量。

**使用注意**：脾胃虛弱，食少便溏及孕婦忌用。

**【廉便驗方】**（1）**津液不足，大便不通**：蘆薈21g，朱砂15g。上藥滴黃酒少許為丸，每服3.6g，黃酒送服。

（2）**小兒鼻疳，癢痛不止**：蘆薈、黃柏末各0.3g，青黛、冰雄黃各0.15g。上為細末，另敷瘡上，每日3次。

（3）**走馬牙疳**：蘆薈3g，黃柏末15g，砒石（用紅棗5枚去核，每棗納砒石0.3g火燒存性）1.5g。上為細末，先用米泔水洗淨疳毒，後敷患處。

**【臨床新用】**蘆薈還可用於黃褐斑、腳癬、風濕、神經痛、胃及十二指腸潰瘍、慢性活動型和遷延型肝炎、青光眼等病症。

## 311. 天竺黃

**【原文】**天竺黃甘，急慢驚風，鎮心解熱，化痰有功。出天竺國。

**【白話解】**天竺黃味甘，用於小兒急慢驚風，具有鎮

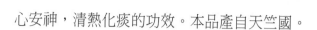

心安神，清熱化痰的功效。本品產自天竺國。

> **今按** 天竺黃為禾本科植物青皮竹 *Bambusa textilis* Mc Clure 或華思勞竹 *Schizostachyum chinense* Rendle 等杆內分泌液乾燥後的塊狀物。本品味甘，性寒。歸心、肝經。具有清熱化痰，清心定驚功效。主要用於①小兒驚風，中風癲癇，熱病神昏；②痰熱咳喘。

**用量用法**：煎服，3～6g；研粉沖服，每次0.6～1.0g。

**【廉便驗方】**

（1）**小兒胎風，心熱驚癇**：朱砂、牛黃、天竺黃、鐵粉各3g，麝香1.5g。上為細末，每服0.5g，以竹瀝調下，不拘時。

（2）**小兒心熱涎生，睡眠不安**：朱砂、鐵粉、天竺黃、鈎藤各15g，麝香0.3g。上為細末，生蜜為丸，如小豆大。每服1丸，薄荷湯送服。

**【臨床新用】** 天竺黃還可用於肩關節周圍炎、頑固性頭痛、踝關節扭傷、風濕性心臟病、痛經等病症。

## 312. 麝 香

**【原文】** 麝香辛暖，善通關竅，伐鬼安驚，解毒甚妙。不見火。

**【白話解】** 麝香味辛，性溫，善於開竅醒神，辟穢定驚，用於熱病神昏，中風痰迷，癲癇等閉證神昏，此外，又有良好的解毒作用。不可用火燒。

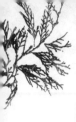

　　**今按**　麝香為鹿科動物林麝 *Moschus berezovskii* Flerov、馬麝 *M. sifanicus* Przewalski 或原麝 *M. moschiferus* Linnaeus 成熟雄體香囊中的乾燥分泌物。本品味辛，性溫。歸心、脾經。具有開竅醒神，活血通經，消腫止痛功效。主要用於①各種原因所致之閉證神昏，無論寒閉、熱閉，用之皆效；②瘡瘍腫毒，瘰癧痰核，咽喉腫痛；③血瘀經閉，癥瘕，心腹暴痛，頭痛，跌打損傷，風寒濕痹；④難產，死胎，胞衣不下。

　　**用量用法**：入丸、散，每次0.03～0.1g。外用適量。不宜入煎劑。

　　**使用注意**：孕婦禁用。

　　**【廉便驗方】**（1）**中風不醒**：麝香6g研末，入清油100g，和勻灌之。

　　（2）**諸惡瘡及癰疽發背上惡肉方**：麝香、雄黃、珍珠、白礬各30g。研細末，以豬膏攪令如泥，塗患處。

　　**【臨床新用】**麝香還可用於心絞痛、冠心病、腦中風、血管性頭痛、肺性腦病、血管性癡呆、惡性腫瘤、慢性肝炎、早期肝硬化、哮喘病、化膿性中耳炎等病症。

## 313. 乳　香

　　**【原文】**乳香辛苦，療諸惡瘡，生肌止痛，心腹尤良。

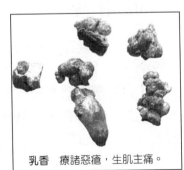

乳香　療諸惡瘡，生肌主痛。

去砂石，用燈心同研。

【白話解】乳香味辛、苦，治療多種瘡瘍癰腫，具有生肌止痛之功，又可用於氣血阻滯於心腹的疼痛。去掉砂石，與燈心共同研末。

> **今按** 乳香為橄欖科植物乳香樹 *Boswellia carterii* Birdw 及其同屬植物皮部滲出的樹脂。本品味辛、苦，性溫。歸心、肝、脾經。具有活血行氣止痛，消腫生肌功效。主要用於①跌打損傷，瘡瘍癰腫；②氣滯血瘀之痛證。

**用量用法**：煎服，3～10g，宜炒去油用。外用適量，生用或炒用，研末外敷。

**使用注意**：胃弱者慎用，孕婦及無瘀滯者忌用。

【廉便驗方】

（1）**跌撲折傷筋骨**：乳香、沒藥各4.5g，當歸尾、紅花、桃仁各9g。水煎服。

（2）**瘡瘍疼痛不可忍**：乳香、沒藥各6g，寒水石、滑石各12g，冰片0.3g。為細末，搽患處。

（3）**陰寒呃逆不止**：乳香、硫黃、艾葉各6g。為細末，用黃酒200mL，煎數沸，趁熱氣，使病人鼻嗅之。外用搗生薑擦胸前。

【臨床新用】乳香還可用於胃痛、痛經、宮頸糜爛、急性闌尾炎、肛裂、急性非淋巴細胞性白血病，以及骨折、軟組織損傷、創面感染等病症。

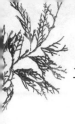

## 314. 沒　藥

【原文】沒藥溫平，治瘡止痛，跌打損傷，破血通用。

【白話解】沒藥性平偏溫，可治療瘡瘍，又能破血止痛，用於跌打損傷。

> **今按**　沒藥為橄欖科植物沒藥樹 *Commiphora myrrha* Engl. 或其他同屬植物皮部滲出的油膠樹脂。本品味辛、苦，性平。歸心、肝、脾經。具有活血止痛，消腫生肌功效。主要用於①跌打損傷、瘡瘍癰腫；②氣滯血瘀之痛證。

**用量用法**：煎服，3～10g。外用適量。

**使用注意**：胃弱者慎用，孕婦及無瘀滯者忌用。

【廉便驗方】

（1）**婦人血瘀腹痛**：沒藥、紅花、延胡索、當歸各等分。上為細末，每次6g，沖服。

（2）**傷寒後腰痛不可忍**：沒藥、地龍各30g，肉桂15g。研細末，每服2g，空腹溫酒送服。

（3）**血暈及臍腹攻刺疼痛**：沒藥30g研細末，每服3g，以溫酒送服，不拘時。

【臨床新用】沒藥還可用於冠心病、痛經、宮頸糜爛、頸淋巴結節、急性扁桃體炎、增生性脊柱炎、血吸蟲病、高血脂症等病症。

## 315. 阿　魏

【原文】阿魏性溫，除癥破結，卻鬼殺蟲，傳屍可滅。

【白話解】阿魏性溫，能夠散瘀破結，消除癥瘕，又可殺蟲祛邪，治療肺結核病。

---

**今按**　阿魏為傘形科植物新疆阿魏 *Ferula sinkiangensis* K. M. Shen 或阜康阿魏 *F. fukanensis* K. M. Shen 的樹脂。本品味苦、辛，性溫。歸肝、脾、胃經。具有化癥散痞，消積，殺蟲功效。主要用於①癥瘕，痞塊；②肉食積滯；③瘧疾、痢疾。

---

用量用法：內服，1～1.5g，多入丸、散，不宜入煎劑。外用適量，多入膏藥。

使用注意：脾胃虛弱及孕婦忌用。

【廉便驗方】

（1）瘧母：阿魏、雄黃各8g，朱砂4.5 g，麵糊為丸，如綠豆大，每服5丸，每日2次。

（2）肉食積滯：連翹30g，黃連35g，山楂、阿魏各60g。上為末，醋煮阿魏成糊為丸，每服30丸，溫水送服。

【臨床新用】阿魏還可用於血管瘤等病症。

## 316. 水　銀

【原文】水銀性寒，治疥殺蟲，斷絕胎孕，催生立通。

【註釋】斷絕胎孕：即墮胎。

【白話解】水銀性寒，可殺蟲治療疥癬，又能墮胎，

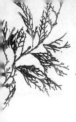

催產。

---

　　**今按**　水銀為一種液態金屬。主要由辰砂礦煉出，少數取自自然汞。本品味辛，性寒。有毒。歸心、肝、腎經。具有殺蟲，攻毒功效。主要用於①梅毒；②疥癬，惡瘡，痔瘻。

---

　　**用量用法**：外用，適量，塗搽。
　　**使用注意**：孕婦忌服，頭瘡不宜用，以免吸收中毒。
　　**【廉便驗方】**
　　（1）**小兒風癇**：水銀30g，生黑豆末6g。以棗瓤同研直到沒有金屬光澤，糊丸如綠豆大。1歲幼兒每服以乳汁送下1丸。幼兒稍大，加丸服之。
　　（2）**疥瘡**：水銀0.6g，胡椒30g，蛇床子15g，黃連1g，硫黃0.3g。上藥相和，以麻油和如稀麵糊。先以鹽水洗患處，再用藥塗之，乾即更換。
　　**【臨床新用】**水銀還可用於疥癬、梅毒瘡、白癜風等病症。

## 317.輕　粉

　　**【原文】**輕粉性燥，外科要藥，楊梅諸瘡，殺蟲可托。
　　**【註釋】楊梅諸瘡**：為感染梅毒引起的一種全身性疾病。臨症先患下疳，或患橫痃，然後發楊梅瘡。發病前有全身發熱、頭痛、骨節酸疼、咽痛，隨即出現皮膚病變。外陰局部皮膚先起紅暈，後發斑片（名楊梅斑），形如風疹（名楊梅疹），狀如赤豆，嵌於肉內（名楊梅痘），疹

粒破爛，肉反突出於外（名翻花楊梅）。後期毒侵骨髓、關節或流竄臟腑，統稱為楊梅結毒。

【白話解】輕粉性燥，是治療外科疾病非常重要的藥物，能夠殺蟲療瘡，用於楊梅瘡等。

**今按** 輕粉為水銀、白礬（或膽礬）、食鹽等用昇華法製成的氯化亞汞（$Hg_2Cl_2$）結晶性粉末。本品味辛，性寒。有毒。歸大腸、小腸經。具有外用攻毒殺蟲，斂瘡；內服逐水通便功效。主要用於①外用治瘡瘍潰爛，疥癬瘙癢，濕疹，酒渣鼻，梅毒下疳；②內服治水腫脹滿，二便不利。

**用量用法**：外用適量，研末調塗或乾摻，製膏外貼。內服每次0.1～0.2g，入丸、散服。

**使用注意**：本品有毒（可致汞中毒），內服宜慎，且服後應漱口。體虛及孕婦忌服。

【廉便驗方】

（1）**面部瘢痕**：輕粉、禹白附、炒黃芩、白芷、防風各等分。上為細末，煉蜜為丸，洗面後搽面部。

（2）**楊梅瘡癬**：輕粉、大風子各等分，為末，塗患處。

（3）**水氣腫滿**：輕粉、葶藶子各3g。同蒸糊丸如綠豆

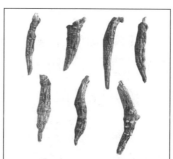

禹白附　治面百病，血痹風瘡，中風痰症。

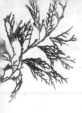

大。飯前溫水送服3丸，日服3次。

【臨床新用】輕粉還可用於慢性皮膚潰瘍、疥瘡、梅毒、頑癬等病症。

## 318. 靈　砂

【原文】靈砂性溫，能通血脈，殺鬼辟邪，安魂定魄。係水銀、硫黃，水火煅煉成形者。

【白話解】靈砂性溫，可以活血通脈，去除穢濁惡氣，安定神志。本品是水銀和硫黃，用火煅煉加工後的化合物。

> **今按**　靈砂為以水銀和硫黃為原料，經人工加熱昇華而製成的硫化汞（HgS）。本品味甘，性溫。有毒。歸心、胃經。具有祛痰，降逆，安神，定驚功效。主要用於①頭暈吐逆，反胃；②小兒驚吐噎膈，心悸怔忡，失眠。

**用量用法**：內服：研末，0.3～1g，每日1次；或入丸、散。

**使用注意**：有毒，內服宜慎用。

【臨床新用】靈砂還可用於面神經炎、失眠、咽喉部腫痛、夜遊症等病症。

## 319. 砒　霜

【原文】砒霜大毒，風痰可吐，截瘧除哮，能消沉痼。一名人言，一名信石，所畏綠豆、冷水、米醋、羊肉，誤中毒，服用一味即解。

**【白話解】**砒霜有大毒，可以湧吐風痰，治療哮喘、瘧疾，對於久病難癒，頑固的慢性病有較好療效。本品又名人言、信石。畏綠豆、冷水、米醋、羊肉。如果誤服本品中毒，服用以上一味即可解毒。

**今按** 砒霜為礦物砷華 Arsenolite 的礦石，或由毒砂（硫砷鐵礦）、雄黃等含砷礦物的加工品。本品味辛，性大熱。有大毒。歸肺、肝經。具有外用攻毒殺蟲，蝕瘡去腐；內服祛痰平喘，截瘧功效。主要用於①腐肉不脫之惡瘡，瘰癧，頑癬，牙疳，痔瘡；②寒痰哮喘；③瘧疾。

**用量用法**：外用適量，研末撒敷，宜作複方散劑或入膏藥、藥捻用。內服一次 0.002～0.004g，入丸、散服。

**使用注意**：本品劇毒，內服宜慎；外用亦應注意，以防局部吸收中毒。孕婦忌服。不可作酒劑服。忌火煅。

**【廉便驗方】**

（1）哮喘：砒霜 0.05g，麵粉、海螵蛸各 3g。研末，每次 0.3g，服後一段時間吐出為好。

（2）雞眼：砒霜 3g，地骨皮 60g，紅花 30g，桃仁 15g，蓖麻油適量，澱粉適量，製成軟膏。外用，用膠布固定，2～3 天換藥 1 次。

**【臨床新用】**砒霜還可用於結核病、慢性氣管炎、花斑癬、早期子宮頸癌、皮膚癌、急性早幼粒細胞白血病等病症。

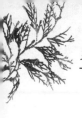

## 320. 雄 黃

【原文】雄黃甘辛，辟邪解毒，更治蛇虺，喉風息肉。

【註釋】**喉風**：多因感受風熱外邪，肺胃素有積熱，致風火相煽，蘊結而成，症見咽喉部突然腫痛，呼吸困難，吞咽不適，並伴有痰涎壅盛、牙關拘急、神志不清等。

【白話解】雄黃味甘、辛，解毒殺蟲，治療瘡瘍腫毒，蛇蟲咬傷。又能用於咽喉腫痛，呼吸急促、痰多壅盛的喉風。此外還可消除息肉。

---

**今按**　雄黃為硫化物類礦物雄黃的礦石。主含二硫化二砷（$As_2S_2$）。本品味辛，性溫。有毒。歸肝、胃、大腸經。具有解毒，殺蟲，祛痰截瘧功效。主要用於①癰腫疔瘡，濕疹疥癬，蛇蟲咬傷；②癲癇，小兒喘滿咳嗽；③瘧疾。

---

**用量用法**：外用適量，研末敷，香油調搽或煙薰。內服 0.05～0.1g，入丸、散用。

**使用注意**：內服宜慎，不可久服。外用不宜大面積塗搽及長期持續使用。孕婦禁用。切忌火煅。

【廉便驗方】

（1）**蛇串瘡**：雄黃為末，醋調塗，用酒服。

（2）**老瘧，痰瘧**：雄黃、瓜蒂、赤小豆各等分。上為末，每次 1.5g，溫水送服，以吐為度。

（3）**破傷風**：防風 6g，雄黃、草烏各 3g。研細末，每次 0.3g，溫酒送服。

【臨床新用】雄黃還可用於支氣管哮喘、慢性支氣管炎、白血病、帶狀疱疹、腋臭、流行性腮腺炎、蟯蟲病、鵝掌風、膽道蛔蟲病、癌症晚期疼痛、熱帶性嗜紅細胞增多症等病症。

## 321. 珍　珠

【原文】珍珠氣寒，鎮驚除癇，開聾磨翳，止渴墜痰。未鑽者，研如粉。

【註釋】驚風：以神昏、抽風、驚厥為主要表現，以搐、搦、掣、顫、反、引、竄、視八候為特徵的兒科病證。

**癇病**：以突然昏仆，口吐涎沫，肢體抽搐，移時自醒等為主要症狀的發作性的神志異常病證。

**墜痰**：即祛痰。

【白話解】珍珠味甘、鹹，性寒，能鎮驚安神，清熱息風，明目退翳，治療驚風癲癇、目赤翳障。又能祛痰、止渴。亦可用於治療耳聾。入藥以未經鑽孔等加工處理過的為佳，研極細粉末用。

　　**今按**　珍珠為珍珠貝科動物馬氏珍珠貝 *Pteria martensii*（Dunker）、蚌科動物三角帆蚌 *Hyriopsis cumingii*（Lea）或褶紋冠蚌 *Cristaria plicata*（Leach）等雙殼類動物受刺激形成的珍珠。本品味甘、鹹，性寒。歸心、肝經。具有安神定驚，明目消翳，解毒生肌功效。主要用於①心神不寧，心悸失眠；②驚風，癲癇；③目赤翳障，視物不清；④口內諸瘡，瘡瘍腫毒，潰久不斂；⑤皮膚色斑。

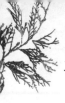

**用量用法**：內服入丸、散用，0.1～0.3g。外用適量。

**【廉便驗方】**（1）**小兒驚啼及夜啼**：珍珠、灶心土、朱砂各0.3g，麝香3g。上研如粉，煉蜜和丸，如綠豆大，每次溫水送服1丸。

（2）**風痰火毒，喉痹**：珍珠0.9g，牛黃0.3g。上研極細，或吹或摻，調服0.6g。

（3）**燒傷、燙傷**：珍珠4.5g，麝香1.5g，琥珀15g，乳香30g。上研細末，薄撒患處。

（4）**遺精**：珍珠、牡蠣各180g，用水同煮並去牡蠣，只取珍珠用，搗細，水飛，候乾，用蒸餅和，丸如梧桐子大，每服食前以溫酒下服20丸。

**【臨床新用】**珍珠還可用於急慢性咽喉炎、支氣管炎、糖尿病、胃及十二指腸潰瘍、子宮頸糜爛、外傷性皮膚缺損等病症。

## 322. 牛　黃

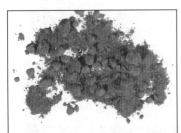

牛黃　治風痰，安魂定魄，驚癎靈丹。

**【原文】**牛黃味苦，大治風痰，定魂安魄，驚癎靈丹。

**【註釋】魂**：隨心神活動所做出的思維意識活動。

**魄**：不受意識所支配，屬於人體本能的感覺和動作。

**【白話解】**牛黃味苦，苦能泄，能清熱化痰開竅，涼肝息風定驚，治療風痰證、神志昏迷，尤宜於驚風、癎證。

> **今按** 牛黃為牛科動物牛 *Bos taurus domesticus* Gmelin乾燥的膽結石。本品味甘，性涼。歸心、肝經。具有化痰開竅，涼肝息風，清熱解毒功效。主要用於①熱病神昏；②小兒驚風，癲癇；③口舌生瘡，咽喉腫痛，牙痛，癰疽疔毒。

**用量用法**：入丸、散劑，每次0.15～0.35g。外用適量，研末敷患處。

**使用注意**：非實熱證不宜用，孕婦慎用。

**【廉便驗方】**（1）瘡瘍：牛黃9g，生甘草、金銀花各30g，紫河車15g。上為末，煉蜜丸，每服3g。

（2）**心經熱盛，神昏譫語**：牛黃（另研）、冰片（另研）、大黃各30g，朱砂（另研）6g。上為細末和勻，每服3～6g，冷薑湯或蜜水調下。

（3）**小兒驚風**：牛黃0.3g，朱砂0.15g，牽牛子0.6g。上共研為末，作一服，小兒減半，黃酒入蜜少許送下。

（4）**鵝口瘡**：牛黃、硼砂、雄黃、黃連各0.6g。上研細末，乳調，敷於口中。

**【臨床新用】**牛黃還可用於帶狀疱疹、黃疸性肝炎、日本腦炎、冠心病、急性胰腺炎、上呼吸道感染、急性咽炎、扁桃體炎、支氣管炎、頑固性呃逆等病症。

## 323.琥 珀

**【原文】**琥珀味甘，安魂定魄，破瘀消癥，利水通澀。拾起草芥者佳。

**【註釋】消癥**：指能消除腹中的瘀血積塊。

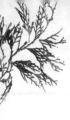

【白話解】琥珀味甘，性平。能安神定志，治療心神不寧失眠多夢和驚風癲癇；又能破瘀血、消癥積，治療癥瘕、積聚。亦能利水通淋，治療淋證。以能吸引禾草，現引申為琥珀摩擦後生電，能吸引細小的東西者為佳。

**今按**　琥珀為古代松科植物，如楓樹、松樹的樹脂埋藏地下經年久轉化而成的化石樣物質。本品味甘，性平。歸心、肝、膀胱經。具有鎮驚安神，活血散瘀，利尿通淋功效。主要用於①心神不寧，心悸失眠，驚風，癲癇；②痛經經閉，心腹刺痛，癥瘕積聚；③淋證，癃閉；④瘡癰腫毒。

**用量用法**：研末沖服，或入丸、散，每次1.5～3g。外用適量。不入煎劑。忌火煅。

【廉便驗方】（1）**血虛驚恐，失眠**：琥珀、朱砂、沒藥、當歸各等分。上為末，每服6g。

（2）**小兒驚風**：琥珀、防風各3g，朱砂1.5g。上為末，豬乳調。

（3）**淋證**：琥珀研細，研麝香，白湯調下。

（4）**金瘡出血不止**：琥珀、降香、血竭各等分。上為極細末，敷傷處。

【臨床新用】琥珀還可用於小兒夜啼、陰囊血腫、夜遊症、心律失常、燒傷、婦科急性痛症等病症。

### 324. 血　竭

【原文】血竭味鹹，跌撲傷損，惡毒瘡癰，破血有準。

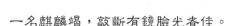

一名麒麟竭，敲斷有鏡臉光者佳。

【註釋】惡毒：又名惡毒瘡，外科病名。本證是指一般頑固的外瘍。

【白話解】血竭味甘鹹，性平，為傷科要藥，能治療跌僕損傷、癰疽瘡瘍久潰不斂。此外，本品亦能破血。本品又名麒麟竭，以斷面有玻璃樣光澤者為佳。

> **今按** 血竭為棕櫚科植物麒麟竭*Daemonorops draco* Bl. 的果實及樹幹中滲出的樹脂。本品味甘、鹹，性平。歸肝經。具有活血定痛，化瘀止血，斂瘡生肌功效。主要用於①跌打損傷、瘀滯心腹疼痛；②外傷出血；③瘡瘍不斂。

**用量用法**：內服：多入丸、散，研末服，每次1～2g。外用適量，研末外敷。

**使用注意**：無瘀血者不宜用，孕婦及月經期忌用。

【廉便驗方】（1）**腹中血塊**：血竭、沒藥、滑石、牡丹皮各30g。上為末，每服6g。

（2）**鼻衄**：血竭、蒲黃各等分。上為末，吹之。

（3）**痔瘡腫痛**：血竭為細末，用自津唾調塗。

【臨床新用】血竭還可用於上消化道出血、陳舊性心肌梗塞兼心絞痛、急性外痔、慢性宮頸糜爛、慢性結腸炎等病症。

## 325. 石鐘乳

【原文】石鐘乳甘，氣乃剽悍，益氣固精，明目延壽。

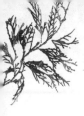

【註釋】剽悍：指敏捷勇猛。

益氣固精：透過補益腎氣，達到固精止遺目的，適用於氣虛不固所致遺精為主症的治療方法。

【白話解】石鐘乳味甘，性溫，藥力峻猛，能補氣固精，治療肺氣虛的咳嗽氣喘和腎虛的陽痿、遺精；又能明目，可用於治療兩目昏花。

---

**今按**　石鐘乳為碳酸鹽類方解石族礦物方解石的鐘乳狀集合體下端較細的圓柱狀管狀部分。本品味甘，性溫。歸肺、腎、胃經。具有溫肺，助陽，利竅通乳功效。主要用於①寒痰喘嗽；②虛勞氣喘；③陽痿早洩，夢遺滑精；④乳汁不通。

---

用量用法：內服：煎湯，9～15g，打碎先煎；研末，1.5～3g；或入丸、散。外用：適量，研末調敷。

使用注意：不可久服，陰虛火旺，肺熱咳嗽者禁服。

【廉便驗方】

（1）肺氣虛的咳嗽氣喘：石鐘乳、桑白皮、麥冬、紫蘇子各2g，生薑3片，大棗1枚。食後服。

（2）寒痰喘嗽：石鐘乳、人參、阿膠各等分。上為末，用糯米飲調服。

（3）腎陽虛，手足冷：石鐘乳60g，菟絲子、石斛各30g，吳茱萸15g。上藥搗篩為末，煉蜜丸如梧桐子大，空腹服7丸。

（4）乳汁不通：石鐘乳、漏蘆各60g。每次服3g。

【臨床新用】石鐘乳還可用於潰瘍病胃酸過多等病症。

## 326. 陽起石

【原文】陽起石甘，腎氣乏絕，陰痿不起，其效甚捷。火煅酒淬七次，再酒煮半日，研細。

【註釋】腎氣：腎精化生之氣。

【白話解】陽起石味甘，性溫，能溫腎壯陽，治療腎陽虛的陽痿和宮寒不孕，能較快達到治療目的。本品炮製法為火煅紅透後，倒入黃酒內淬，取出晾乾，再煅再淬，如此反覆7次，再與黃酒同煮半日，取出晾乾，研細末用。

> **今按** 陽起石為矽酸鹽類礦物陽起石 *Actinolite* 或陽起石石棉 *A. asbestus.* 的礦石。本品味鹹，性溫。歸腎經。具有溫腎壯陽功效。主要用於①陽痿不舉；②宮冷不孕。

**用量用法**：煎服，3～6g，或入丸、散服。

**使用注意**：陰虛火旺者忌用。不宜久服。

【廉便驗方】

（1）**腎氣不固，遺精，遺尿**：陽起石、附子、石鐘乳粉各等分。上為細末，和勻，用糯米糊為丸，如梧桐子大，每服20～30丸，米飯送下，食前服。

（2）**衝任虛寒，崩漏下血**：陽起石（火煅紅，別研令極細）60g，鹿茸30g。上為細末，醋煎艾汁，糯米糊和為丸，如梧桐子大，每服百丸。

（3）**丹毒**：陽起石（燒，研末），水調塗腫處。

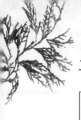

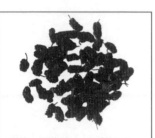

**桑葚** 滋陰補血，潤腸生肌。常吃可烏鬚髮。

# 327. 桑葚子

**【原文】**桑葚子甘，解金石燥，清除熱渴，染鬚髮皓。

**【註釋】解金石燥：**指能夠緩解金石類藥物的燥烈之性。

**熱渴：**指陰虛內熱的口渴。

**染鬚髮皓：**指能使過早變白的頭髮、鬍鬚變黑。「皓」，即潔白之意。

**【白話解】**桑葚子味甘，能養陰潤燥，補血，解除礦物金石藥的燥性，治療陰虛內熱的口渴。又能使過早變白的頭髮、鬍鬚變黑，可用於治療鬚髮早白。

---

**今按**　桑葚子為桑科植物桑 *Morus alba* L.的果穗。本品味甘、酸，性寒。歸肝、腎經。具有滋陰補血，生津潤燥功效。主要用於①肝腎陰虛證；②津傷口渴，消渴；③腸燥便秘。

---

**用量用法：**煎服，9～15g。

**【廉便驗方】（1）習慣性便秘：**鮮桑葚30～60g。水煎服，日服3～5次。

**（2）髮禿：**搗桑葚子取汁，每服10mL，每日3服。

**（3）飲酒中毒：**桑葚子30g，用酒60mL，浸1日，每服10mL。

**（4）鬚髮早白：**蒼朮、地骨皮各淨末50g，用桑葚子取100g（取汁），入瓷罐內密封保存，自然煎乾，方取為

末，蜜丸小豆大，每服10丸，酒送下。

【臨床新用】桑葚子還可用於神經衰弱、糖尿病等病症。

## 328. 蒲公英

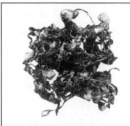

蒲公英　清熱解毒，消腫散結。外用可治療乳腺炎。

【原文】蒲公英苦，潰堅消腫，結核能除，食毒堪用。一名黃花地丁草。

【註釋】潰堅消腫：指能消除紅腫堅塊。

結核：外科病證名，「此證生於皮裏膜外，結為果核，堅而不痛」，初起推之可動，久則推之難移，多不作膿。因風火氣鬱，或濕痰凝結而致。

食毒堪用：可用於吞食有毒食物所致脘腹劇痛，嘔吐、泄瀉等。

【白話解】蒲公英味苦，性寒，能清熱解毒，消腫散結，消除堅硬的腫塊或結核，治療瘡瘍腫毒；亦可用於治療食物中毒。本品又名黃花地丁。

---

**今按**　蒲公英為菊科植物蒲公英*Taraxacum mongolicum* Hand. Mazz.、鹼地蒲公英 *T. sinicum* Kitag.或同屬數種植物的乾燥全草。本品味苦、甘，性寒。歸肝、胃經。具有清熱解毒，消腫散結，利濕通淋功效。主要用於①癰腫疔毒，乳癰；②熱淋澀痛，濕熱黃疸；③目赤腫痛。

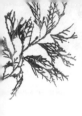

　　**用量用法**：煎服，9～15g。外用鮮品適量搗敷或煎湯熏洗患處。

　　**使用注意**：用量過大，可致緩瀉。

　　**【廉便驗方】**（1）**乳癰初起**：蒲公英15g，忍冬藤20g，生甘草6g，水300mL，煎100mL，食前服，每日3次。

　　（2）**乳癰**：鮮蒲公英搗敷患處，每日4次。

　　（3）**瘡瘍**：蒲公英、金銀花、當歸各15g，玄參10g。水煎服。

　　（4）**燒燙傷**：蒲公英根洗淨，搗碎取汁，待凝後塗患處。

　　**【臨床新用】**蒲公英還可用於小兒流行性腮腺炎、急性扁桃體炎、小面積灼傷合併感染、高血脂症、急性黃疸型肝炎、膽囊炎、盆腔炎、泌尿系結石、小兒龜頭炎等病症。

## 329. 石　韋

　　**【原文】**石韋味苦，通利膀胱，遺尿或淋，發背瘡瘍。

　　**【註釋】發背**：外科病名，為有頭疽生於脊背者。因臟腑氣血不調，或火毒內鬱，或陰虛火盛凝滯經脈，使氣血壅滯不通而發。

　　**瘡瘍**：外科病名，指體表上的腫瘍、潰瘍、癰、疽、疔瘡、癤腫、流注、流痰、瘰癧的總稱。多由毒邪內侵，邪熱灼血，以致氣血凝滯而成。

　　**【白話解】**石韋味甘苦，性微寒，能清利膀胱濕熱，治療濕熱蘊結膀胱所致的淋證。亦可用於治療發背等陽性瘡瘍。

今按　石韋為水龍骨科植物廬山石韋 *Pyrrosia sheareri*（Bak.）Ching 和石韋 *P. lingua*（Thunb.）Farwell 或有柄石韋 *P. petiolosa*（Christ）Ching 的乾燥葉。本品味甘、苦，性微寒。歸肺、膀胱經。具有利尿通淋，清肺止咳，涼血止血功效。主要用於①淋證；②肺熱咳喘；③血熱出血。

**用量用法**：煎服，6～12g。

【**廉便驗方**】（1）**石淋**：石韋、滑石各等分。上藥搗篩為散，用米飯或蜜調服6g，日2服。

（2）**血淋**：石韋、當歸、蒲黃、赤芍各等分。上為末，每服6g，酒調服。

（3）**咳嗽**：石韋、檳榔各等分。上為細末，生薑湯調下6g。

（4）**崩漏**：石韋為末，每服9g，酒調服。

【**臨床新用**】石韋還可用於急慢性腎炎及腎盂腎炎、乳糜尿、尿路結石、慢性支氣管炎、支氣管哮喘、急慢性痢疾、放療或化療引起的白細胞減少症等病症。

## 330.萹　蓄

【**原文**】萹蓄味苦，疥瘙疽痔，小兒蛔蟲，女人陰蝕。

【**註釋**】瘙疹：兒科病證名，指嬰兒期一種較輕型急性發疹性傳染病，以起病急，高熱2～5天後熱度下降，隨即肢體出現疹子為其特徵。多由外感風熱時邪，與肺脾之濕熱相搏，鬱於皮膚，發於肌表所致。

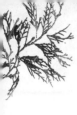

　　**疽**：宋以前之疽，僅指無頭疽，後漸見有頭疽；現代指瘡瘍以漫腫平塌，皮色不變，不熱少痛，未成膿難消，已成膿難潰，膿水清稀，破後難斂為主要表現的病證。

　　**痔**：又名痔瘡、痔核，古代對痔的認識，一指九竅中有小肉突起皆曰痔，如耳痔、鼻痔等；二泛指多種肛門部疾病。

　　**陰蝕**：婦科病證名，又名陰瘡，指外陰及陰道內生瘡潰爛，如蟲之蝕，癢痛難忍的病證。

　　**【白話解】**萹蓄味苦，性平，能清利濕熱、殺蟲，治療疥瘡，瘙疹，癰疽，痔瘡腫痛。亦可用於治療小兒蛔蟲，婦女陰道瘙癢，潰爛，滲出水液的陰蝕。

　　**今按**　萹蓄為蓼科植物萹蓄 *Polygonum aviculare* L. 的乾燥地上部分。本品味苦，微寒。歸膀胱經。具有利尿通淋，殺蟲止癢功效。主要用於①淋證；②蟲證；③濕疹，陰癢。

　　**用量用法**：煎服，9～15g。鮮者加倍。外用適量。
　　**使用注意**：脾虛者慎用。
　　**【廉便驗方】**
　　（1）**石淋**：萹蓄、金錢草各15g。水煎服。
　　（2）**疥癬、濕瘡瘙癢、婦女外陰瘙癢**：萹蓄適量，煎水外洗。
　　（3）**痔瘡，外陰糜爛，肛門濕疹**：萹蓄60g，白礬15g。煎水外洗。
　　（4）**膽道蛔蟲症**：萹蓄400g，醋50g，加水1碗，煎

至1碗，日服2次。

（5）**小兒夜啼**：鮮萹蓄15～20g，蟬蛻3g，水煎沖糖服。

【臨床新用】萹蓄還可用於急慢性腎炎、腮腺炎、細菌性痢疾、急性腸炎、陰囊鞘膜積液等病症。

## 331. 赤箭羽

【原文】赤箭羽苦，原號定風，殺鬼蠱毒，除疝療癰。即天麻苗也。

【白話解】赤箭羽味苦，能鎮驚安神，清熱息風，明目退翳，治療驚風癲癇、目赤翳障；又能祛痰、止渴；亦可用於治療耳聾。赤箭羽即天麻的苗。

> **今按** 赤箭羽，即今之天麻，藥性與功效同天麻。

## 332. 雞內金

【原文】雞內金寒，溺遺精泄，禁痢漏崩，更除煩熱。

【註釋】**溺遺**：溺，又名尿、溲、小便，指尿液；溺遺，即遺尿，因稟賦不足，腎氣不固，或濕熱瘀血內蘊，膀胱失約，以入睡後尿液不自主地流出為主要表現的病證。

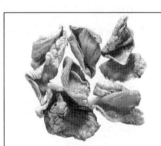

**雞內金** 消食健胃，澀精止遺。用於飲食積滯、小兒疳積等。

**痢疾**：感染痢疾桿菌引起的，以腹痛腹瀉，裏急後

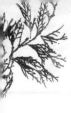

重,大便下膿血為主要表現的病證。

　　**煩熱**:病證名,一指表熱的一種,二指悶熱,三指發熱煩躁不安。此處指發熱同時又有心煩,或煩躁而有悶熱的感覺,多由於裏熱過盛,氣陰受傷所致。

　　**【白話解】**雞內金味甘,性寒,能治療遺尿和遺精,亦可用於治療痢疾及崩漏,又能解除煩熱。

---

　　**今按**　雞內金為雉科動物家雞*Gallus gallus domesticus* Brisson 的沙囊內壁。本品味甘,性平。歸脾、胃、小腸、膀胱經。具有消食健胃,澀精止遺功效。主要用於①飲食積滯,小兒疳積;②腎虛遺精,遺尿;③砂石淋證,膽結石。

---

　　**用量用法**:煎服,3～10g;研末服,每次1.5～3g。研末服效果比煎劑好。

　　**使用注意**:脾虛無積滯者慎用。

　　**【廉便驗方】**(1)**食積腹滿**:雞內金研末,乳汁送服,每次服3g。

　　(2)**脾胃濕寒,泄瀉**:白朮120g,乾薑、雞內金各60g,熟大棗肉250g。上藥做小餅,細嚼咽之。

　　(3)**飲酒過多**:雞內金、葛根各等分,麵糊丸。梧桐子大,每服50丸,酒送服。

　　(4)**遺精**:雞內金7個,焙乾為末,每服3g,空腹酒下。

　　(5)**瘡口不斂**:雞肉金、檳榔、木香、黃連各等分。上藥為末貼之。

【臨床新用】雞內金還可用於骨結核、腸結核、無阻力性尿失禁、嬰幼兒腹瀉、胃潰瘍、急慢性胃炎、骨髓前角灰質炎後遺症、扁平疣等病症。

## 333. 鰻 鱺

【原文】鰻鱺魚甘，勞療殺蟲，痔漏瘡疹，崩疾有功。

【白話解】鰻鱺味甘，性平，能補虛，治療諸虛勞損，虛勞骨蒸。又能殺蟲，祛風濕，治療痔瘺，瘡瘍，風疹；亦可用於治療婦女崩漏。

> **今按** 鰻鱺為鰻鱺科動物鰻鱺 *Anguilla japonica Temminck* et Schlege 的全體。本品味甘，性平。歸肺、脾、腎經。具有健脾補肺，益腎固衝，祛風除濕，解毒殺蟲功效。主要用於①五臟虛損，消化不良，小兒疳積，肺癆咳嗽；②陽痿，崩漏帶下；③腳氣水腫，風濕骨痛；④腸風，痢疾，瘡瘍，痔瘺，瘰疬，腸道寄生蟲。

用量用法：內服：煮食，100～250g；或燒灰研末。外用：適量，燒存性，研末調敷。

使用注意：痰多泄瀉者慎服。

【廉便驗方】（1）婦女勞損面無血色：鰻鱺魚250g，配鱉、紫菜燉湯，連服3次。

（2）肺癆發熱：鰻鱺魚120g，白茅根、川貝母、百合各9g，百部6g。水煎服，每日2服。

（3）肺癆咳嗽：鰻鱺魚120g，百合、百部各9g，南

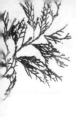
沙參6g。加少量油鹽，燉湯服。

（4）帶下：鰻鱺魚150g，芡實、蓮子各15g，白果9g，當歸6g。水煎服，每日2服。

【臨床新用】鰻鱺還可用於肺結核、肺門淋巴結結核、肺炎、風濕骨病、外陰潰瘍等病症。

### 334. 螃　蟹

【原文】螃蟹味鹹，散血解結，益氣養精，除胸煩熱。

【白話解】螃蟹味鹹，性寒，能活血散結，益氣養筋，清熱除煩。

---

**今按**　螃蟹為方蟹科動物中華絨螯蟹 *Eriocheir sinensis* H. Milne-Ed-wards 和日本絨螯蟹 *Eriocheir japonicus*（de Haan）的肉和內臟。本品味鹹，性寒。歸肝、胃經。具有清熱，散瘀，消腫解毒功效。主要用於①濕熱黃疸；②產後瘀滯腹痛；③筋骨損傷；④癰腫疔毒；⑤燙傷。

---

**用量用法：**內服：燒存性研末，或入丸劑，5～10g。外用：適量，鮮品搗敷；或絞汁滴耳；或焙乾研末調敷。

**使用注意：**脾胃虛寒者慎服。

【廉便驗方】

（1）**濕熱黃疸：**螃蟹燒存性研末，酒糊丸如梧桐子大。

（2）**產後小腹作痛，乳癰：**螃蟹1個，燒存性，研末，空腹，好酒1盞調服。

（3）**跌打損傷**：生螃蟹搗爛，以熱酒傾入，連飲數碗，其渣塗之。

（4）**凍瘡潰爛不斂**：活螃蟹燒存性，研細末，蜂蜜調塗，每日更換2次。

（5）**耳聾**：生螃蟹1隻，搗爛取汁，點耳中。

【臨床新用】螃蟹還可用於慢性化膿病、下肢潰瘍、結核性瘻孔等久不收口，漆瘡、凍瘡潰爛不斂、耳聾等病症。

## 335. 馬 肉

【原文】馬肉味辛，堪強腰脊，自死老死，並棄勿食。好肉少食，宜醇酒下，無酒殺人，懷孕痢疾生瘡者禁食。

【白話解】馬肉味甘、酸、辛，性微寒，能強腰脊，壯筋骨，治療筋骨痿軟。因疾病或衰老而死亡的馬肉，均應扔掉不能食用。適量食用健康馬的肉，且宜與酒同食。凡孕產婦及痢疾、瘡癰患者禁食。

> **今按** 馬肉為馬科動物馬 *Equus caballus orientalis* Noack 的肉。本品味甘、酸、辛，性微寒。歸肝、脾經。具有強筋壯骨，除熱功效。主要用於①寒熱痿痹；②筋骨無力；③瘡毒。

**用量用法**：內服：煮食，適量。外用：煮汁洗；或研末調敷。

**使用注意**：孕婦慎用。下痢者，食馬肉加劇，忌生薑。

【廉便驗方】**頭瘡**：馬肉煮汁洗。

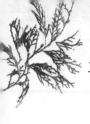

## 336. 白　鴿

【原文】白鴿肉平，解諸藥毒，能除疥瘡，味勝豬肉。

【白話解】白鴿味鹹，性平，能緩解多種藥物的毒性，祛風解毒，治療疥瘡。其味勝過豬肉。

---

**今按**　白鴿為鳩鴿科動物原鴿 *Columba livia* Gmelin、家鴿 *Columba livia domestica* Linnaeus、岩鴿 *Columba rupestris* Pallas 的肉。本品味鹹，性平。歸肺、肝、腎經。具有滋腎益氣，祛風解毒，調經止痛功效。主要用於①虛羸；②消渴；③婦女血虛經閉；④久瘧，腸風下血；⑤麻疹，惡瘡，疥癬。

---

**用量用法**：內服：煮食，適量。

**使用注意**：不宜多食。

【廉便驗方】消渴：白鴿1隻，切小塊；紫蘇6g，水煎。含之咽汁。

## 337. 兔　肉

【原文】兔肉味辛，補中益氣，止渴健脾，孕婦勿食。秋冬宜啖，春夏忌食。

【註釋】補中益氣：用具有補氣健脾和胃作用的方藥，治療脾胃氣虛證的治法。

【白話解】兔肉味辛，性寒，能健脾補中，生津止渴，治療脾胃虛弱，消渴等。孕婦忌食，秋冬季宜食，春夏季忌食。

今按　兔肉為兔科動物東北兔*Lepus mandschuricus* Radde、華南兔 *Lepus sinensis* Gray、家兔 *Oryctolagus cuniculus domesticus*（Gmelin）、蒙古兔 *Lepus tolai* Pallas 及高原兔 *Lepus oiostolus* Hodgson 等的肉。本品味甘，性寒。歸肝、大腸經。具有健脾補中，涼血解毒功效。主要用於①胃熱消渴；②反胃吐食；③腸熱便秘，腸風便血；④濕熱痹；⑤丹毒。

**用量用法：**內服：煎湯或煮食，50～150g。

**使用注意：**孕婦忌用。

**【廉便驗方】**（1）消渴：兔1隻，剝去皮、爪、五臟等，以水2000mL，煎煮令爛，骨肉相離，濾出骨肉，取汁，令冷，渴即飲之。

（2）肺癆：將胎兔（健康孕兔的胎兒）攪碎，烘乾研末，每次15g，內服，每日2～3次。

**【臨床新用】**兔肉還可用於肺結核、宮頸癌等病症。

## 338. 牛　肉

**【原文】**牛肉屬土，補脾胃弱，乳養虛羸，善滋血涸。

**【註釋】屬土：**「中央黃色……其類土，其畜牛」（《素問·金匱真言論》）。

**乳：**指牛乳。

**涸：**即乾枯。

**【白話解】**牛肉在五行中屬土，味甘，能補益脾胃，治療脾胃虛弱。牛乳能補虛，治療諸虛勞損，虛勞羸瘦，

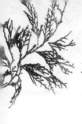

亦能養血，宜用於血虛證。

今按　牛肉為牛科動物黃牛 *Bos taurus domesticus* Gmelin 或水牛 *Bubalus bubalis* Linnaeus 的肉。本品味甘，水牛肉性涼，黃牛肉性溫。歸脾、胃經。具有補脾胃，益氣血，強筋骨功效。主要用於①脾胃虛弱；②氣血不足，虛勞羸瘦；③腰膝酸軟；④消渴；⑤吐瀉；⑥痞積；⑦水腫。

**用量用法**：內服：煮食、煎汁，適量，或入丸劑。外用：適量，生裹或作丸摩。

**使用注意**：牛自死病死者，禁食其肉。

**【廉便驗方】**（1）**諸虛勞損**：牛肉500g（去筋膜，切片，文武火煮一晝夜，取出如黃沙為佳），山藥、蓮子、茯苓、小茴香各60g。上為末，以大棗蒸熟，去皮和搗，丸梧桐子大，每空腹酒調下50丸，日服3次。

（2）**臌脹**：牛肉500g，水煮極爛，加芒硝30g。

## 339. 豬　肉

**【原文】**豬肉味甘，量食補虛，動風痰物，多食虛肥。

**【白話解】**豬肉味甘，適量食用能補益虛損，過量食用能生痰助熱，易引動風痰，使人虛胖。

今按　豬肉為豬科動物豬 *Sus scrofa domestica* Brisson 的肉。本品味甘、鹹，性微寒。歸脾、胃、腎經。具有補腎滋陰，養血潤燥，益氣，消腫功效。主要用於①

腎虛羸瘦；②血燥津枯；③燥咳；④消渴；⑤便秘；⑥腫。

**用量用法：**內服：煮食，30～60g。外用：適量，貼敷。

**使用注意：**濕熱、痰滯內蘊者慎服。

【廉便驗方】（1）**津枯血燥，口渴，乾咳，便秘：**豬肉250g，煮湯飲，每日2服。

（2）**手足虛腫：**豬肉500g，桃葉50g，以水2000mL，煮令肉熟，去渣，看冷熱，用漬手足。

## 340. 羊　肉

【原文】羊肉味甘，專補虛羸，開胃補腎，不致陽痿。

【白話解】羊肉味甘，性溫，能溫中補虛，補腎助陽，治療虛勞羸瘦，脾胃虛寒，腎陽不足，陽痿。

**今按**　羊肉為牛科動物山羊 *Capra hircus* Linnaeus 或綿羊 *Ovis arise* Linnaeus 的肉。本品味甘，性熱。歸脾、胃、腎經。具有溫中健脾，補腎壯陽，益氣養血功效。主要用於①脾胃虛寒，食少反胃，瀉痢；②腎陽不足，腰膝酸軟，陽痿，寒疝；③氣血虧虛，虛勞羸瘦，產後虛羸少氣，缺乳。

**用量用法：**內服：煮食或煎湯，125～250g；或入丸劑。

**使用注意：**外感時邪或有宿熱者禁服。孕婦不宜多食。

【廉便驗方】（1）**下焦虛冷，小便頻數：**羊肉120g，羊肺30g，細切，入鹽、豉，煮湯，空腹服。

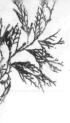

（2）**崩漏**：肥羊肉 1500g，乾薑、當歸、生地黃各 15g。上以水 2500mL 煮羊肉，煮取 400mL，分 4 服，尤宜羸瘦人服之。

（3）**寒凍腫瘍**：羊肉、蔥各 250g。上以水 1000mL，煎至 300mL，去渣溫洗，日服 3 次。

（4）**產後氣虛**：炙甘草、白芍各 15g，通草 9g，羊肉 1500g。水煮，去渣，分 5 服，日 3 夜 2。

## 341. 雄　雞

【原文】雄雞味甘，動風助火，補虛溫中，血漏亦可。有風人並患骨蒸者，俱不宜食。

【註釋】動風助火：指鼓動肝風，助長心火。

【白話解】雄雞味甘，性溫，能補虛溫中，亦可用於治療婦女崩漏。本品多食易助火動風，故風證、陰虛內熱者慎用。

> **今按**　雄雞為雉科動物家雞 *Gallus gaLlus domesticus* Brisson 雄者的肉。本品味甘，性溫，歸脾、胃經。具有溫中，益氣，補精，填髓功效。主要用於①虛勞羸瘦，病後體虛；②食少納呆，反胃，腹瀉下痢；③消渴；④水腫，小便頻數；⑤崩漏，帶下，產後乳少。

**用量用法**：內服：適量，煮食或燉汁。

**使用注意**：凡實證，邪毒未清者慎用。

【廉便驗方】

（1）**虛弱，勞傷**：雄雞 150g，陳皮、高良薑、草果各

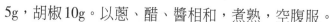

5g，胡椒10g。以蔥、醋、醬相和，煮熟，空腹服。

（2）反胃：雄雞120g，煮爛去骨，人參、當歸、食鹽各10g。再同煮爛，食之。

## 342. 鴨　肉

【原文】鴨肉散寒，補虛勞怯，消水腫脹，退驚癇熱。

【註釋】勞怯：指一種陰虛生內熱的病證。

【白話解】鴨肉味甘、微鹹，性平，能補虛，利水，治療虛勞骨蒸、水腫。亦可用於治療驚癇發熱。

---

**今按**　鴨肉為鴨科動物家鴨*Anas domestica* Linnaeus 的肉。本品味甘、微鹹，性平。歸肺、脾、腎經。具有補益氣陰，利水消腫功效。主要用於①虛勞骨蒸；②咳嗽；③水腫。

---

**用量用法**：內服：適量，煨爛熟，吃肉喝湯。

**使用注意**：外感未清，脾虛便溏，腸風下血者禁食。

【廉便驗方】（1）水腫，小便短赤：鴨1隻，將米飯、生薑、胡椒放入鴨腹中，縫好，蒸熟食之。

（2）水腫：取3年以上鴨1隻，填入大蒜頭4～5頭，煮至爛熟（不加鹽或略加糖），吃鴨、蒜並喝湯，可隔若干日吃1隻。

【臨床新用】鴨肉還可用於慢性腎炎等病症。

## 343. 鯉　魚

【原文】鯉魚味甘，消水腫滿，下氣安胎，其功不緩。

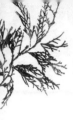

【白話解】鯉魚味甘，能利水消腫，下氣，安胎，治療水濕腫滿，咳嗽氣逆，胎動不安，有較好的療效。

> **今按**　鯉魚為鯉科動物鯉 *Cyprinus carpio* Linnaeus. 的肉或全體。本品味甘，性平。歸脾、腎、胃、膽經。具有健脾和胃，利水下氣，通乳，安胎功效。主要用於①胃痛；②泄瀉，水濕腫滿，小便不利，腳氣，黃疸；③咳嗽氣逆；④產後乳汁稀少；⑤胎動不安，妊娠水腫。

**用量用法：**內服：蒸湯或煮食，100～240g。外用：適量，燒灰，醋調敷。

**使用注意：**風熱者慎服。

**【廉便驗方】**

（1）**胃痛、胸前脹痛、消化不良：**鯉魚250g，胡椒1.5g，生薑3片，雞內金9g，荸薺63g。煮湯服。

（2）**妊娠胎動不安：**鯉魚500g，苧麻根30g，江米250g。上以水3碗，先煎煮苧麻根，取汁2碗，去渣，下江米和鯉魚，煮粥入味，空腹食之。

（3）**妊娠胎熱，不思飲食，煩躁：**鯉魚500g，生薑9g，淡豆豉12g，蔥白一把。上以水3000mL，煮魚等令熟，空腹和汁食之。

（4）**產後乳汁不足：**鯉魚200g，木瓜250g。煎湯吃。

（5）**婦女月經不調，腰痛，心慌頭昏：**鯉魚250g，當歸15g，赤小豆50g，生薑少許，米酒適量。共煎湯服之。

**【臨床新用】**鯉魚還可用於妊娠水腫、慢性腎炎等病

症。

## 344. 鯽　魚

【原文】鯽魚味甘，和中補虛，理胃進食，腸澼瀉痢。

【白話解】鯽魚味甘，性平，能和中補虛，健脾和胃，利濕，治療脾胃虛弱，納呆，痢疾，便血。

> **今按**　鯽魚為鯉科動物鯽魚 *Carassius auratus*（Linnaeus）的肉。本品味甘，性平。歸脾、胃、大腸經。具有健脾和胃，利水消腫，通血脈功效。主要用於①脾胃虛弱，納少反胃；②產後乳汁不行；③痢疾，便血；④水腫；⑤癰腫，瘰癧，牙疳。

**用量用法**：內服：適量，煮食或煨研入丸、散。外用：適量，搗敷、煨存性研末撒布或調敷。

**使用注意**：忌砂糖、豬肝，多食易動火。

【廉便驗方】（1）**水腫**：鯽魚1條（約250g），砂仁末6g，甘草末3g，將魚去鱗及內臟，洗淨，將藥末納入魚腹中，用線縫好，清蒸熟爛，分3次服，忌鹽、醬20天。

（2）**產後臂痛抽筋**：活鯽魚250g，將魚切成6cm長小塊，不去鱗腸，用香油炸焦，服後飲熱黃酒。

（3）**乳癰**：活小鯽魚200g，剖去腸；山藥15g，搗爛塗之，少頃發癢即癒。

（4）**產後缺乳**：鯽魚500g，去鱗和內臟，加黃豆芽或通草適量，一同煮熟，連湯帶肉吃下。

（5）**消渴**：鯽魚250g，去腸留鱗，以茶葉填滿，紙

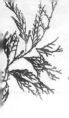

包煨熟。

【臨床新用】鯽魚還可用於淋巴結結核、氣管炎等病症。

## 345.驢　肉

【原文】驢肉微寒，安心解煩，能發痼疾，以動風淫。

【註釋】痼疾：指久延不癒，比較頑固的疾病，痼疾與卒病相對而言。

【白話解】驢肉性微寒，能補血益氣，寧心除煩，治療諸虛勞損、心煩不安，多食能引發久延不癒，比較頑固的疾病發作，易動風。

> **今按**　驢肉為馬科動物驢 *Equus asinus* Linnaeus 的肉。本品味甘、酸，性平。歸心、肝經。具有補血益氣功效。主要用於①勞損；②風眩；③心煩。

**用量用法**：內服：適量，煮食。

**使用注意**：病死者不能食，孕婦忌用，不應與荊芥、茶、豬肉同食。

【廉便驗方】心煩：驢肉500g，淡豆豉12g，煮熟，空腹食之。

## 346.鱔　魚

【原文】鱔魚味甘，益智補中，能去狐臭，善散濕風。血塗口眼喎斜，左患塗右，右患塗左。

【註釋】狐臭：外科病名，因先天所得，或後天所

染，均為血氣不和，濕熱蘊積。以腋下汗液有特殊臭氣為主要表現的疾病。

【白話解】鱔魚味甘，能益智補中，祛風濕，治療健忘、虛勞、風寒濕痹、狐臭。外用治療口眼喎斜，口向左歪塗於右側，口向右歪塗於左側。

---

**今按** 鱔魚為合鰓科動物黃鱔 *Monopterus albus*（Zuiew）的肉。本品味甘，性溫。歸肝、脾、腎經。具有益氣血，補肝腎，強筋骨，祛風濕功效。主要用於①虛勞，疳積；②陽痿，腰痛；③腰膝酸軟，風寒濕痹；④產後淋瀝，久痢膿血，痔瘻，臁瘡。

---

**用量用法**：內服：煮食，100～250g；或搗肉為丸；或研末，外用適量，剖片貼敷。

**使用注意**：虛熱及外感病患者慎服。

【廉便驗方】

（1）**虛癆咳嗽**：鱔魚250g，冬蟲夏草3g。煮湯食用。

（2）**小兒疳積**：鱔魚250g，香薷9g。燉服。

（3）**腎虛性腰痛**：鱔魚250g，豬肉100g。同蒸熟後食用。

（4）**腹瀉**：鱔魚250g，大蒜頭1個，酒1杯。煮熟食用。

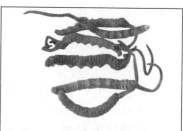

**冬蟲夏草** 益腎壯陽，補肺平喘，止血化痰。凡病後體虛者，均可用此。

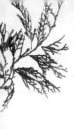

（5）**水腫**：鱔魚500g，鮮薤白20g。燉湯不放鹽，喝湯食鱔魚。

【臨床新用】鱔魚還可用於糖尿病、痔瘡出血等病症。

## 347. 白　鵝

【原文】白鵝肉甘，大補臟腑，最發瘡毒，痼疾勿與。

【白話解】白鵝肉味甘，能益氣補虛，治療諸虛勞損。但易引發瘡毒，素有痼疾者忌用。

> **今按**　白鵝為鴨科動物家鵝 *Anser cygnoides domestica* Brisson 的肉。本品味甘，性平。歸脾、肺、肝經。具有益氣補虛，和胃止渴功效。主要用於①虛羸；②消渴。

**用量用法**：內服：適量，煮熟，食肉或湯汁。

**使用注意**：濕熱內蘊者禁食。

【廉便驗方】（1）**皮膚皸裂**：宰鵝時剖腹取脂肪，熬油。外用適量，塗敷。

（2）**五臟氣壅，耳聾**：白鵝脂5g，粳米30g。上藥和煮粥，調和以五味、蔥、豉，空腹食之。

## 348. 犬　肉

【原文】犬肉性溫，益氣壯陽，炙食作渴，陰虛禁嘗。不可與蒜同食，頓損人。

【註釋】**壯陽**：指用溫補藥強壯人體的陽氣，適用於心腎陽氣虛衰之證；此處所說壯陽，範圍較窄，指壯腎陽。

**陰虛禁嘗**：陰虛內熱者忌食之。

【**白話解**】犬肉性溫，能補中益氣，溫腎助陽，但本品烤製後食用易助火傷陰，導致口渴，故陰虛內熱者忌用。本品不宜與大蒜同食，因兩者同屬溫熱之品，有助熱傷陰之弊。

---

**今按** 犬肉為犬科動物狗 *Canis familiaris* Linnaeus 的肉。本品味鹹、酸，性溫。歸脾、胃、腎經。具有補脾暖胃，溫腎壯陽，塡精功效。主要用於①脘腹脹滿，水腫；②腰痛膝軟，陽痿；③寒瘧；④久敗瘡。

---

**用量用法**：內服：煮食，適量。

**使用注意**：陰虛內熱、素多痰火及熱病後期者慎服。

【**廉便驗方**】（1）**脘腹冷痛**：肥狗肉250g，以米、鹽、豉等煮粥，頻吃一兩頓。

（2）**老年體弱，腰疼足冷**：臘月取狗肉煮食。

（3）**久瘧虛寒**：狗肉240g，熟附子12g。煲熟，加適量油鹽和調味品，熱食之。

（4）**水腫**：狗肉500g，細切，和米煮粥，空腹吃，做羹吃亦佳。

## 349. 鱉 肉

【**原文**】鱉肉性冷，涼血補陰，癥瘕勿食，孕婦勿侵。合雞子食殺人，合莧菜食即生鱉癥，切忌多食。

【**註釋**】勿：不要。

【**白話解**】鱉肉性涼，能涼血，滋陰，治療骨蒸癆熱，

但素有癥瘕者、孕婦不宜服用，不宜與莧菜同食，性涼滋膩，切忌多食，以防礙胃。

---

**今按**　鱉肉為鱉科動物中華鱉 *Trionyx sinensis*（Wiegmann）或山瑞鱉 *T. Steindachneri* Siebenroch 的肉。本品味甘，性平。歸肝、腎經。具有滋陰補腎，清退虛熱功效。主要用於①虛勞羸瘦，骨蒸癆熱；②久瘧，久痢；③崩漏，帶下；④癥瘕，瘰癧。

---

**用量用法：內服**：煮食，250～500g；或入丸劑。

**使用注意**：脾胃陽虛及孕婦慎服。

**【廉便驗方】**（1）**骨蒸癆熱**：鱉1個，去內臟，地骨皮、生地黃各15g，牡丹皮9g。燉湯服。

（2）**寒濕腳氣**：鱉肉500g，蒼耳子、蒼朮、海風藤各250g。水煎，去渣，以盆盛薰蒸，待溫浸洗。

（3）**久瘧**：鱉1隻，去肝、腸，用豬油燉，入鹽少許。

## 350. 芡　實

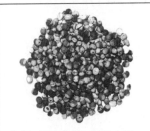

芡實　益腎固精，健脾止瀉，除濕止帶。

**【原文】**芡實味甘，能益精氣，腰膝酸疼，皆主濕痹。一名雞頭，去殼取仁。

**【註釋】精氣**：指構成和維持生命的精華物質及其功能。

**【白話解】**芡實味甘、澀，性平，能補腎益精，治療腎虛腰膝酸痛。亦可用於治療風濕痹證。本品又名雞頭，入藥時去掉殼取種仁。

今按　芡實為睡蓮科植物芡 *Euryale ferox* Salisb. 的成熟種仁。本品味甘、澀，性平。歸脾、腎經。具有益腎固精，健脾止瀉，除濕止帶功效。主要用於①遺精，滑精；②脾虛久瀉；③帶下。

**用量用法**：煎服，10～15g。

**【廉便驗方】**

（1）**遺精**：雞頭肉末、蓮子心末、龍骨、烏梅肉各30g，山藥糊為丸。每服1粒，溫酒、鹽湯服下，空腹。

（2）**帶下**：山藥30g，芡實12g，黃柏6g，車前子3g，白果9g。水煎服。

（3）**腎虛盜汗**：秋石、蓮子、茯苓、芡實各60g。上藥為末，大棗360g為丸，梧桐子大，每服50～60丸，溫酒調下。

**【臨床新用】**芡實還可用於慢性腎炎蛋白尿、原發性腎小球腎炎蛋白尿等病症。

## 351. 石蓮子

**【原文】**石蓮子苦，療噤口痢，白濁遺精，清心良劑。

**【註釋】**噤口痢：病名，指痢疾而見飲食不進，食即吐出，或嘔不能食者。多因濕濁熱毒蘊結腸中，邪毒亢盛，胃陰受劫，升降失常所致。

白濁：即以小便混濁色白為主要症狀的疾患。

**【白話解】**石蓮子味苦，治療痢疾而見飲食不進，小便混濁色白、遺精；本品味苦，性寒，是清心除煩之良藥。

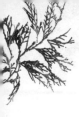

　　**今按**　石蓮子為睡蓮科植物蓮 *Nelumbo nucifera* Gaertn. 老熟的果實。本品味甘、澀、微苦，性寒。歸脾、胃、心經。具有清濕熱，開胃進食，清心寧神，澀精止瀉功效。主要用於①噤口痢，嘔吐不食；②心煩失眠；③遺精，尿濁，帶下。

　　**用量用法**：內服：煎湯，9～12g。清濕熱生用，清心寧神連心用。

　　**使用注意**：虛寒久痢禁服。

　　**【廉便驗方】**（1）**噤口痢**：石蓮子15g，石菖蒲、人參各6g。上為細末，分3服，不拘時。

　　（2）**心經虛熱，小便赤濁**：石蓮子180g，炙甘草30 g。上為細末，燈心草3g，每服6 g，煎湯調下。

　　（3）**產後胃寒咳逆，嘔吐不食**：石蓮子45g，茯苓30 g，丁香15g。上為末，每服6g，不拘時，用薑湯或米調下，日3服。

## 352. 藕　附：藕節

　　**【原文】**藕味甘苦，解酒清熱，消煩逐瘀，止吐衄血。

　　**【白話解】**藕味甘，性寒，能清熱除煩，涼血止血，治療熱病煩渴、血熱吐衄；又能活血祛瘀，具有止血不留瘀的特點。此外，本品能解酒。

　　**今按**　藕為睡蓮科植物蓮 *Nelumbo nucifera* Gaertn. 的肥大根莖。本品味甘，性寒。歸心、肝、脾、胃經。具有清熱生津，涼血，散瘀，止血功效。主要用於①熱

病煩渴；②吐衄，下血。

**用量用法：**內服：生食、搗汁或煮食。外用：適量，搗敷。

**使用注意：**忌鐵器。

**【廉便驗方】**（1）煩渴：生藕汁100mL，蜂蜜50mL，混勻，分2服。

（2）**心熱吐血：**牛蒡子15g，生藕汁、生地黃汁、小薊根汁各100mL，蜂蜜1匙。上藥相和，攪令勻，每服30mL。

（3）**熱淋：**生藕汁、地黃汁、葡萄汁各等分。每服30mL，入蜜溫服。

（4）**虛勞證，痰中帶血：**鮮白茅根、鮮藕各12g。煮汁服之。

**【臨床新用】**藕還可用於鼻出血、鼻息肉、急性咽喉炎、上消化道出血、急性乳腺炎、乳腺增生等病症。

**【附藥】藕節**

為睡蓮科植物蓮 *Nelumbo nucifera* Gaertn. 的根莖節部。味甘、澀，性平。歸肝、肺、胃經。功能收斂止血，主要用於出血證。煎服，10～15g，大劑量可用至30g；鮮品30～60g，搗汁飲用。亦可入丸、散。

## 353. 龍　眼

**【原文】**龍眼味甘，歸脾益

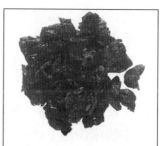

龍眼肉　補益心脾，養血安神。

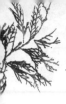

智，健忘怔忡，聰明廣記。

【註釋】健忘：指容易遺忘，多由思慮過度、心腎不足、腦力衰退所致。

怔忡：病證名，自覺心慌不安的症狀，為心悸之重症。無所觸動而悸謂之怔忡，發作無時，病情較重。

聰明廣記：指氣血受補，精神充足，耳聰目明，腦健廣記。

【白話解】龍眼味甘，性溫，入心、脾經，能補心脾，益氣血，安神益智，治療心脾氣血兩虛之心悸、怔忡、失眠、健忘。本品氣血雙補，使心神得養，耳聰目明，腦健廣記。

**今按**　龍眼為無患子科植物常綠喬木龍眼 *Dimocarpus longan* Lour. 的假種皮。本品味甘，性溫。歸心、脾經。具有補益心脾，養血安神功效。主要用於①思慮過度，勞傷心脾；②驚悸怔忡，失眠健忘，食少體倦；③脾虛氣弱；④便血崩漏。

用量用法：煎服，10～25g；大劑量30～60g。

使用注意：濕盛中滿或有停飲、痰、火者忌服。

【廉便驗方】

（1）婦人產後浮腫：龍眼肉30，生薑、大棗各15g。煎湯服。

（2）脾虛泄瀉：龍眼肉25g，生薑9g。煎湯服。

【臨床新用】龍眼還可用於男性不育症、冠心病、心絞痛等病症。

## 354. 蓮　鬚

【原文】蓮鬚味甘，益腎烏鬚，澀精固髓，悅顏補虛。

【註釋】悅顏：指能使皮膚滋潤光澤。

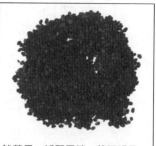

沙苑子　補腎固精，養肝明目。

【白話解】蓮鬚味甘、澀，性平，能益腎補虛，澀精固髓，烏鬚髮，治療腎虛精關不固之遺精、滑精、遺尿、帶下以及鬚髮早白；又能使皮膚滋潤而有光澤。

今按　蓮鬚為睡蓮科植物蓮 *Nelumbo nucifera* Gaertn. 的雄蕊。本品味甘、澀，性平。歸腎、肝經。具有固腎澀精功效。主要用於①遺精、滑精；②帶下；③尿頻。

用量用法：煎服，1.5～5g。

【廉便驗方】（1）遺精：蓮鬚、龍骨、烏梅肉各30g，糊為丸，每服1粒，溫酒、鹽湯送下，空腹。

（2）精滑不禁：沙苑子、芡實、蓮鬚各60g，龍骨、牡蠣各30g，蓮子粉糊為丸，鹽湯調下，每服10丸。

（3）痔漏：蓮鬚、牽牛子各45g，當歸15g。上為末，每空腹用酒服6g。

## 355. 柿　子

【原文】柿子氣寒，能潤心肺，止渴化痰，澀腸止痢。

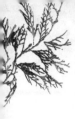

【白話解】柿子甘、澀，性涼，能潤心肺，止渴，化痰，治療肺燥傷陰之咳嗽、熱病津傷之口渴。本品又入大腸經，能澀腸止痢，亦可用於治療痢疾、泄瀉。

**今按**　柿子為柿科植物柿 *Diospyros kaki* Thunb. 的果實。本品味甘、澀，性涼。歸心、肺、大腸經。具有清熱，潤肺，生津，解毒功效。主要用於①咳嗽；②吐血；③熱渴；④口瘡；⑤熱痢，便血。

**用量用法**：內服：適量，作食品；或煎湯；或燒炭研末；或在未成熟時，搗汁沖服。

**使用注意**：凡脾胃虛寒，痰濕內盛，外感咳嗽，脾虛泄瀉，瘧疾等症，禁食鮮柿。

【廉便驗方】

（1）**癭瘤**：柿未成熟時，搗取汁，沖服。

（2）**鬚髮早白**：酸石榴（皮子皆用）、新胡桃（連青皮用）、新柿子（青者連蒂用）各等分，用時，先以溫漿水洗淨，以膽皮盛，臨臥指蘸藥捻之；如捻時自下捻之，其黑自下至髮根。

【臨床新用】柿子還可用於慢性氣管炎、地方性甲狀腺腫、桐油中毒等病症。

## 356. 石榴皮　附：石榴根皮

【原文】石榴皮酸，能禁精漏，止痢澀腸，染鬚尤妙。

【白話解】石榴皮味酸、澀，性溫，能固精澀腸，治療遺精，帶下，久瀉，久痢，崩漏，便血等滑脫證；又能

烏鬚髮，亦可用於治療鬚髮早白。

**今按** 石榴皮為石榴科植物石榴 *Punica granatum* L.的果皮。本品味酸、澀，性溫。歸大腸經。具有澀腸止瀉，殺蟲，收斂止血功效。主要用於①久瀉，久痢；②蟲積腹痛；③崩漏，便血；④遺精，帶下。

**用量用法：**煎服，3～10g。入湯劑生用，入丸、散多炒用，止血多炒炭用。

**【廉便驗方】**

（1）**產後泄瀉：**石榴皮、香附各等分。上藥為末，每服6g，米飲送下。

（2）**血痢不止，腹痛：**石榴皮、枳殼各30g，當歸6g。上諸藥為散，每服6g。

（3）**痔瘡腫痛：**石榴皮30g，黃柏15g。煎湯洗過，以冰片3g，納入痔瘡破爛處，立效。

（4）**凍瘡久爛不癒：**石榴皮、冬瓜皮、甘蔗皮各50g。燒灰存性，研末敷之。

（5）**燙傷：**石榴皮研末，加冰片、麻油調勻外敷。

**【臨床新用】**石榴皮還可用於急慢性氣管炎、細菌性痢疾、阿米巴痢疾、小兒消化不良、化膿性中耳炎等病症。

**【附藥】石榴根皮**

為石榴科植物石榴 *Punica granatum* L.的根或根皮。味酸、澀，性溫。功能驅蟲，澀腸，止帶，主要用於蛔蟲，條蟲，久瀉，久痢，赤白帶下。內服：煎湯，6～12g。

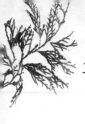
## 357. 陳倉米

【原文】陳倉穀米，調和脾胃，解渴除煩，能止瀉痢。愈陳愈佳，即黏米，陳粟米功同。

【白話解】陳倉米味甘，性平，能調和脾胃，除煩止渴，治療脾胃虛弱，消化不良，食後脹滿，煩渴；又能止瀉痢，亦可用於治療泄瀉、痢疾。本品即黏米，陳久者為佳，陳粟米功效與本品基本相同。

> **今按**　陳倉米為禾本科植物稻 *Oryza sativa* L. 經加工貯存年久的粳米。本品味甘、淡，性平。歸胃、大腸、脾經。具有調中和胃，滲濕止瀉，除煩功效。主要用於①脾胃虛弱；②食少，泄瀉，反胃；③噤口痢；④煩渴。

**用量用法**：內服：適量，煎湯或入丸、散。

**使用注意**：不宜與馬肉同食。

【廉便驗方】

（1）**暑月吐瀉**：陳倉米360g，麥芽、黃連各120g。同蒸熟，焙，研為末，水丸梧桐子大，每服100丸。

（2）**小腹冷氣積聚**：陳倉米100g，薤白9g，羊脂15g，淡豆豉12g。水煎服。

（3）**脾胃虛弱，不進飲食，胃反不食**：陳倉米450g，丁香30g，豆蔻、砂仁各60g。共為細末，生薑汁糊為丸，如梧桐子大，每服百丸，食後用薑湯送下。

## 358. 萊菔子

**【原文】**萊菔子辛，喘咳下氣，倒壁衝牆，脹滿消去。即蘿蔔子。

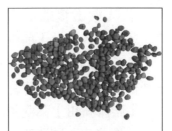
萊菔子　消食除脹，降氣化痰。不宜與人參同用。

**【註釋】倒壁衝牆：**形容萊菔子降氣化痰作用峻猛，猶如有倒壁衝牆之力。

**【白話解】**萊菔子味辛、甘，性平，能降氣祛痰，消食除脹，降氣化痰作用峻猛，猶如有倒壁衝牆之力，治療咳嗽氣喘，脘腹脹滿。本品即蘿蔔子。

---

**今按**　萊菔子為十字花科植物蘿蔔 *Raphanus sativus* L. 的成熟種子。本品味辛、甘，性平。歸肺、脾、胃經。具有消食除脹，降氣化痰功效。主要用於①食積氣滯；②咳喘痰多，胸悶食少。

---

**用量用法：**煎服，6～10g。生用吐風痰，炒用消食下氣化痰。

**使用注意：**本品辛散耗氣，故氣虛及無食積、痰滯者慎用。不宜與人參同用。

**【廉便驗方】（1）小兒腹脹：**萊菔子、紫蘇、葛根、陳皮各等分，甘草少許。煎服。

**（2）習慣性便秘：**萊菔子、當歸各20g，加6倍量水，煎熬2小時，共煮2次，取濾汁加蜂蜜200g，煮沸，每日服200mL。

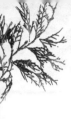

（3）**咳嗽痰喘**：熟地黃18g，陳皮6g，萊菔子、白果、苦杏仁各9g。水煎服。

（4）**偏頭痛**：萊菔子15g，生薑汁30mL。上藥相和研極細，絞取汁，入麝香少許，滴鼻中。

【臨床新用】萊菔子還可用於小兒頑固性哮喘、厭食症、高血壓病、膝關節創傷性滑膜炎、慢性氣管炎、急性腸梗阻等病症。

## 359. 芥　菜

【原文】芥菜味辛，除邪通鼻，能利九竅，多食通氣。

【註釋】**通氣**：即行氣，又稱「利氣」、「通氣」，即疏洩氣滯法。是治療由氣滯所致的胸脅竄痛，腹脹納呆等的常用治法。

【白話解】芥菜味辛，性溫，能豁痰利氣，通竅，治療寒飲咳嗽，痰滯氣逆，鼻竅不通等證。本品多食通氣，但久服助熱且傷人正氣。

> **今按**　芥菜為十字花科植物芥菜 *Brassica juncea*（L.）*Czern. et Coss.*、油芥菜 *Brassica juncea*（L.）*Czern. et Coss. var. gracilis* Tsen et Lee 的嫩莖和葉。本品味辛，性溫。歸肺、胃、腎經。具有利肺豁痰，消腫散結功效。主要用於①寒飲咳嗽，痰滯氣逆，胸膈滿悶；②砂淋、石淋；③牙齦腫爛，乳癰，痔腫，凍瘡，漆瘡。

**用量用法**：煎湯，10～15g；或用鮮品搗汁。外用適

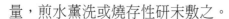

量，煎水薰洗或燒存性研末敷之。

**使用注意**：陰虛火旺之人慎用。

**【廉便驗方】**

（1）**石淋**：鮮芥菜2.5g，切碎，水適量煎取3碗，分數次服。

（2）**牙齦腫爛，出臭水**：芥菜燒存性，研末，頻敷之。

（3）**乳癰結硬疼痛**：芥菜250g，銼碎。水煎，倒於瓷瓶內，薰乳腫處，每日3～5次。

## 360. 漿　水

**【原文】**漿水味酸，酷熱當茶，除煩消食，瀉痢堪誇。

**【白話解】**漿水味甘、酸，性涼，能除煩止渴，和胃消食，治療暑熱煩渴，可以代茶飲，亦可用於治療宿食停滯、嘔噦、泄瀉、痢疾等病。

> **今按**　漿水為用粟米加工、經發酵而成的白色漿液。本品味甘、酸，性涼。歸胃經。具有和胃消食，除煩止渴功效。主要用於①宿食停滯，嘔噦不止；②傷食泄瀉，或暑濕泄瀉；③暑熱煩渴。

**用量用法**：內服：適量，生飲或煎湯或煮粥。外用：浸泡患處。

**使用注意**：本品性涼，脾胃虛寒之嘔噦、泄瀉者忌用。

**【廉便驗方】**

（1）**暑熱煩渴**：當茶飲，每次100～250 mL飲之。

（2）**暑濕吐瀉**：漿水100mL，乾薑15g，水煎服。

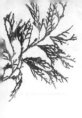

## 361. 砂　糖

【原文】砂糖味甘，潤肺和中，多食損齒，濕熱生蟲。

【註釋】**濕熱生蟲**：指多服能助濕熱以致生蟲。

【白話解】砂糖味甘，性溫，能潤肺、調和脾胃，治療肺燥咳嗽、脾胃虛寒、脘腹冷痛；過量食用損傷牙齒，助濕熱，以致生蟲。

---

**今按**　砂糖為禾本科植物甘蔗*Saccharum sinensis* Roxb. 莖中的液汁，經精製而成的赤色結晶體。本品味甘，性溫。歸肝、脾、胃經。具有補脾緩肝，活血散瘀功效。主要用於①產後惡露不行；②口乾嘔噦；③虛羸寒熱。

---

**用量用法**：內服：開水、酒或藥汁沖10～15g。外用適量，化水塗，或研敷。

**使用注意**：濕熱中滿者及兒童慎服。

【廉便驗方】（1）**上氣喘嗽，煩熱，食即吐逆**：砂糖、薑汁各等分，相和，慢煎20沸，每咽半匙取效。

（2）**水火燒燙傷**：砂糖瓦上煨，研末，菜油調敷。

## 362. 飴　糖

【原文】飴糖味甘，和脾潤肺，止渴消痰，中滿休食。

【註釋】**消痰**：中醫治則，祛痰法之一，是攻伐濁痰留滯的療法。多用可損傷元氣，體弱者慎用。

【白話解】飴糖味甘，性溫，能補益中氣，緩急止痛，

潤肺，化痰，止渴，治療脾胃虛寒，胸腹急痛，肺虛咳嗽等。但濕熱或食積阻滯之胸腹脹滿者不宜食。

> **今按** 飴糖為米、麥、粟或玉蜀黍等糧食，經發酵糖化製成。本品味甘，性溫。歸脾、胃、肺經。具有補益中氣，緩急止痛，潤肺止咳功效。主要用於①中虛脘腹疼痛；②肺燥咳嗽。

**用量用法**：入湯劑須烊化沖服，每次15～20g。

**使用注意**：本品有助濕壅中之弊，濕阻中滿者不宜服。

**【廉便驗方】**（1）卒得咳嗽：飴糖20g，乾薑10g，淡豆豉60g，先以水1000mL，煮豉3沸，去渣，納飴糖，納乾薑，分為3服。

（2）**頓咳不止**：白蘿蔔搗汁1碗，飴糖15g，蒸化，趁熱緩緩咽下。

（3）**胎動不安**：飴糖15g，砂仁6g。泡湯化服。

（4）**諸魚骨鯁在喉中**：飴糖不拘多少，為丸如雞子黃大，吞之。

**【臨床新用】**飴糖還可用於膿性指頭炎等病症。

## 363. 麻 油

**【原文】**麻油性冷，善解諸毒，百病能治，功難悉述。

**【註釋】善解諸毒**：指能治頭面游風、疥癬、濕瘡、腫毒等。

**功難悉述**：功效甚好，難以全面闡述。

**【白話解】**麻油味甘，性涼，能解毒，可用於治療疥

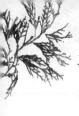

癬、濕瘡、腫毒等。本品功效甚好，難以說盡。

---

　　**今按**　麻油為胡麻科植物胡麻 *Sesamum inidicum* L. 的種子榨取的脂肪油。本品味甘，性涼。歸胃、大腸經。具有潤燥，解毒，消癰，生肌功效。主要用於①腸燥便秘；②瘡瘍腫毒；③頭癬，禿瘡。

---

　　**用量用法**：內服：30～60mL，生用或熬熟用。外用適量，塗擦。

　　**使用注意**：脾虛便溏、泄瀉者慎用。

　　**【廉便驗方】**（1）**體虛便秘**：麻油50mL，當歸50g，桑葚子50g。白蜜製丸，每服9g，每日3次。

　　（2）**水火燒燙傷**：麻油（高溫消毒）塗患處。

　　**【臨床新用】**麻油還可用於習慣性便秘、小兒蛔蟲性腸梗阻、過敏性皮炎、皮膚瘙癢、脂溢性脫髮、高血壓、高血脂症、動脈粥樣硬化等病症。

## 364. 白　果

　　**【原文】**白果甘苦，喘嗽白濁，點茶壓酒，不可多嚼。一名銀杏。

　　**【註釋】**喘嗽：因外邪犯肺，痰阻氣道，導致肺氣鬱閉。以小兒發熱、咳嗽、氣喘、鼻翕為主要表現的肺系病證。

　　點茶壓酒：指本品可作點心服食，能解酒。

　　**【白話解】**白果味甘、苦、澀，性平，有毒，能斂肺化痰定喘，止帶縮尿，治療哮喘痰嗽，白濁，帶下等。作

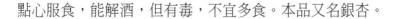

點心服食，能解酒，但有毒，不宜多食。本品又名銀杏。

> **今按** 白果為銀杏科植物銀杏 *Gimkgo biloba* L.的成熟種子。本品味甘、苦、澀，性平。有毒。歸肺經。具有斂肺化痰定喘，止帶縮尿功效。主要用於①哮喘痰嗽；②帶下，白濁，尿頻，遺尿。

**用量用法**：煎服，5～10g，搗碎。

**使用注意**：本品有毒，不可多用，小兒尤當注意。過食白果可致中毒，出現腹痛、吐瀉、發熱、發紺以及昏迷、抽搐，嚴重者可呼吸麻痹而死亡。

**【廉便驗方】**（1）**小便頻數，遺尿**：陳白果6g，蝸牛9g。研末沖服。

（2）**婦女帶下**：白果、山藥各等分。焙燥研細粉，混合，每日40g，分3～4次，米湯或溫開水調服。

（3）**前額部陣發性頭痛**：帶殼生白果60g，搗裂入沙鍋，加水500mL，文火煎至300mL，分2次1日服完，以上1劑，可連煎3次，服3天。

（4）**肺癆**：白果10g，夏枯草15g。水煎服。

（5）**頭風、眼疼**：白果（搗爛），敷太陽穴。

**【臨床新用】**白果還可用於急慢性支氣管炎、慢性腎小球腎炎、肺結核、梅尼埃病、小兒百日咳、神經性頭痛等病症。

## 365.胡　桃

**【原文】**胡桃肉甘，補腎黑髮，多食生痰，動氣之物。

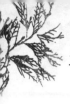

【註釋】補腎黑髮：指具有補腎烏鬚髮的作用，用於治療腎虛所致的鬚髮早白。

【白話解】胡桃味甘，性溫，能補腎，烏鬚髮，治療腎虛腰痛、腳弱和鬚髮早白。但多食易助濕生痰，並能氣行不暢而引起脹滿。

> **今按**　胡桃為胡桃科植物胡桃 *Juglans regia* L.果實的核仁。本品味甘，性溫。歸腎、肺、大腸經。具有補腎溫肺，潤腸通便功效。主要用於①腎陽虛衰，腰痛腳弱，小便頻數；②肺腎不足之虛寒喘咳及肺虛久咳、氣喘；③腸燥便秘。

**用量用法**：煎服，10～30g。

**使用注意**：陰虛火旺、痰熱咳嗽及便溏者不宜服用。

【廉便驗方】

（1）**腎虛耳鳴，遺精**：核桃仁30g，五味子3g，蜂蜜適量，於睡前嚼服。

（2）**久嗽不止**：核桃仁200g，人參150g，苦杏仁50g。研勻，入煉蜜，丸如梧桐子大，每空腹細嚼1丸，人參湯調下，臨臥再服。

（3）**血寒凝滯不行，筋骨酸痛**：以核桃仁30枚浸酒飲之。如不飲酒者，以核桃仁，早晚各食2枚，溫水送下，7日癒。

【臨床新用】胡桃還可用於尿路結石、皮炎、濕疹等病症。

## 366. 梨

【原文】梨味甘酸，解酒除渴，止嗽消痰，善驅煩熱。勿多食，令人寒中作瀉，產婦、金創屬血虛，切忌。

【白話解】梨味甘、微酸，性涼，能清熱除煩解渴，潤肺化痰止咳，治療熱病津傷的煩熱口渴、燥熱咳嗽；又能解酒毒。但本品性涼，不宜多食，易致中焦受寒，出現泄瀉。產婦、金瘡屬血虛者忌用。

> **今按** 梨為薔薇科植物白梨 *Pyrus bretschneideri* Rehd、沙梨 *Pyrus pyrifolia*（Burm. f.）、秋子梨 *Pyrus ussuriensis* Maxim 等的果實。本品味甘、微酸，性涼。歸肺、胃、心經。具有清肺化痰，生津止渴功效。主要用於①肺燥咳嗽；②熱病煩躁，津少口乾，消渴；③目赤，瘡瘍，燙火傷。

**用量用法**：煎湯，15～30g；或生食，1～2枚；或搗汁；或蒸服，或熬膏。外用適量，搗敷或搗汁點眼。

**使用注意**：脾虛便溏、肺寒咳嗽及產婦慎服。

【廉便驗方】（1）**小兒痰嗽**：梨1個，入硼砂0.3g，紙包水濕火煨，熟吃。

（2）**小兒心經熱盛，煩躁，不思飲食**：梨300g，粳米250g。上以水2000mL，煮梨取汁1000mL，去渣，投米煮粥食之。

（3）**溫病口渴**：梨汁、荸薺汁、鮮蘆根汁、麥冬汁、藕汁各30mL，和勻涼服，不甚喜涼者，重湯燉溫服。

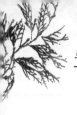

## 367. 榧　實

【原文】榧實味甘，主療五痔，蠱毒三蟲，不可多食。

【註釋】三蟲：兒科術語，指小兒三種常見的腸道寄生蟲病，即蛔蟲、薑片蟲、蟯蟲病。

**不可多食：**因其具有潤腸緩瀉的作用，故不可多服，尤恐導致滑泄不禁。

【白話解】榧實味甘，性平，能殺蟲消積，潤腸通便，治療多種腸道寄生蟲，痔瘡，蟲積腹痛，腸燥便秘等。本品潤腸緩瀉，故不可多服。

**今按**　榧實為紅豆杉科植物榧*Torreya grandis* Fort. 的乾燥成熟種子。本品味甘，性平。歸肺、胃、大腸經。具有殺蟲消積，潤腸通便，潤肺止咳功效。主要用於①蟲積腹痛；②腸燥便秘；③肺燥咳嗽；④絲蟲病。

**用量用法：**煎服，10～15g。炒熟嚼服，每次用15g。

**使用注意：**入煎服宜生用。大便溏薄、肺熱咳嗽者不宜用。服榧子時，不宜食綠豆，以免影響療效。

【廉便驗方】

（1）蛔蟲、蟯蟲等：榧子12g，使君子仁10g，大蒜瓣20g。水煎去渣，每日3次，食前空腹時服。

（2）條蟲：榧子、檳榔各等分。上為散，溫酒服下6g。

【臨床新用】榧實還可用於小兒蟯蟲病、薑片蟲、鉤蟲病、絲蟲病、蛔蟲性腸梗阻等病症。

## 368. 竹 茹

【原文】竹茹止嘔，能除寒熱，胃熱咳噦，不寐安歇。
刮去青色，取裏黃皮。

【註釋】**不寐安歇**：指使失眠的人安然入睡。

【白話解】竹茹味甘，性微寒，能和胃止嘔，清熱化
痰，治療胃熱嘔呃、肺熱咳嗽、痰熱內擾之心煩不寐。本
品為禾本科植物淡竹的莖除去青色外皮後刮下的黃色的中
間層。

---

**今按** 竹茹為禾本科植物青杆竹 *Bambusa tuldoides*
Munro、大頭典竹 *Rinocalamus beecheyanus*（Munro）
McClure var. pubescens P. F. Li 或淡竹 *Phyllostachyninra*
var. henonis Stapf 的莖的中間層。本品味甘，性微寒。
歸肺、胃經。具有清熱化痰，除煩止嘔，涼血止血功
效。主要用於①肺熱咳嗽，痰熱心煩不寐；②胃熱嘔
吐，妊娠惡阻；③吐血，衄血，崩漏。

---

**用量用法**：煎服，6～10g。生用清化痰熱，薑汁製用
止嘔。

【廉便驗方】（1）**肺熱痰咳**：竹茹、枇杷葉、苦杏
仁各9g，黃芩5g，桑白皮12g。水煎服。

（2）**百日咳**：竹茹9g，蜂蜜100g，竹茹煎水，對入
蜂蜜中，再煮沸服，每日1劑，連服3劑。

（3）**婦人乳中虛，煩亂嘔逆**：竹茹、石膏各6g，甘
草9g，桂枝、白薇各3g。上藥末之，大棗肉和丸如彈子

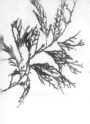

大，以飲服1丸，日3夜2。

（4）**妊娠惡阻嘔吐，不下食**：竹茹、陳皮各2g，茯苓、生薑各3g，半夏4g。水煎服。

（5）**虛煩**：竹茹10g，水煎，去渣，分溫5服，徐徐服之。

【臨床新用】竹茹還可用於妊娠惡阻、皮膚潰瘍等病症。

## 369.竹葉　附：竹葉捲心

【原文】竹葉味甘，退熱安眠，化痰定喘，止渴消煩。味淡者佳。

【白話解】竹葉味甘、辛、淡，性寒，能清熱，除煩，止渴，治療熱病心煩、口渴、失眠。又能化痰定喘，亦可用於治療肺熱咳嗽氣喘。入藥以味淡者為佳。

> **今按**　竹葉為禾本科植物淡竹 *Phyllostachys nigra*（Lodd.）Munro var. *henonis*（Mitf.）Stapf ex Rendle 的葉。本品味甘、辛、淡，性寒。歸心、胃、小腸經。具有清熱瀉火，除煩，生津，利尿功效。主要用於①熱病煩渴；②口瘡，尿赤。

**用量用法**：煎服，6～15g；鮮品15～30g。

**使用注意**：陰虛火旺、骨蒸潮熱者忌用。

【廉便驗方】（1）**熱渴**：淡竹葉、茯苓、石膏各9g，小麥12g，瓜蔞6g。上藥水煎服。

（2）**暑熱氣虛心煩**：鮮竹葉、鮮荷葉、太子參各9g，

扁豆花6g。水煎服。

（3）**心移熱於小腸，口糜淋痛**：淡竹葉6g，木通、生甘草各3g，車前子9g，生地黃15g。水煎服。

**【附藥】竹葉捲心**

為禾本科植物淡竹 *Phyllostachys nigra*（Ledd. ex Lindl.）Munro var. *henonis*（Mitf.）Stapf ex Rendle 等的捲而未放的幼葉。性味甘、微苦、淡，性寒，歸心、肝經。功能清心除煩，利尿，解毒，主要用於熱病煩頻渴，小便短赤，燒燙傷。內服：煎湯，鮮品6～12g。外用：適量，煨存性研末調敷。

## 370. 竹 瀝

**【原文】**竹瀝味甘，陰虛痰火，汗熱煩渴，效如開鎖。截尺餘，直劈數片，兩磚架起，火烘，兩頭流瀝。兩瀝一盞，薑汁兩匙。

**【註釋】汗熱渴煩**：指熱病有汗，煩熱口渴。

**效如開鎖**：指藥效好。

**【白話解】**竹瀝味甘，性寒，能清熱豁痰，治療痰熱咳喘，亦可用於治療陰虛肺有熱痰、熱病汗出、煩渴，且藥效好。採製方法為取鮮竹杆，截成長30～50cm，兩端去節，劈開，架起，中部用火烤之，兩端即有液汁流出，以器盛之；每瀝滿一盞，加入薑汁兩匙。

---

**今按** 竹瀝為新鮮的淡竹和青杆竹等竹杆經火烤灼而流出的淡黃色澄清液汁。本品味甘，性寒。歸心、肺、肝經。具有清熱豁痰，定驚利竅功效。主要用於①

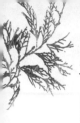

痰熱咳喘；②中風痰迷，驚癇癲狂。

**用量用法**：內服30～50g，沖服。本品不能久藏，但可熬膏瓶貯，稱竹瀝膏；近年用安瓿瓶密封裝置，可以久藏。

**使用注意**：本品性寒滑，對寒痰及便溏者忌用。

**【廉便驗方】**

（1）肺癰：竹瀝50g，分3次，溫開水沖服。

（2）妊娠煩悶：茯苓9g，竹瀝30g。水煎，分3服。

（3）小兒驚風：竹瀝30g，加生薑汁15g，膽南星末3g，牛黃0.3g。調服。

**【臨床新用】**竹瀝還可用於慢性咽炎、重症日本腦炎、體癬、氯氮平引起的流涎等病症。

## 371. 萊菔根

**【原文】**萊菔根甘，下氣消穀，痰癖咳嗽，兼解面毒。俗云蘿蔔。

**【註釋】消穀**：病證名，指食物入胃後，很快消化。出自《靈樞·大惑》：「胃熱則消穀，穀消則善饑。」常為中消主症。

**解面毒**：指能消除面食積滯。

**【白話解】**萊菔根味辛、甘，性涼，能降氣化痰，消食化滯，治療水飲釀痰，流聚胸脅之間胸脘脹悶，食積氣滯之胸腹脹滿；又能消除面食積滯。本品俗稱蘿蔔。

　　**今按**　萊菔根為十字花科植物萊菔 *Raphanus sativus* L. 的鮮根。本品味辛、甘，性涼；熟者味甘，性平。歸

脾、胃、肺、大腸經。具有消食，下氣，化痰，止血，解渴，利尿功效。主要用於①消化不良，食積脹滿，吞酸，吐食；②腹瀉，痢疾，便秘；③痰熱咳嗽，咽喉不利；④咯血，吐血，衄血，便血；⑤消渴，淋濁；⑥瘡瘍，損傷瘀腫，燙傷及凍瘡。

**用量用法**：內服，生食、搗汁飲，30～100g；或煎湯、煮食。外用：適量，搗敷，搗汁塗，滴鼻，煎水洗。

**使用注意**：脾胃虛寒者不宜生食。

**【廉便驗方】**（1）痢疾：萊菔根100g，生薑、蜂蜜、茶濃煎各50g，和勻服。

（2）**血熱衄血**：萊菔根（取汁）、藕汁同飲，及滴入鼻中亦妙。

**【臨床新用】**萊菔根還可用於急慢性支氣管炎、慢性潰瘍性結腸炎、急性扭挫傷、滴蟲性陰道炎、肺結核咯血等病症。

## 372. 燈　草

**【原文】**燈草味甘，通利小便，癃閉成淋，濕腫為最。

**【白話解】**燈草甘、淡，性微寒，能利尿通淋，治療水濕內停之淋證、癃閉，尤宜於濕熱性水腫。

**今按**　燈草為燈心草科植物燈心草 *Juncus effusus* L. 的乾燥莖髓。本品味甘、淡，性微寒。歸心、肺、小腸經。具有利尿通淋，清心降火功效。主要用於①淋證；②心煩失眠，口舌生瘡。

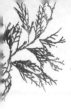

**用量用法**：煎服，1～3g。外用適量。

**【廉便驗方】**（1）**水腫、小便不利**：鮮燈心草6g，車前草15g，薏苡仁30g，鮮海金沙20g。水煎服。

（2）**熱淋**：燈心草3g，牛膝、淡竹葉各10g。用第2次米泔水煎服。

（3）**黃疸**：枸杞子30g，鮮燈心草、劉寄奴各15g。水煎，酌加糖服。

（4）**消渴**：燈心草60g，豆腐1塊。水燉服。

（5）**失眠，心煩**：燈心草10g，煎湯代茶常服。

（6）**乳癰**：燈心草15g，肉湯煎服。

**【臨床新用】**燈草還可用於糖尿病、小兒流行性腮腺炎、膀胱炎、慢性腎小球腎炎、胃腸型感冒等病症。

## 373. 艾　葉

**【原文】**艾葉溫平，驅邪逐鬼，漏血安胎，心痛即癒。宜陳久者佳，揉爛醋浸炒之。

**【註釋】心痛**：病證名，胸脘部疼痛的總稱。多因痰濁瘀血內阻，陽虛寒凝，或陰血虧虛等所致。

**【白話解】**艾葉味辛、苦，性溫，有小毒。能驅除未知的致病因素，溫通經脈，止血，止痛，安胎，治療胎漏下血、胎動不安，虛寒性月經不調、痛經，脘腹冷痛，胸痹心痛。入藥以陳久者為佳，使用時將艾葉揉爛，用醋浸泡後炒用。

　**今按**　艾葉為菊科植物艾 *Artemisia argyi* Levl. et Vant. 的葉。本品味辛、苦，性溫。有小毒。歸肝、

脾、腎經。具有溫經止血，散寒調經，安胎功效。主要用於①出血證；②月經不調，痛經；③胎動不安。

**用量用法**：煎服，3～10g。外用適量。溫經止血宜炒炭用，餘生用。

【**廉便驗方**】

（1）**崩漏**：艾葉9g，阿膠15g，乾薑3g。水煎，先煮艾葉、乾薑，烊化阿膠，溫分3服，空腹服。

（2）**衝任不固，月經不調**：艾葉、鹿角霜、乾薑、灶心土各等分。上為細末，每服10g。

（3）**吐血**：側柏葉、乾薑、艾葉各9g。水煎服。

（4）**妊娠胎動不安**：艾葉9g，水煎服。

（5）**偏頭痛**：艾葉、菊花各120g，小袋盛，放枕內，睡久不發。

【**臨床新用**】艾葉還可用於中期妊娠皮膚瘙癢症、嬰幼兒秋季腹瀉、陰縮症、慢性肝炎、肝硬化、慢性支氣管炎、肺氣腫、支氣管哮喘、新生兒硬腫症、嬰幼兒病毒性腸炎、三叉神經痛、間日瘧、尋常疣、扁平疣等病症。

# 374. 綠 豆

【**原文**】綠豆氣寒，能解百毒，止渴除煩，諸熱可服。

【**註釋**】**能解百毒**：指解草木、金石類藥中毒，或用於癰腫疔毒等。

**止渴**：解除口渴，是由清解熱邪以治療熱盛耗傷津液引起的口渴。

【**白話解**】綠豆味甘，性寒，能解草木、金石類藥中

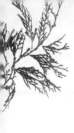
毒，治療癰腫瘡毒；又能清解暑熱、除煩止渴，亦可用於治療暑熱煩渴，其他熱性病也可服用。

今按　綠豆為豆科植物綠豆 *Phaseolus radiatus* L. 的乾燥種子。本品味甘，性寒。歸心、胃經。具有清熱解毒，消暑，利水功效。主要用於①癰腫瘡毒；②暑熱煩渴；③藥食中毒；④水腫，小便不利。

**用量用法**：煎服，15～30g。外用適量。

**使用注意**：脾胃虛寒，腸滑泄瀉者忌用。

【廉便驗方】（1）暑熱煩渴：綠豆30g，薏苡仁15g。水煎服，每日3次，每次1劑。

（2）表證發熱：綠豆30g，帶鬚蔥白3根。水煎，白糖調服，每日2次。

（3）胃痛：綠豆30g，豬苦膽1個。綠豆裝入豬苦膽內，膽汁乾燥後，取豆研末，每服6g，每日2次，開水送下。

（4）烏頭中毒：綠豆120g，生甘草60g。水煎服。

（5）燙傷：綠豆研末，調雞蛋清塗患處，另用綠豆30g，乳香10g，朱砂1g，甘草2g。共為細末，每次服6g。

【臨床新用】綠豆還可用於頑固性癤瘡、復發性口瘡、蕈中毒致幻等病症。

## 375. 川椒　附：椒目

【原文】川椒辛熱，祛邪逐寒，明目殺蟲，溫而不猛。去目微炒。

【白話解】川椒味辛，性溫，能逐寒燥濕，殺蟲，治療脘腹冷痛、寒濕吐瀉、蟲積腹痛；又能明目，現多不用。本品入藥去種子，微炒後入藥。

今按　川椒為芸香科植物青椒 *Zanthoxylum schinifolium* Sieb. et Zucc.或花椒 *Z. bungeanum* Maxim.的乾燥成熟果皮。本品味辛，性溫。歸脾、胃、腎經。具有溫中止痛，殺蟲止癢功效。主要用於①中寒腹痛，寒濕吐瀉；②蟲積腹痛，濕疹，陰癢。

**用量用法**：煎服，3～6g。外用適量，煎湯薰洗。

【廉便驗方】（1）蛔蟲性腸梗阻：花椒6g，麻油100g。將麻油置鍋中燒熱，投入花椒，炸至微焦，去花椒，取油，1次服完。

（2）風痰火毒，喉痹：花椒6g，加水500mL，浸泡2小時，煎煮至250mL，加紅糖50g。

（3）齒痛：花椒，醋煎含之。

（4）水瀉：花椒60g，醋100mL，煮至醋盡，焙乾，為末，糊丸，綠豆大，每服10丸，米湯送下。

（5）肺氣喘急，坐臥不得：乾薑15g，花椒、皂莢各30g，葶藶子9g。上藥為末，以大棗和丸，如梧桐子大，每服3丸。

【臨床新用】川椒還可用於膽道蛔蟲病、頑癬、真菌性陰道炎、絛蟲病、牙痛、支氣管哮喘、雞眼等病症。

【附藥】椒目

為花椒的種子。味苦，性寒。歸肺、腎、膀胱經。功

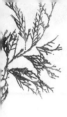

能利水消腫，降氣平喘，主要用於水腫脹滿、痰飲咳喘等。煎服，3～10g。

## 376.胡　椒

【原文】胡椒味辛，心腹冷痛，下氣溫中，跌仆堪用。

【註釋】冷痛：指痛處有冷感、局部喜暖的症狀。為裏寒的表現，症見於胃痛、腹痛、痺證等。

【白話解】胡椒味辛，性熱，能溫中散寒，下氣，治療胸腹冷痛，胃寒嘔吐，泄瀉，痢疾；亦可用於治療跌仆損傷。

> **今按**　胡椒為胡椒科植物胡椒 *Piper nigrum* L.的乾燥近成熟或成熟果實。本品味辛，性熱。歸胃、大腸經。具有溫中散寒，下氣消痰功效。主要用於①胃寒腹痛，嘔吐泄瀉；②癲癇證。

**用量用法**：煎服，2～4g；研末服，每次0.6～1.5g。外用適量。

【廉便驗方】（1）**脾胃虛冷，乾嘔噁心**：胡椒、丁香各3g，半夏9g。上為細末，每服3g。

（2）**心下痛**：胡椒4g，乳香3g。上研勻，男用生薑，女用當歸，以酒調下。

（3）**泄瀉**：胡椒為末，薑汁調敷臍上。

（4）**小兒哮喘**：白胡椒1～5粒，先用生薑擦患兒肺俞穴，以擦紅為度，再將膏藥貼上，禁風寒及食生冷。

（5）**陰囊濕疹**：胡椒10粒，研成粉，加水2000mL，

煮沸，外洗患處，每日2次。

【臨床新用】胡椒還可用於胃痛、濕疹、尿瀦留、小兒腹瀉、牙痛、凍瘡等病症。

## 377. 石蜜　附：蜂蜜

【原文】石蜜甘平，入藥煉熟，益氣補中，潤燥解毒。

【註釋】入藥煉熟：指本品必須煎熬煉熟，方可入藥用，不可以生用。

【白話解】石蜜味甘，性平，入藥必須煎熬煉熟，能補益脾胃之氣，潤燥，解毒，治療脾胃虛弱，腸燥便秘，肺燥乾咳。

---

**今按**　石蜜為禾本科植物甘蔗 *Saccharum sinensis* Roxb. 的莖中液汁，經精製而成的乳白色結晶體。本品味甘，性平。歸脾、肺經。具有和中緩急，生津潤燥功效。主要用於①中虛腹痛；②口乾燥渴；③肺燥咳嗽。

---

**用量用法：內服：**入湯和化，10～15g。外用：適量，調敷。

**使用注意：**濕重中滿者慎服，小兒勿多食。

【廉便驗方】（1）**水火燒燙傷：**白砂糖30g，冰片3g。用沙鍋將白糖炒黑，呈塊狀為度，加冰片研細末，用香油調塗患處。

（2）**腹中痛：**白砂糖15g，酒150mL。煮服。

【附藥】蜂蜜

為蜜蜂科昆蟲中華蜜蜂 *Apis cerana* Fabricius 或義大利

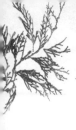

蜜蜂 A. *Mellifera* Linnaeus 所釀成的蜜。味甘，性平。歸肺、脾、大腸經。功能補中，潤燥，止痛，解毒，主要用於脾氣虛弱，脘腹攣急疼痛，肺虛久咳及燥咳證，腸燥便秘，解烏頭類藥毒。此外，本品外用，對瘡瘍腫毒有解毒消瘡之效；對潰瘍、燒燙傷有解毒防腐，生肌斂瘡之效。煎服或沖服15～30g，大劑量30～60g。外用適量，本品作栓劑肛內給藥，通便效果較口服更便捷。本品助濕壅中，又能潤腸，故濕阻中滿及便溏泄瀉者慎用。

## 378. 馬齒莧

【原文】馬齒莧寒，青盲白翳，利便殺蟲，癥癩咸治。

【白話解】馬齒莧味酸，性寒，能清熱解毒、殺蟲，治療熱毒引起的視物不清；目生白翳，熱毒血痢；又能散血，亦可用於治療癥瘕、癩腫。

---

**今按**　馬齒莧為馬齒莧科植物馬齒莧*Portolaca oleracea* L.的乾燥地上部分。本品味酸，性寒。歸肝、大腸經。具有清熱解毒，涼血止血，止痢功效。主要用於①熱毒血痢；②熱毒瘡瘍；③崩漏，便血；④濕熱淋證，帶下。

---

**用量用法**：煎服，9～15g，鮮品30～60g。外用適量，搗敷患處。

**使用注意**：脾胃虛寒，腸滑作泄者忌服。

【廉便驗方】

（1）腸癩：馬齒莧60g，洗淨搗絞汁30 mL；加冷開水

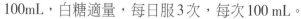

100mL，白糖適量，每日服3次，每次100 mL。

（2）**黃疸**：鮮馬齒莧絞汁，每次約30g，開水沖服，每日2次。

（3）**小便尿血，便血**：鮮馬齒莧絞汁、藕汁各等量，每次60g，以米湯和服。

（4）**肺癰**：鮮馬齒莧45g，葫蘆15g。水煎服。

【臨床新用】馬齒莧還可用於細菌性痢疾、慢性結腸炎、急性胃腸炎、腹瀉、蜂窩織炎、銀屑病、慢性萎縮性胃炎、泌尿系感染、帶狀疱疹、白癜風、蕁麻疹、急性扁桃體炎、肺結核等病症。

## 379. 蔥　白

【原文】蔥白辛溫，發表出汗，傷寒頭疼，腫痛皆散。忌與蜜同食。

【白話解】蔥白味辛，性溫，能解表發汗，治療風寒表證，外塗本品，可消散癰腫瘡毒。蔥白與蜂蜜不可同服。

> **今按**　蔥白為百合科植物蔥 *Allium fistulosum* L.近根部的鱗莖。本品味辛，性溫。歸肺、胃經。具有發汗解表，散寒通陽功效；外敷有散結通絡下乳，解毒散結之功。主要用於①風寒感冒；②陰盛格陽；③乳汁鬱滯不下，乳房脹痛；④瘡癤腫毒。

**用量用法**：煎服，3～9g。外用適量。

【廉便驗方】

（1）**脘腹疼痛**：蔥白9g，紅糖120g。將蔥白打爛，

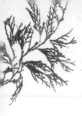

混入紅糖，放在盤裏用鍋蒸熟，每日3次，每次9g。

（2）小兒初生不小便：人乳15mL，蔥白6g。水煎，分為4服。

（3）乳房脹痛，乳汁不通：蔥白適量搗碎，加鹽少許，用鍋煎成餅，貼患處。

【臨床新用】蔥白還可用於產後尿瀦留、急性乳腺炎、痙攣性咳嗽、小兒中毒性腸麻痹、雞眼、蟯蟲病、麻疹併發哮喘、小兒蛔蟲性腸梗阻、慢性濕疹、面神經麻痹、神經性皮炎、秋季腹瀉、急性皮膚化膿性炎症、蕁麻疹等病症。

## 380. 胡　荽

【原文】胡荽味辛，上止頭痛，內消穀食，痘疹發生。

【註釋】痘疹發生：指能促使痘疹順利外透的功效。

【白話解】胡荽又叫香菜，味辛，性溫，能發表透疹，開胃消食，治療風寒頭痛，疹出不暢，飲食不消，納食不佳。

---

**今按**　胡荽為傘形科植物芫荽 *Coriandrum sativum* L. 的全草。本品味辛，性溫。歸肺、胃經。具有發表透疹，開胃消食功效。主要用於①麻疹不透；②飲食不消，納食不佳。

---

用量用法：煎服，3～6g。外用適量。

使用注意：熱毒壅盛而疹出不暢者忌服。

【廉便驗方】（1）風寒感冒，頭痛鼻塞：紫蘇葉、生

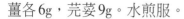

薑各6g，芫荽9g。水煎服。

（2）**妊娠惡阻**：紫蘇葉、藿香各3g，鮮芫荽、陳皮、砂仁各6g。水煎服。

（3）**胃寒脹痛**：芫荽、胡椒各15g，艾葉6g。水煎服。

（4）**腹脹**：鮮芫荽15g。水煎服。

【臨床新用】胡荽還可用於新生兒硬腫症、化膿性感染等病症。

## 381. 韭　附：韭菜子

【原文】韭味辛溫，祛除胃寒，汁清血瘀，子醫夢泄。

【註釋】汁：指韭汁。

子：指韭子。

【白話解】韭味辛，性溫，能溫中散寒，治療裏寒腹痛。韭汁能活血化瘀；韭子能溫腎助陽，可用於治療腎虛陽痿、遺精、遺尿等。

> **今按**　韭為百合科植物韭 *Allium tuberosum* Rottl. ex Spreng 的葉。本品味辛，性溫。歸腎、胃、肺、肝經。具有補腎，溫中，行氣，散瘀，解毒功效。主要用於①腎虛陽痿；②裏寒腹痛，噎膈反胃；③胸痹疼痛，跌打損傷；④衄血，吐血，尿血；⑤痢疾，痔瘡，癰瘡腫毒，漆瘡。

**用量用法**：內服：搗汁，60～120g；或煮粥，炒熟，作羹。外用：適量，搗敷；煎水薰洗；熱熨。

**使用注意**：陰虛內熱及瘡瘍、目疾患者慎食。

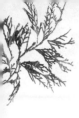

【廉便驗方】

（1）乳癰：鮮韭菜60～90g，搗爛敷患處。

（2）胸痹：韭菜2500g，搗汁服。

（3）**腎陽虛，腰膝冷疼**：韭菜400g，核桃仁100g。同麻油炒熟，日食之，服1個月。

（4）**出血證**：韭菜500g，搗汁；生地黃2500g；浸韭菜汁內。烈日下曬乾，以生地黃黑爛，韭菜汁乾為度，搗數下，如爛膏無渣者，為丸，彈子大，每早晚各服2丸，白蘿蔔煎湯送服。

【臨床新用】韭還可用於急性乳腺炎、過敏性紫癜等病症。

【附藥】韭菜子

為百合科植物韭菜 *Allium tuberosum* Rottl.的乾燥成熟種子。味辛、甘，性溫。歸腎、肝經。功能溫補肝腎，壯陽固精，主要用於陽痿遺精，白帶，肝腎不足，腰膝痿軟。煎服，3～9g；或入丸、散服。陰虛火旺者忌服。

## 382.大　蒜

【原文】大蒜辛溫，化肉消穀，解毒散癰，多用傷目。

【註釋】多用傷目：指多食會傷害眼睛。

【白話解】大蒜味辛，性溫，能消肉食積滯，解毒殺蟲，外用又能散癰腫，可用於治療癰腫疔毒、疥癬；但多服易傷眼睛。

今按　大蒜為百合科植物大蒜*Allium sativum* L.的鱗莖。本品味辛，性溫。歸脾、胃、肺經。具有解毒殺

蟲，消腫，止痢，健脾溫胃功效。主要用於①癰腫疔毒，疥癬；②痢疾，泄瀉，肺癆，頓咳；③鉤蟲病，蟯蟲病；④脘腹冷痛，食慾減退或飲食不消。

**用量用法**：外用適量，搗敷，切片擦或隔蒜灸。內服5～10g，或生食，或製成糖漿服。

**使用注意**：外服可引起皮膚發紅、灼熱甚至起泡，故不可敷之過久。陰虛火旺及有目、舌、喉、口齒諸疾不宜服用。孕婦忌灌腸用。

**【廉便驗方】**（1）**感冒**：大蒜、茶葉各9g。開水泡服。

（2）**百日咳**：大蒜15g，紅糖6g，生薑少許。水煎服，每日數次。

（3）**滴蟲性陰道炎**：苦參、蛇床子各6g，大蒜、白糖各9g。焙乾研末，裝膠囊塞陰道，每晚2粒，連用5～10天，用前先用蔥白8～10根煎湯坐浴。

**【臨床新用】**大蒜還可用於細菌性痢疾、阿米巴痢疾、小兒黴菌性腸炎、百日咳、結核病、流行性腦脊髓膜炎、小兒真菌性肺炎、急性闌尾炎、急性乳腺炎、關節炎、急性腦梗塞、高血脂症、前列腺炎、斑禿、扁平疣、急性腎炎、滴蟲性陰道炎等病症。

## 383. 食　鹽

**【原文】**食鹽味鹹，能吐中痰，心腹卒痛，過多損顏。

**【註釋】中痰**：指胃中的宿食或痰水的停積。

**過多損顏**：指過多食用，能耗傷血液，損人容顏。

**【白話解】**食鹽味鹹，性寒，能湧吐，治療食停上脘，

心腹脹痛，胸中痰癖；過多服用，易耗血，損人皮膚。

> **今按**　食鹽為海水或鹽井、鹽池、鹽泉中的鹽水經煎、曬而成的結晶體。本品味鹹，性寒。歸胃、腎、大腸、小腸經。具有湧吐，清火，涼血，解毒，軟堅，殺蟲，止癢功效。主要用於①食停上脘，心腹脹痛，胸中痰癖，二便不通；②齒齦出血；③喉痛，牙痛，目翳，瘡瘍，毒蟲螫傷。

**用量用法**：內服：沸湯溶化，0.9～3g；作催吐用9～18g，宜炒黃。外用：適量，炒熱熨敷；或水化點眼、漱口、洗瘡。

**使用注意**：咳嗽、口渴慎服，水腫者忌服。

**【廉便驗方】**

（1）**陽脫虛證，四肢厥冷**：鹽炒熱，熨臍下氣海。

（2）**食多不消，心腹堅滿痛**：鹽3g，煮令鹽消，分3服。

（3）**氣淋**：熬鹽熱熨少腹。

**【臨床新用】**食鹽還可用於尿瀦留等病症。

## 384. 茶

**【原文】**茶茗性苦，熱渴能濟，上清頭目，下消食氣。

**【註釋】茗**：即茶葉的別稱。

**食氣**：一指耗損元氣，食，與蝕通；氣，指正氣、元氣。二指飲食水穀之氣。此處指飲食水穀之氣。

**【白話解】**茶味苦、甘，性涼，能清頭目，除煩渴，

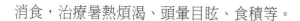

消食，治療暑熱煩渴、頭暈目眩、食積等。

**今按** 茶為山茶科植物茶 *Camellia sinensis*（L.）O. Kuntze（*Thea sinensis* L.）的嫩葉或嫩芽。本品味苦、甘，性涼。歸心、肺、胃、腎經。具有清頭目，除煩渴，消食，化痰，利尿，解毒功效。主要用於①頭痛，目昏，目赤；②多睡善寐，感冒；③心煩口渴；④食積，口臭；⑤痰喘，癲癇；⑥小便不利；⑦瀉痢，喉腫，瘡瘍癤腫，水火燙傷。

**用量用法：**內服：煎湯，3～10g；或入丸、散，沸水泡。外用：適量，研末調敷，或鮮品搗敷。

**使用注意：**脾胃虛寒者慎服。失眠及習慣性便秘者禁服。服人參、土茯苓及含鐵藥物者禁服。服使君子飲茶易致呃。過量易致嘔吐、失眠等。

**【廉便驗方】**（1）**食積：**乾嫩茶葉9g，泡水服。

（2）**痰火發狂：**鮮嫩茶葉120～240g，水煎服。

（3）**頭暈目赤：**茶葉、白菊花各3g，泡水飲。

（4）**感冒：**乾嫩茶葉和生薑切片，泡開水頓服。

（5）**小兒腹痛：**茶葉30g，食鹽30～60g，熱敷臍中，紮緊。

**【臨床新用】**茶還可用於細菌性痢疾、腸炎、急性結膜炎、牙本質過敏等病症。

## 385. 酒

**【原文】**酒通血脈，消愁遣興，少飲壯神，過多損命。

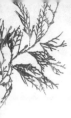

用無灰者，凡煎藥入酒，藥熱方入。

【白話解】酒味甘、苦、辛，性溫，能通利血脈，治療風寒痹痛。少飲可振奮精神，多飲會傷害身體。入藥須用無灰酒（不放石灰的酒，古人在釀酒時加入石灰，現代釀酒已無須加入石灰），凡所煎湯藥須加入酒者，需待藥熱時方可加入。

> **今按**　酒為用高粱、大麥、米、甘薯、玉米、葡萄等為原料釀製而成的飲料。本品味甘、苦、辛，性溫；有毒。歸心、肝、肺、胃經。具有通血脈，行藥勢功效。主要用於①風寒痹痛，筋脈攣急；②胸痹，心痛，脘腹冷痛。

**用量用法**：內服：適量，溫飲；或和藥同煎；或浸藥。外用：適量，單用或製成酒劑塗擦；或濕敷；或漱口。

**使用注意**：陰虛、失血及濕熱甚者禁服。

【廉便驗方】（1）胸痹：瓜蔞12g，薤白9g，白酒200mL。上同煮，分溫再服。

（2）寒痰咳嗽：白酒、豬脂、蜂蜜、香油、茶葉各12g。同浸酒內，同煮溫服。

（3）風蟲牙痛：燒酒浸花椒，頻頻漱之。

（4）婦人遍身風瘡作癢：蜂蜜少許，和酒服之。

【臨床新用】酒還可用於產後單純性腹瀉等病症。

## 386. 醋

【原文】醋消腫毒，積瘕可去，產後金瘡，血暈皆治。

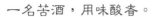

一名苦酒，用味酸者。

【註釋】**產後血暈**：以產婦剛分娩後突然頭暈眼花，或心胸滿悶，噁心嘔吐，痰壅氣急，心煩不安，甚至神昏不省人事為主要表現的產後疾病。多因血虛氣脫或瘀阻氣閉所致。

【白話解】醋味酸、甘，性溫，能散瘀血、消腫毒，治療胸腹疼痛、瘀血積塊、癰腫；亦可用於治療產後或外傷出血過多引起的昏暈。本品古名「苦酒」，以味酸者為佳。

> **今按** 醋為用高粱米、大麥、小米、玉米等或低度白酒為原料釀製而成的含有乙酸的液體。亦有用食用冰醋酸加水和著色料配成，不加著色料即成白醋。本品味酸、甘，性溫。歸肝、胃經。具有散瘀消積，止血，安蛔，解毒功效。主要用於①產後血暈；②癥瘕積聚；③吐血，衄血，便血；④蟲積腹痛，魚肉菜毒，癰腫瘡毒。

**用量用法**：內服：煎湯，10～30mL，或浸漬，或拌製。外用：適量，含漱，或調藥敷，或薰蒸，或浸洗。

**使用注意**：脾胃濕重，痿痹、筋脈拘攣者慎服。

【臨床新用】（1）積聚：三棱200g，川芎100g，大黃50g。同為末，水煮和為丸，如梧桐子大，每服30丸，溫水送下，不拘時。

（2）癥瘕：鱉甲、訶子、乾薑各等分。上為末，醋糊丸，梧桐子大，每服30丸，空腹白湯送下。

（3）瘡瘍腫毒：醋調大黃末塗患處。

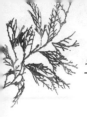

（4）牙疼：陳醋200mL，花椒6g，水煎，去椒含漱。

【臨床新用】醋還可用於膽道蛔蟲病、腮腺炎、乳腺炎、急性黃疸型肝炎、婦女滴蟲性陰道炎、神經性皮炎、高血壓等病症。

## 387. 淡豆豉

【原文】淡豆豉寒，能除懊憹，傷寒頭痛，兼理瘴氣。用江西淡豉，黑豆造者。

【註釋】懊憹：以指心胸煩熱，悶亂不寧為主要表現的病證。多由外感熱病誤治，邪熱留於胸膈，擾及胃腑；或因濕熱內蘊所致。

【白話解】淡豆豉味苦、辛，性寒，能發汗解表，清熱除煩，治療風熱表證或溫病初起，惡寒頭痛，心胸煩熱，悶亂不寧；此外，兼能清除濕熱瘴氣。以江西產豆豉、黑豆製成者為佳。

> **今按**　為豆科植物大豆 *Glycine max*（L.）Merr. 的成熟種子發酵加工品。本品味苦、辛，性涼。歸肺、胃經。具有解表，除煩，宣發鬱熱功效。主要用於①外感表證；②熱病煩悶。

**用量用法**：煎服，6～12g。

【廉便驗方】（1）**痰飲頭痛，寒熱，嘔逆**：淡豆豉12g，製半夏、茯苓各9g，生薑10片。水煎服。

（2）**風熱攻心，煩悶**：淡豆豉6g，竹茹5g，大米50g。竹茹取汁，去渣，下米煮粥，溫食之。

（3）**發汗吐下後，虛煩不得眠**：梔子9g，淡豆豉6g。上藥先煎梔子，再放入淡豆豉，去渣，分2次服用，溫進1服，得吐者止後服。

（4）**小便不通**：連根蔥、淡豆豉各6g，生薑、鹽各2g。做餅，餅掩臍中，以厚棉絮繫定，良久氣通自利。

【**臨床新用**】淡豆豉還可用於流行性感冒、高熱、癌性發熱、小兒泄瀉等病症。

## 388. 蓮子　附：蓮心

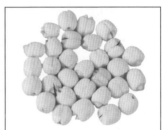

蓮子　益腎固精，補脾止瀉，止帶養心。

【**原文**】蓮子味甘，健脾理胃，止瀉澀精，清心養氣。食不去心，恐成卒暴霍亂。

【**註釋**】清心：指此藥能用於治療熱性病邪入心包之證。熱入心包症見神昏譫語、高熱、煩躁不安等。本品需去心服用，若食不去心，易引起霍亂吐瀉。

【**白話解**】蓮子味甘、澀，性平，能健脾和胃，固精止瀉，清心益氣，治療脾虛泄瀉、久痢，腎虛遺精、白帶，心悸失眠等。

> **今按**　蓮子為睡蓮科植物蓮 *Nelumbo nucifera* Gaertn.的成熟種子。本品味甘、澀，性平。歸脾、腎、心經。具有固精止帶，補脾止瀉，益腎養心功效。主要用於①遺精，滑精；②帶下；③脾虛泄瀉；④心悸，失眠。

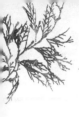

用量用法：煎服，10～15g。去心打碎用。

【廉便驗方】

（1）**久痢不止**：蓮子100g為末，每服3 g，陳米湯調下。

（2）**病後胃弱，不能飲食**：蓮肉、粳米各炒200g，茯苓100g，共為末，砂糖調和，每服6g。

（3）**小便白濁，夢遺泄精**：蓮子、益智仁、龍骨各等分。上為細末，每服6g，空腹，用清米飲調下。

（4）**諸虛勞損**：蓮子不以多少，用好酒浸一宿，入大豬肚內，用水煮熟，取出焙乾。上為極細末，酒糊為丸，每服50～70丸，食前溫酒送下。

【附藥】**蓮心**

為蓮子中的青嫩胚芽。味苦，性寒。功能清心安神，交通心腎，澀精止血，主要用於熱入心包，神昏譫語，心腎不交，失眠遺精，血熱吐血。煎服，1.5～3g。

## 389. 大　棗

【原文】大棗味甘，調和百藥，益氣養脾，中滿休嚼。

【註釋】**調和百藥**：指峻烈藥與本品配伍可以緩和藥性。

**中滿休嚼**：本品易助濕生痰，所以痰濕引起的胸中脹滿不可服用。

【白話解】大棗味甘，性溫，能調和諸藥，補中益氣，治療脾胃虛弱、泄瀉、心悸、腹痛；本品易助濕生痰，痰濕引起的胸中脹滿者慎用。

> **今按** 大棗為鼠李科植物棗 *Ziziphus jujuba* Mill. 的成熟果實。本品味甘，性溫。歸脾、胃、心經。具有補中益氣，養血安神功效。此外，本品與部分藥性峻烈或有毒的藥物同用，有保護胃氣，緩和其毒烈藥性之功。主要用於①脾虛證；②臟燥，失眠。

**用量用法**：劈破煎服，6～15g。

**【廉便驗方】**

（1）**脾胃虛寒泄瀉**：白朮12g，乾薑、雞內金各6g，熟大棗肉24g。上藥白朮、雞內金皆用生者，為末，焙熟，再將乾薑研細，與大棗肉同搗如泥，做小餅，空腹時當點心細嚼咽之。

（2）**口乾**：乾大棗肉150g，甘草、苦杏仁、烏梅各100g。上藥搗泥，以蜜和丸如棗核，每服3丸。

（3）**肝陽上亢之頭暈目眩**：大棗10～15枚，鮮芹菜根60g，水煎服。

**【臨床新用】** 大棗還可用於過敏性紫癜、瀉痢、銀屑病、再生障礙性貧血、白細胞減少症、慢性萎縮性胃炎、小兒哮喘、更年期綜合徵、內痔出血等病症。

## 390. 人 乳

**【原文】** 人乳味甘，補陰益陽，悅顏明目，羸劣仙方。要壯盛婦人香濃者佳，病婦勿用。

**【白話解】** 人乳味甘、鹹，性平，能補虛，治療虛勞羸瘦之要藥。本品又能使皮膚滋潤光澤，明目。本品為健康婦女的乳汁，以香濃者為佳，患病婦女的乳汁不可入藥

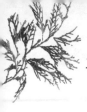

使用。

> **今按**　人乳為健康哺乳期婦女的乳汁。本品味甘、鹹，性平。歸心、肺、胃經。具有補陰養血，潤燥止渴功效。主要用於①虛勞羸瘦；②虛風癱瘓；③噎膈；④消渴，大便燥結，目赤昏暗；⑤血虛經閉。

**用量用法**：內服：新鮮乳趁熱飲，適量。外用：適量，點眼。

**使用注意**：脾虛泄瀉者慎用。

**【廉便驗方】**

（1）**虛勞羸瘦**：人乳100mL，人參、茯苓各50g，為丸內服，每服5g。

（2）**消渴**：人乳50mL，生地黃汁、藕汁各20mL，天花粉15g，黃連末2g同服。

（3）**目赤澀痛多淚**：人乳點眼。

（4）**初生兒不尿**：人乳80mL，蔥白6g。煎沸，分4服。

## 391. 童　便

**【原文】**童便味涼，打撲瘀血，虛勞骨蒸，熱嗽尤捷。一名溲溺，一名輪迴，一名還原湯，要七八歲，見青白者佳，赤黃不可用。

**【白話解】**童便味鹹，性寒，能活血化瘀，滋陰降火，治療血瘀痛證、跌打損傷、虛勞，骨蒸發熱，尤宜於肺熱咳嗽。本品又名溲溺、輪迴、還原湯，以七八歲健康

兒童青白透明之小便為佳，若黃赤者不可服用。

> **今按** 童便為健康兒童人之小便，去頭尾，用中間段，一般以10歲以下健康兒童小便為佳。本品味鹹，性寒。歸心、肺、膀胱、腎經。具有滋陰降火，止血散瘀功效。主要用於①虛勞咳血，骨蒸發熱；②吐血，衄血，產後血暈；③跌打損傷，血瘀作痛。

**用量用法：**內服：取新鮮者溫飲，30～50mL；或和入湯劑。

**使用注意：**脾胃虛寒及陽虛無火者禁服。

【廉便驗方】

（1）**骨蒸發熱：**3歲童便150mL，以蜂蜜9g和之，每服50mL。

（2）**熱病咽痛：**童便120mL，含之即止。

（3）**出血證：**童便100mL，對入陳醋10mL，加白糖適量，燉溫頓服，每日2～4次，血止後減半量鞏固1～2天。

【臨床新用】童便還可用於上消化道出血、活動性肺結核咯血等病症。

# 392. 生薑 附：生薑皮

【原文】生薑性溫，通暢神明，痰嗽嘔吐，開胃極靈。去皮即熱，留皮即冷。

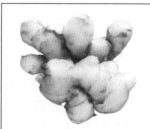

生薑 通暢神明，痰嗽嘔吐，開胃健脾。

【註釋】**神明：**指人體生命活動及其精神意志、情志思維活

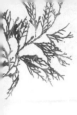

動的總稱。

【白話解】生薑味辛，性溫，能解表散寒，醒神，溫中止嘔，溫肺止咳，治療中惡氣突然昏倒，胃寒嘔吐，肺寒痰多咳嗽；此外，本品可增進食慾，開胃，藥效好。本品去皮用性偏溫，連皮用性偏涼。

> **今按**　生薑為薑科植物薑 *Zingiber officinale* Rosc. 的新鮮根莖。本品味辛，性溫。歸肺、脾、胃經。具有解表散寒，溫中止嘔，溫肺止咳功效。此外，本品對生半夏、生南星等藥物之毒，以及魚蟹等食物中毒均有一定的解毒作用。主要用於①風寒感冒；②脾胃寒證；③胃寒嘔吐；④肺寒咳嗽；⑤生半夏、生南星等藥物之毒，以及魚蟹等食物中毒。

**用量用法**：煎服，3～9g，或搗汁服。

**使用注意**：本品助火傷陰，故熱盛及陰虛內熱者忌服。

【廉便驗方】

（1）風寒感冒：生薑、紫蘇各9g。水煎服。

（2）乾嘔噦：陳皮、生薑各9g。水煎，分3服。

（3）便秘：鹽2g，生薑、淡豆豉12g，蔥白6g。搗爛，安臍中，良久便通。

【臨床新用】生薑還可用於急性附睪炎、孕婦胎兒臀位、水火燙傷、肩手綜合徵、急性細菌性痢疾、蛔蟲病、面癱、牙痛、關節炎、脂溢性皮炎、白癜風、腰麻和硬膜外麻醉術後尿瀦留、損傷性腹脹等病症。

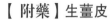

## 【附藥】生薑皮

為生薑根莖切下的外表皮。味辛,性涼。功能和脾行水消腫,主要用於水腫,小便不利。煎服,3～10g。

　　藥共四百,精製不同,生熟新久,炮煅灸烘。
　　湯丸膏散,各起疲癃,合宜而用,乃是良工。
　　雲林歌括,可以訓蒙,略陳梗概,以候明公。
　　理加斷削,濟世無窮。

## 【註釋】

**炮**:置藥物於火上,以煙起為度也,為雷公炮製之一。

**煅**:中藥炮製法之一,把藥物放在火中燒紅;或放於耐火容器中,間接用火煅,使其質地變鬆脆。

**灸**:將淨選或切製後的藥物加入一定量的液體輔料拌炒,使輔料逐漸滲入藥物組織內部的炮製方法。現代一般指製,只有用蜜炮製時,才用灸。

**烘**:中藥炮製法,亦稱焙,用微火加熱,使藥物乾燥的方法。

**雲林歌括**:《藥性歌括四百味》的作者龔廷賢,字子才,號雲林山人。

**訓蒙**:後人多指教幼童。

**明公**:舊時對有名位者的尊稱。

**斷**(ㄓㄨㄛˊ):用刀、斧等砍劈。斷削,砍削。此處指減少、刪除、刪改文字。

【白話解】上藥400味,炮製各不相同,有用生的,有用熟的,有用新鮮的,有用陳久的,有用炮的,有用煅

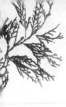

的，有用炙的，有用烘的，有用湯劑的，有用丸劑的，有用膏劑的，有用散劑的，主治證各不相同，能夠辨證論治，選藥組方的醫生，才是真正高明的醫生。雲林山人的《藥性歌括四百味》，可以給初學者以啟示，簡要地述說了藥物的主要要點，敬候有名之醫者予以整理、補充和刪改，以幫助後世之醫者救人於病痛，普濟眾生。

# 歡迎至本公司購買書籍

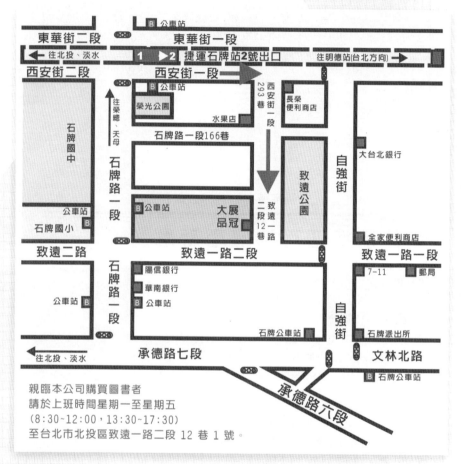

親臨本公司購買圖書者
請於上班時間星期一至星期五
(8:30~12:00,13:30~17:30)
至台北市北投區致遠一路二段 12 巷 1 號。

建議路線
1. 搭乘捷運‧公車
　　淡水線石牌站下車,由石牌捷運站2號出口出站(出站後靠右邊),沿著捷運高架往台北方向走(往明德站方向),其街名為西安街,約走100公尺(勿超過紅綠燈),由西安街一段293巷進來(巷口有一公車站牌,站名為自強街口),本公司位於致遠公園對面。搭公車者請於石牌站(石牌派出所)下車,走進自強街,遇致遠路口左轉,右手邊第一條巷子即為本社位置。

2. 自行開車或騎車
　　由承德路接石牌路,看到陽信銀行右轉,此條即為致遠一路二段,在遇到自強街(紅綠燈)前的巷子(致遠公園)左轉,即可看到本公司招牌。

國家圖書館出版品預行編目資料

藥性歌括四百味應用新解／任豔玲　初杰　主編
——初版，——臺北市，大展，2014〔民103.03〕
面；21公分 ——（中醫保健站；54）
ISBN　978－986－346－006－0（平裝）

1.中藥藥性
414.51　　　　　　　　　　　　　　　　102028015

# 藥性歌括四百味應用新解

主　　編／任豔玲　初杰
責任編輯／壽亞荷
發行人／蔡森明
出版者／大展出版社有限公司
社　　址／台北市北投區（石牌）致遠一路2段12巷1號
電　　話／（02）28236031・28236033・28233123
傳　　眞／（02）28272069
郵政劃撥／01669551
網　　址／www.dah-jaan.com.tw
E－mail／service@dah-jaan.com.tw
登記證／局版臺業字第2171號
承印者／傳興印刷有限公司
裝　　訂／承安裝訂有限公司
排版者／弘益電腦排版有限公司
授權者／遼寧科學技術出版社
初版1刷／2014年（民103年）3月

售　價／350元

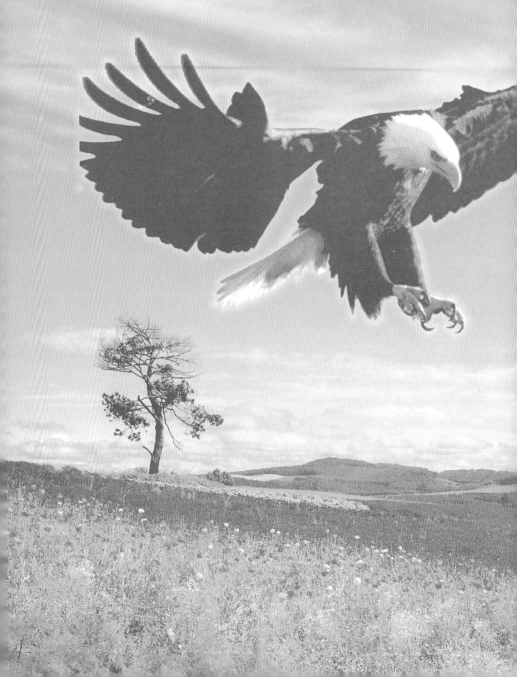

大展好書　好書大展
品嘗好書　冠群可期